ビジュアル基本手技 9

確実に身につく！
縫合・局所麻酔

創に応じた適切な縫合法の選択と手技のコツ

Suture & Local Anesthesia Visual Manual of Clinical Basic Techniques

落合武徳【千葉大学名誉教授,三愛記念そが病院消化器病センター長】◆監

清水孝徳【千葉大学大学院総合医療教育研修センター】
吉本信也【千葉大学医学部附属病院形成・美容外科】 ◆編

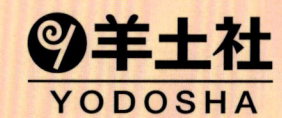

羊土社
YODOSHA

謹告

　本書に記載されている診断法・治療法に関しては，発行時点における最新の情報に基づき，正確を期するよう，著者ならびに出版社はそれぞれ最善の努力を払っております．しかし，医学，医療の進歩により，記載された内容が正確かつ完全ではなくなる場合もございます．

　したがって，実際の診断法・治療法で，熟知していない，あるいは汎用されていない新薬をはじめとする医薬品の使用，検査の実施および判読にあたっては，まず医薬品添付文書や機器および試薬の説明書で確認され，また診療技術に関しては十分考慮されたうえで，常に細心の注意を払われるようお願いいたします．

　本書記載の診断法・治療法・医薬品・検査法・疾患への適応などが，その後の医学研究ならびに医療の進歩により本書発行後に変更された場合，その診断法・治療法・医薬品・検査法・疾患への適応などによる不測の事故に対して，著者ならびに出版社はその責を負いかねますのでご了承ください．

序

　2004年から卒後臨床研修必修化が始まった．厚生労働省が定めた到達目標によると，皮膚縫合・局所麻酔は「Ⅱ経験目標　A.経験すべき診察法・検査・技術（4）基本的手技」に定められており，経験のみでなく習得も望まれる手技の1つになっている．

　従来，若い外科医・研修医が外来で日常的に遭遇する小さな創傷に対する外科的な対処は，目の前にいる外傷患者に対して局所麻酔・出血のコントロール・汚染創の処置をして，外来小手術用の適切な器具や針・糸を選んで縫合をするという一連の操作が緊急に行われていた．そのため，これらの一連の操作を系統的に教えるというよりも，実際の現場において指導医が行う処置を見よう見まねで覚えてゆくのが常であった．しかし，若い外科医・研修医がそのようにして臨床の現場で実地に体験したことを，書物によって再確認することがその処置法の習得をより確実なものにする．

　しかし，残念ながら分かりやすい解説書は少なかった．羊土社が実施したアンケートにおいても，縫合・局所麻酔に関する分かりやすい解説書を希望する声が多数寄せられている．そこで本書は若い外科医・研修医を対象として，実際の写真やイラストを多用して系統的で分かりやすい内容を目指し，大学病院で医学生・研修医の教育に軸足をおいている外科医（清水先生）と，新しい創傷治癒理論に基づいた治療法を実践している形成外科医（吉本先生）が中心となって企画・作成したものである．外来の小外科に対応する若い外科医・研修医に必須の好著となった．

2009年3月

千葉大学名誉教授，三愛記念そが病院消化器病センター長

落合武徳

ビジュアル基本手技 9

確実に身につく！ 縫合・局所麻酔
創に応じた適切な縫合法の選択と手技のコツ

Suture & Local Anesthesia **Visual Manual of Clinical Basic Techniques**

■ 序 ──────────────────────── 落合武徳　3

PART I　縫　合

§1　基礎

1 ▶ 皮膚の解剖 ──────────────────── 清水孝徳，石垣達也　10
　　1) 表皮と真皮 …………………… 10
　　2) 皮下組織 ……………………… 11
　　3) 筋膜 …………………………… 12
　　4) 皮膚割線 ……………………… 12
　　5) 層の深さに合わせた縫合法 … 12

2 ▶ 創傷治癒 ───────────────────────── 宇田川晃一　13
　　1) 創傷治癒の機序 ……………… 13
　　2) 肥厚性瘢痕とケロイド ……… 15

3 ▶ 縫合の基礎 ──────────────────── 清水孝徳，手塚崇文　18
　　1) 創の観察 ……………………… 18
　　2) 縫合法の選択 ………………… 18
　　3) 洗浄，消毒，デブリードマン … 18
　　4) 止血 …………………………… 19
　　5) 死腔（デッドスペース） …… 20
　　6) 層を合わせる ………………… 20
　　7) 針を垂直に刺入する ………… 20
　　8) マットレス縫合，真皮縫合 … 20
　　9) 糸のテンション ……………… 23
　　10) 創の安静 …………………… 23

4 ▶ 縫合糸の種類 ────────────────── 深谷佳孝，清水孝徳　24
　　1) 吸収糸と非吸収糸 …………… 24
　　2) ブレード（より糸）と
　　　　モノフィラメント …………… 24
　　3) 針付き糸と切り糸 …………… 24
　　4) 糸の太さ ……………………… 24

5 ▶ 針の種類 ───────────────────── 深谷佳孝，山路佳久　27
　　1) 針の大きさ（長さ） ………… 27
　　2) 針の弯曲度 …………………… 27
　　3) 針尖 …………………………… 27
　　4) 針根 …………………………… 28

6 ▶ 縫合に使う器械 ────────────────── 清水孝徳，深谷佳孝　29
　　1) 持針器 ………………………… 29
　　2) 鑷子（ピンセット） ………… 29
　　3) 鉗子 …………………………… 30
　　4) 皮膚鉤（スキンフック） …… 31
　　5) 剪刀（はさみ） ……………… 31
　　6) メス …………………………… 32
　　7) 電気メス ……………………… 33

CONTENTS

7 ▶ 結紮（糸結び） ──────── 力久直昭, 井上知穂, 清水孝徳 35
    1) 結紮の原則 ……………… 35
    2) 半結紮 ………………… 35
    3) 男結びと女結び ………… 36
    4) 外科結紮 ……………… 36
    5) 器械結び ……………… 36
    6) 片手結びと両手結び …… 37
    7) トラブルシューティング … 47

8 ▶ 抜糸 ────────────── 力久直昭, 井上知穂 49
    1) 抜糸時期 ……………… 49
    2) 抜糸方法 ……………… 49

§2 実 践
吉本信也

1 ▶ 浅い創の縫合 ──────────────── 50
    1) 基本的な縫合 ………… 50
    2) ステイプラー ………… 56
    3) 接着剤 ………………… 59
    4) 外科テープなどの応用 … 60
    5) さまざまな形（皮弁など）の創の縫合
        ……………………… 62

2 ▶ 深い創の縫合 ──────────────── 66
    1) 皮下縫合 ……………… 66
    2) 真皮縫合 ……………… 67
    3) 垂直マットレス縫合 …… 71

3 ▶ 汚染創の縫合 ──────────────── 73
    1) 創の洗浄 ……………… 73
    2) デブリードマン ……… 74
    3) 異物の除去 …………… 74
    4) 1次縫合と2次縫合 …… 76
    5) 抗生物質 ……………… 77
    6) 破傷風 ………………… 77

4 ▶ 特殊な創の縫合 ─────────────── 79
    1) 顔 ……………………… 79
    2) 眼瞼 …………………… 82
    3) 鼻翼 …………………… 84
    4) 耳 ……………………… 84
    5) 口唇 …………………… 85
    6) 口腔 …………………… 87
    7) 膝 ……………………… 87
    8) 陰部 …………………… 88
    9) 下腿 …………………… 88
   10) 足 ……………………… 89

5 ▶ デブリードマン（創郭清） ─────────── 91
    1) 適応 …………………… 91
    2) 方法 …………………… 91
    3) 注意点 ………………… 92

6 ▶ 出血のコントロール ──────────── 94
    1) 駆血 …………………… 94
    2) 止血法（圧迫と結紮）… 95
    3) 電気メスの使い方 …… 98

7 ▶ 縫合創の管理 ──────────────── 100
    1) ドレッシング ………… 100
    2) 観察 …………………… 101
    3) 抜糸 …………………… 102
    4) 創部の安静の確保 …… 104

§3 応 用

1 ▶ 閉腹 ────────────── 深谷佳孝, 清水孝徳 106
    1) 腹壁の構造 …………… 106
    2) 閉腹の実際 …………… 106

2 ▶ 縫合創の感染 ────────── 吉本信也, 頃安久美子 111
    1) 創感染の概念 ………… 111
    2) 皮下膿瘍の管理 ……… 112
    3) 創の開放と洗浄 ……… 112

3 ▶擦過傷の扱い方，外傷性刺青 ——————————— 吉本信也，頃安久美子 114
　　1）擦過傷の概念 ………………… 114　　3）創処置 ………………………… 115
　　2）異物の除去 ………………… 114

PART II 局所麻酔

§1 基礎
力久直昭

1 ▶局所麻酔の長所と短所 ——————————————————————— 118
2 ▶局所麻酔薬の分類 ————————————————————————— 119
3 ▶麻酔法の種類 ——————————————————————————— 121
　　1）表面麻酔 ……………………… 121　　3）伝達麻酔 ……………………… 122
　　2）局所浸潤麻酔 ………………… 121

§2 実践
力久直昭

1 ▶浸潤麻酔 ————————————————————————————— 123
　　1）適応 …………………………… 123　　3）痛みの少ない注射法 ………… 125
　　2）注射の注意点 ………………… 123　　4）エピネフリンの適応 ………… 126
2 ▶伝達麻酔 ————————————————————————————— 128
　　1）伝達麻酔が有利な部位 ……… 128　　2）麻酔の手技 …………………… 128
3 ▶局所麻酔の副作用 ————————————————————————— 134
　　1）局所麻酔薬の血中濃度上昇による　　2）局所麻酔薬に対する過敏症による
　　　合併症 ………………………… 134　　　合併症 ………………………… 135

執筆者一覧

■ 監修

| 落合　武徳 | OCHIAI Takenori | 千葉大学名誉教授，三愛記念そが病消化器病センター長 |

■ 編集

| 清水　孝徳 | SHIMIZU Takanori | 千葉大学大学院総合医療教育研修センター |
| 吉本　信也 | YOSHIMOTO Shinya | 千葉大学医学部附属病院形成・美容外科 |

■ 執筆者（掲載順）

落合　武徳	OCHIAI Takenori	千葉大学名誉教授，三愛記念そが病消化器病センター長
清水　孝徳	SHIMIZU Takanori	千葉大学大学院総合医療教育研修センター
石垣　達也	ISHIGAKI Tatsuya	千葉大学医学部附属病院形成・美容外科
宇田川晃一	UDAGAWA Akikazu	千葉大学医学部附属病院形成・美容外科
手塚　崇文	TEZUKA Takafumi	千葉大学医学部附属病院形成・美容外科
深谷　佳孝	FUKAYA Yoshitaka	千葉大学医学部附属病院形成・美容外科
山路　佳久	YAMAJI Yoshihisa	千葉大学医学部附属病院形成・美容外科
力久　直昭	RIKIHISA Naoaki	千葉大学医学部附属病院形成・美容外科
井上　知穂	INOUE Chiho	千葉大学医学部附属病院形成・美容外科
吉本　信也	YOSHIMOTO Shinya	千葉大学医学部附属病院形成・美容外科
頃安久美子	KOROYASU Kumiko	千葉大学医学部附属病院形成・美容外科

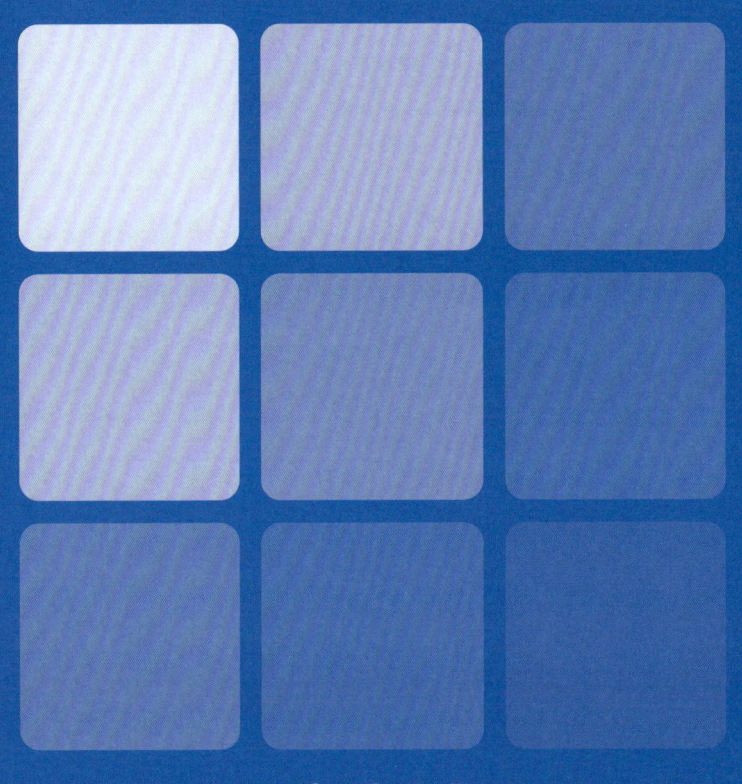

PART I 縫合

§1 ● 基礎
- 1-1. 皮膚の解剖 …………………………………… 10
- 1-2. 創傷治癒 ……………………………………… 13
- 1-3. 縫合の基礎 …………………………………… 18
- 1-4. 縫合糸の種類 ………………………………… 24
- 1-5. 針の種類 ……………………………………… 27
- 1-6. 縫合に使う器械 ……………………………… 29
- 1-7. 結紮（糸結び） ……………………………… 35
- 1-8. 抜糸 …………………………………………… 49

§2 ● 実践
- 2-1. 浅い創の縫合 ………………………………… 50
- 2-2. 深い創の縫合 ………………………………… 66
- 2-3. 汚染創の縫合 ………………………………… 73
- 2-4. 特殊な創の縫合 ……………………………… 79
- 2-5. デブリードマン（創郭清） ………………… 91
- 2-6. 出血のコントロール ………………………… 94
- 2-7. 縫合創の管理 ………………………………… 100

§3 ● 応用
- 3-1. 閉腹 …………………………………………… 106
- 3-2. 縫合創の感染 ………………………………… 111
- 3-3. 擦過傷の扱い方，外傷性刺青 ……………… 114

PART I 縫合

§1.基礎

1　皮膚の解剖

清水孝徳，石垣達也

> *創傷治癒の最も重要な組織であり，縫合を行ううえでその解剖を熟知することは必要不可欠です．皮膚はいくつもの層で形成されており，縫合においてはそれぞれの層を厳密に合わせることが重要となります．

1　表皮と真皮

皮膚は，大きく**表皮・真皮・皮下（脂肪）組織の三層構造**をとっています（図1）．**縫合に際しては，特に表皮・真皮を的確に合わせることが重要**です．表皮の厚さは平均0.2mm（手掌・足底では角質層が厚いため0.6mm）と大変薄く，一方，真皮は約1.5〜4mmあるため，縫合にて表皮を合わせるには，真皮をきちんと合わせることが重要になってきます（図2）．

● 表皮

光学顕微鏡的には，皮膚表面から，角（質）層，（透明層：手掌，足蹠のみに存在），顆粒（細胞）層，有棘（細胞）層，基底（細胞）層の4（5）層構造をとっています．存在する細胞の大部分（95%）は表皮ケラチノサイト（表皮角化細胞）と呼ばれ，表面にいくに従い角化が進み成熟していきます．

1）基底層

基底細胞の1層構造をとります．ここで表皮ケラチノサイトが分裂します．また，色素細胞（メラノサイト）もこの層に存在します．

2）有棘層

5〜10層の有棘細胞よりなり，表皮の大部分を占めます．棘のように見える細胞間橋でお互い繋がっているため，こう呼ばれます．

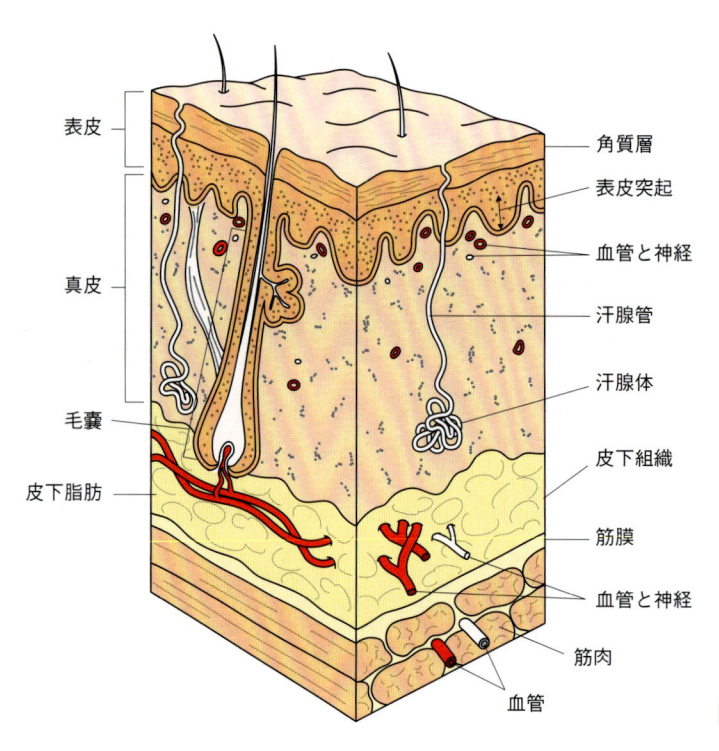

図1　皮膚の解剖図

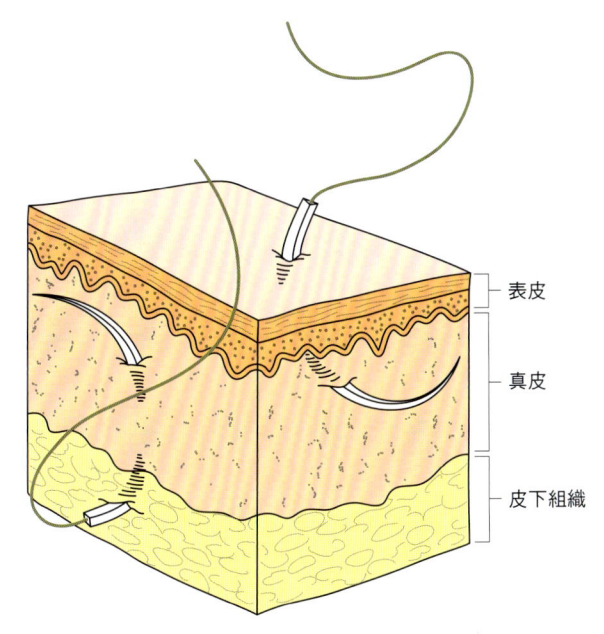

図2 皮膚の縫合
皮膚縫合では針を皮膚に垂直に入れ，真皮と真皮を合わせることが重要

3）顆粒層

より分化した角化細胞で，ケラトヒアリン顆粒を含む2～3層の顆粒細胞よりなります．この細胞から水分保持機能に関与する角質細胞間脂質が分泌され，皮膚バリアー機能に大きく貢献します．

4）角層

最も外層にあり，成熟した角化細胞である角質細胞よりなり，約10層からなるとされています．細胞は扁平で，細胞質内はケラチン繊維で充満されています．また，その細胞質は通常より厚く，それをさらに裏打ちする周辺帯とよばれる蛋白構造があり，これにより，細菌や化学的侵襲や熱侵襲から守り，また，水分の蒸発，電解質の浸出を防いでいます．

● 真皮

表皮の下に位置する構造で，厚さは表皮の15～40倍と厚く，皮膚のテンションを保っています．**創傷治癒において最も重要な層**です．皮膚を切開していくと真皮が全層切れたところで層は開きます．つまり，ぱっくり開いた傷とは真皮が全層切れていることを意味します．真皮は浅い層の乳頭層（papillary layer）と乳頭下層（subpapillary layer），深層の網状層（reticular layer）に分けられます．

1）乳頭層

表皮突起間に乳頭状に突出した部分で，血管や知覚神経終末が豊富で，表皮の基底層を栄養しています．

2）乳頭下層

真皮の上層部で表皮突起より下の部分です．血管叢があります．構成成分は乳頭層とほぼ同じといわれています．

3）網状層

真皮の大部分を占め，毛嚢や汗腺などの皮膚付属器や，血管叢神経叢を含んでいます．

2 皮下組織

脂肪に富んだ層で，体温の保持と，打撲などの外力に対してクッションの働きをしています．皮膚への神経が通っており，浸潤麻酔では真皮との境界近くの皮下組織に麻酔薬を注射することになります．外傷が皮下組織にまで達していて，挫滅や汚染されている場合には，デブリードマンを行う必要があります．真皮に比べてテンションがかかりにくいため，デブリードマンは容易となります．

縫合に際しては死腔（デッドスペース）が生まれやすくなっています．ここに汚染や血液の貯留があると，感染を起こし皮下膿瘍をつくることがあります．

3 筋　膜

　皮下組織の深層に位置する筋肉の表層を覆う鞘であり，白っぽく強い膜です．筋肉を保護し，皮膚からの感染が広がるのを防いでいます．また，腹壁では，腹腔のテンションを保つうえでも重要で，破綻すると腹壁瘢痕ヘルニアなどを起こします．外傷がこの層まで及んでいる場合には，必ずきれいに縫合する必要があります．

4 皮膚割線

　皮膚にはコラーゲン線維の並びなどにより皮膚割線（Langer's line）が存在します．皮膚に切開を入れる場合や，デブリードマンを行う場合，**皮膚割線に沿って切開することにより，瘢痕が目立たなくなります．**

5 層の深さに合わせた縫合法

　創が深い場合は，皮膚表面のみを縫合しますと死腔ができやすいので，死腔を残さないために，皮下（脂肪）組織，真皮などを層々に埋没縫合で寄せ，最後に皮膚表面を縫合します．

　真皮は機械的に強い組織であり，真皮縫合をしっかりと行うことによって創縁にかかる緊張が緩和されます．真皮縫合を正確に行うことによって皮膚の表面も正確に適合するようになり，瘢痕の幅も狭くなります．傷がきれいに治るかどうかは真皮縫合の出来如何といっても過言ではありません．筋肉は脆い組織であるため，筋の損傷がある場合は筋膜を寄せることになります．しかし，欠損がある場合は，筋膜と同時に筋に糸を掛けて断端を寄せることになりますが，糸を強く締めると筋が千切れたり血行が悪くなったりしますので，強く締めないようにします．皮下脂肪層も欠損がある場合，死腔を残さないように組織に糸を掛けて引き寄せることになりますが，脂肪組織も繊維成分が少ないため脆く，千切れやすくなっています．そのため，組織をある程度大きくつかんで寄せることになりますが，両端が寄って接触したらそれ以上は締め付けないように縫合します．

> **memo** 浅い傷でも，真皮の深い層に達するものであれば，皮下組織や筋層に達する傷と同じような傷が残ります．ただし，深い傷ほど創縁にかかる力（傷を開かせようとする力）は大きくなり，術後の瘢痕の幅は一般に広くなります．そのため，真皮縫合を行います．また，皮膚（真皮）が薄いほど，両側の創縁は縫合時に重なりやすく，正確に合わせることが困難になりますので，細かく縫合する必要があります．真皮が厚い方が創縁は重なりにくく，合わせやすくなります．

> **ポイント** 皮膚の縫合にあたっては，死腔をなくし，各層を合わせることが大事です
> 特に，真皮は強い組織であり，この層を正確に適合させることが創の離開を防ぎ，また，目立たない瘢痕にするのに重要です

PART I 縫合

§1.基礎

2 創傷治癒

宇田川晃一

> *創傷治癒を知るには，創傷治癒現象や創傷治癒過程を理解することが重要です．創傷治癒過程では，創の収縮が起こりますが，これは瘢痕拘縮の原因にもなります．また，創傷治癒の結果，肥厚性瘢痕やケロイドが発生することがあります．

1 創傷治癒の機序

体は傷ついても自然と連続性を回復します．外科学はこの自然回復力のうえに成り立っています．

> **memo**
> ① 再生と修復
>   創傷治癒には，再生と修復があります．再生は，切れたトカゲの尻尾が元通りに生えてくるように，損傷した部分が元と同じ組織になることをいいます．ヒトでは，肝の一部，上皮細胞，骨などにみられます．一方，修復とは炎症反応を伴い，損傷部が瘢痕（結合組織）に置き換えられることをいいます．
> ② 胎児期の創傷治癒は炎症反応がなく，瘢痕を形成しない再生であるといわれており，胎児外科の施行や瘢痕形成を抑える研究のモデルとして関心が高まっています．
> ③ 創収縮
>   創収縮は創面の早期閉鎖に関しては必要なものですが，関節部や顔面などでは拘縮を惹起し，美容的・機能的に問題を残すことがあります．
> ④ 創傷治癒過程の炎症期に起こる炎症性サイトカイン産生作用が，全身炎症反応症候群（systemic inflammatory response syndrome）であり，この異常産生を防ぐための拮抗サイトカイン産生作用が代償性抗炎症反応症候群（compensatory anti-inflammatory response syndrome）です．このバランスが崩れて負の状態になると多臓器不全や播種性血管内凝固症候群（disseminated intravascular coagulation：DIC）などへと発展します．

1）創傷治癒現象

損傷とは，外因による生体組織の連続性の破綻であり，それに対して損傷部位を修復しようとする生体の反応を創傷治癒現象といいます．一般に次の2つに分けられます．

❶ 第1期癒合

創面が互いに接触している場合にみられる治癒現象で，創面の組織が損傷されておらず平滑で，その間に凝血や異物，細菌感染のない場合にみられます．短期間で治癒し瘢痕もほとんど生じません．実際にはこのような状態はありえませんが，無菌的手術におけるclear cutな縫合創などがこれに近い状態です．

❷ 第2期癒合

創縁が開いて創面間に空隙ができている場合の治癒現象を指します．肉芽組織の量が多く，広範な表皮形成を要します．そのため，治癒に時間を要し，瘢痕の量も大となります．条件が悪いと，治癒に至らず潰瘍化します．

創傷治療にあたっては，傷跡をきれいに治すことが大事です．そのためには，第2期癒合をできるだけ第1期癒合にする努力が大切です．具体的には，**受傷時の徹底した異物除去やデブリードマン，感染予防を行い，縫合方法を工夫（真皮縫合・皮膚縫合・抜糸時期の工夫など）**します．また，**抜糸までは感染予防（抗菌薬の内服など），創部の観察（安静は保てているか，血行不全はないか，熱感・発赤・腫脹などの感染徴候はないかなど）**が大事です．

2）創傷治癒過程

皮膚全層欠損創の治癒過程においては，**肉芽組織の形成，創収縮，上皮化**の3つの機序が大きく働きますが，その過程は複雑で，統一された分類はありません．ここでは簡単に以下の3期に分けます．

❶ 第1期：浸出期（急性反応期）
　① 出血・凝固期（受傷直後から5～6時間）
　　組織破壊により出血および血液凝固が起こり，血栓が形成されます．このとき，血小板は種々のメディエーターを分泌し，線維芽細胞の増殖を促進するとともに，引き続く一連の創傷治癒の反応の引き金となる重要な役目を果たしています．
　② 炎症期（5～6時間以降）
　　壊死組織や異物，細菌の除去作用として炎症反応が起こります．破壊された細胞や白血球，マクロファージ，リンパ球などから種々のメディエーターが分泌され，線維芽細胞や上皮細胞の増殖分化を制御しています．

❷ 第2期：修復期（増殖期，3～7日）
　① 表皮・肉芽形成期
　　炎症期のうちに創周囲の上皮細胞はすでに増殖分化を開始しています．一方，血管内皮細胞が増殖して毛細血管が形成され，線維芽細胞からはコラーゲンが産生されて肉芽が形成され，その上を上皮が伸びていきます．
　② 膠原（コラーゲン）形成期
　　コラーゲンの産生は引き続き行われます．この時期の特徴として創収縮がありますが，これには平滑筋に似た性質をもつ筋線維芽細胞が関与し，創を強力に収縮させます．

❸ 第3期：瘢痕成熟期（7日目以降）
　細胞の活発な反応やコラーゲン産生はしばらく持続しますが，やがて鎮静化し，コラーゲン線維に架橋が形成され創部の強度は物理的に増大します．また，多く形成されていた血管もほとんどが退縮し，赤かった瘢痕も白くなり，成熟瘢痕となります．この間，1～数年を要します．関節部や顔面などでは創収縮により拘縮を惹起し，美容的・機能的に問題を残すことがあります（図1，2）．

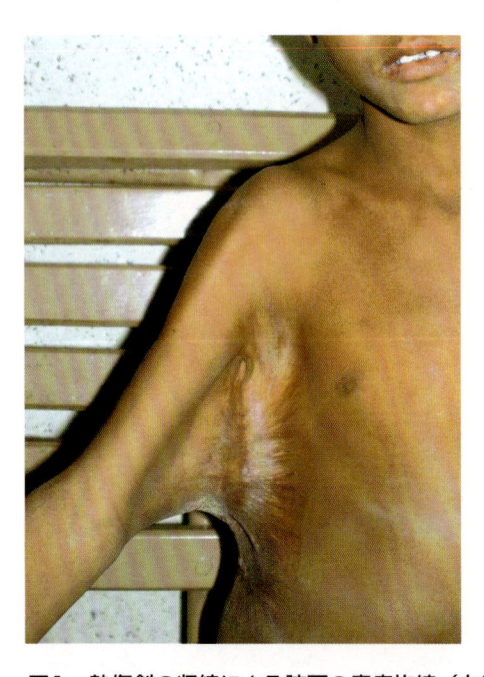

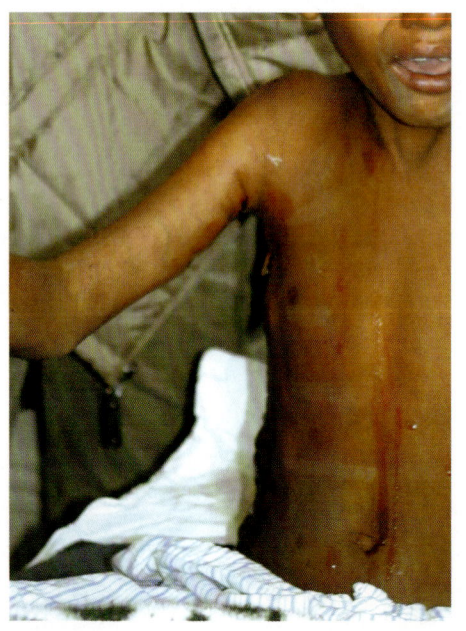

図1　熱傷創の収縮による腋下の瘢痕拘縮（右は術後）

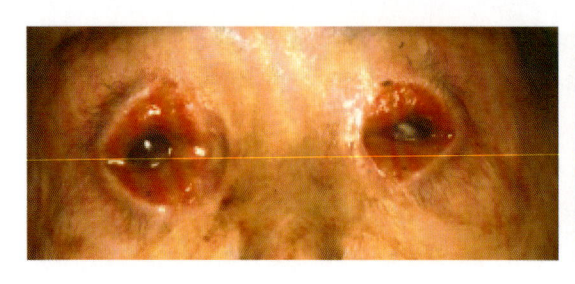

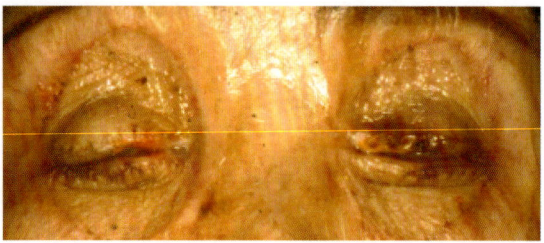

図2　両側上下眼瞼の瘢痕拘縮（右は植皮術後）

3）創傷治癒の遷延

これらの創傷治癒過程はさまざまな局所的・全身的因子で障害されます．

❶ 局所的な障害

① 炎症の遷延

　局所の炎症反応が強く，炎症期が長く続くと，修復期（表皮・肉芽形成期，膠原形成期）に移行しません．壊死組織・大きな血腫・砂やガラス片などの異物・細菌が残存すると炎症が消退しません．

② 局所の血行不全

　下肢閉塞性動脈硬化症や静脈性うっ血に伴う潰瘍などの原因です．局所の血行は創傷治癒にきわめて重要な条件です．

③ 機械的外力

　ズレなどの外力は創を離開させます．脊髄損傷患者で下半身の創が治りにくいことがあります．多くは知覚麻痺のため創部の安静が保てないことが原因です．

④ 化学的刺激

　抗菌薬や消毒薬は創傷治癒に有害です．

⑤ 乾燥

　創が乾燥すると線維芽細胞や表皮細胞の活動性が落ちます．

⑥ 放射線

　被曝線量に依存して細胞機能が抑制されます．

❷ 全身的な障害

① 低栄養（低アルブミン血症状，貧血，鉄・亜鉛・銅・マグネシウムなど微量元素の不足，ビタミンC・Kの不足）

　栄養改善目標値：アルブミン3.0 g/dL以上，Hb11 g/dL以上

② 疾患：糖尿病・肝硬変など

③ 薬剤：ステロイドの長期投与，抗癌剤，免疫抑制薬

④ 老化

> **ポイント**　皮膚全層欠損創の治癒過程において，①肉芽組織の形成，②創収縮，③上皮化の3つの機序が大きく働きます．創傷治癒後は傷跡（瘢痕組織）が臨床上問題となることがあります．肉芽組織の量が多いと瘢痕組織が多くなり，傷跡が目立つようになります

2　肥厚性瘢痕とケロイド

初期は赤い瘢痕も，一般には3カ月を過ぎた頃より落ち着きはじめます．しかし，なかには肥厚性瘢痕やケロイドに移行するものもあります．創を乱雑に扱うほど肥厚性瘢痕の発生が増加します．一方，ケロイドはいかに丁寧に創を縫合しても発生する可能性があります．

> **memo**　ケロイドの好発部位は耳介部，下顎部，前胸部正中，上腕外側から肩部，肩甲骨部，恥骨部などです．

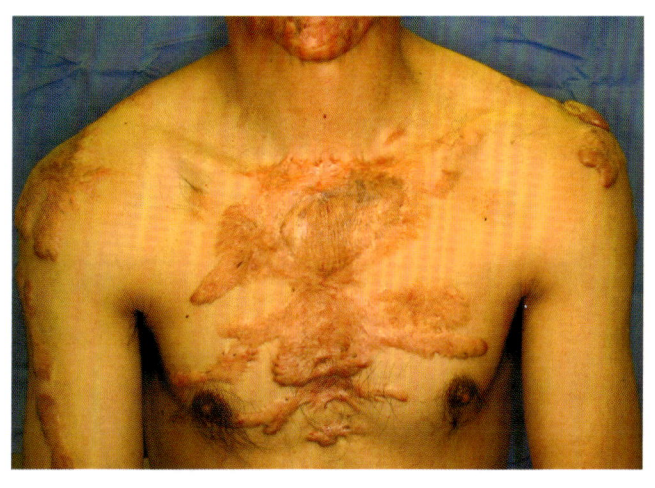

図3　頸部，上腕，胸部のケロイド

1）肥厚性瘢痕とケロイド（図3, 4）

創傷部は，前述の創傷治癒過程を経て治癒し，結合組織に置き換えられて瘢痕となります．瘢痕は，初期には未熟瘢痕といって赤みがあって硬く触れますが，3カ月以降は炎症も消退しはじめ，約1年で白い成熟瘢痕となります．しかし，3カ月頃から肥厚しはじめ，肥厚性瘢痕と

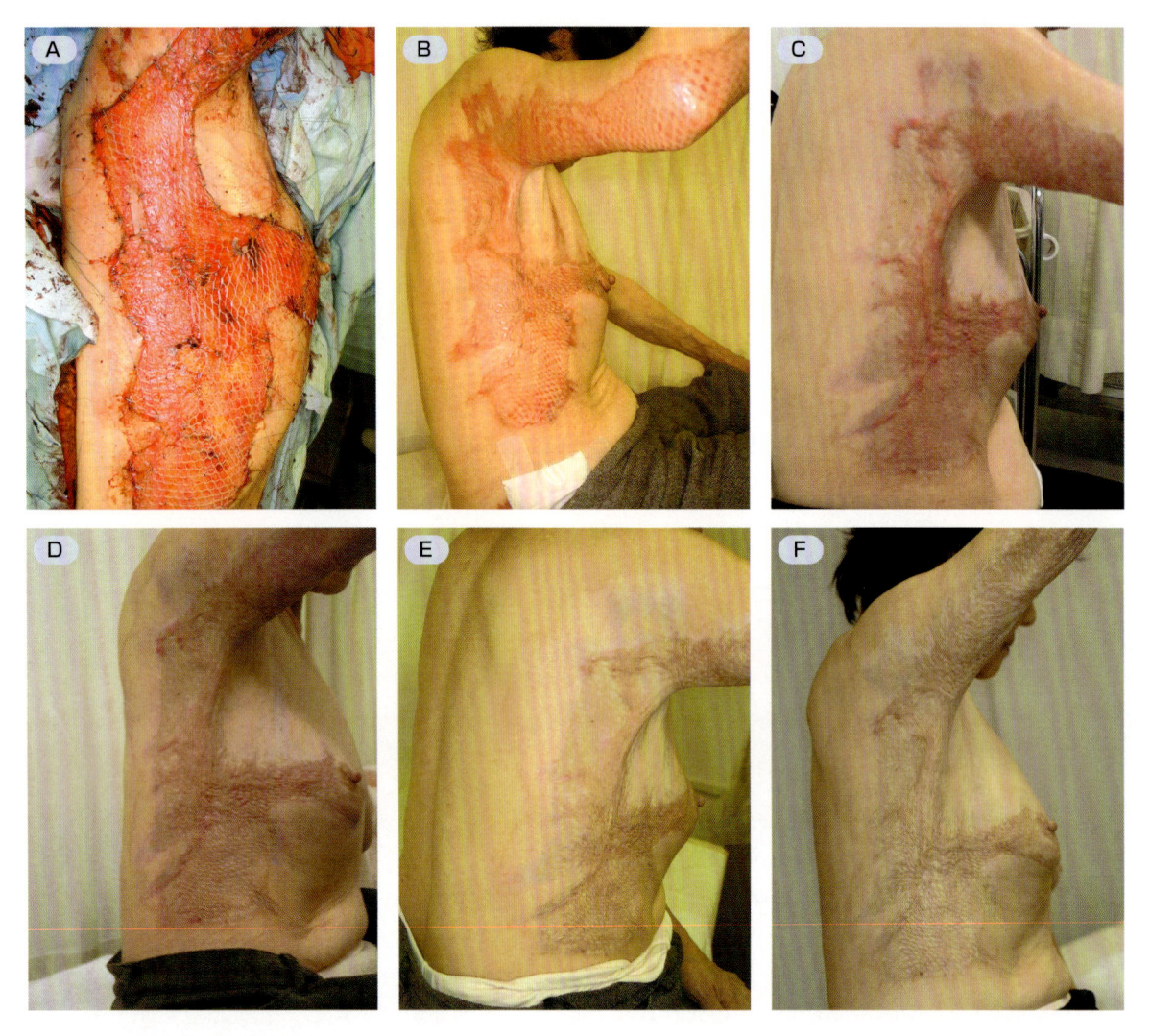

図4 肥厚性瘢痕の経時的変化
A) 網状植皮術直後，B) 3カ月後，C) 半年後，D) 1年後，E) 1年半後，F) 2年半後．瘢痕は，術後数カ月で，いったん炎症および拘縮が強くなりますが，その後は徐々に消退しはじめ，1年を過ぎた頃から急に落ち着いてきます．縫合した線状瘢痕も同じような経過をたどります

なることがあります．肥厚性瘢痕は，一般には1〜数年で白い平らな瘢痕になります（図4）．ときに，肥厚がさらに遷延し，痒み，疼痛，拡大傾向のあるものをケロイドといいます（図3）．しかし，ケロイドと肥厚性瘢痕にはさまざまな程度があり，両者の間には組織学的にも臨床的にもボーダーラインを引くことはできません．両者は同じものだとする意見もあります．両者とも，その発生には体質や年齢，部位，元の創の状態，感染など多くの要因が関与しますが，ケロイドの発生は体質によるところが多く，ニキビ跡や虫さされの跡にも発生し，遺伝性が多くみられます．

2）肥厚性瘢痕・ケロイドの予防
① 創を第1期癒合に近い状態にもっていき，創傷治癒を遷延させないような管理（p13「❷第2期癒合」参照）
② 創傷治癒後のシリコンシートやスポンジ，包帯などによる瘢痕部の圧迫
③ ステロイド含有軟膏やヘパリン類似物質（ヒルドイド®）の塗布
④ 瘢痕部のテープ固定などによる減張
⑤ トラニラスト（リザベン®）の内服

3）肥厚性瘢痕・ケロイドの治療
ケロイドの治療はかなり困難で，かなりの例で再発がみられます．
① 予防の項の②〜⑤
② ステロイド含有テープ（フルゾンテープ®，ドレニゾンテープ®など）の貼布

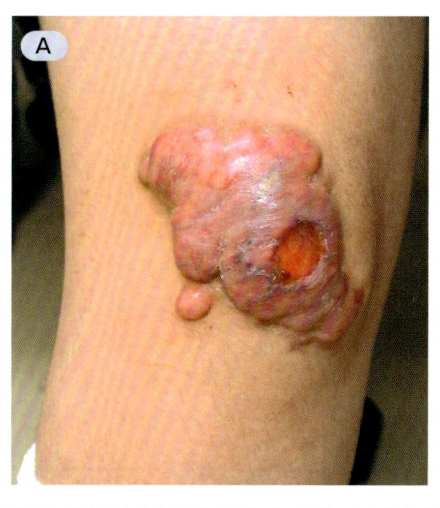

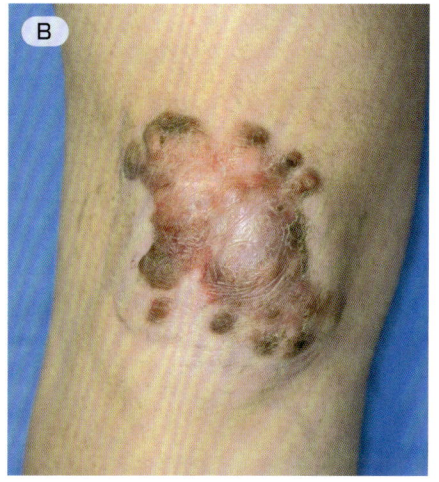

図5 膝のケロイド（A）とステロイドの局所注入による治療（B）
ケロイドの退縮がみられます

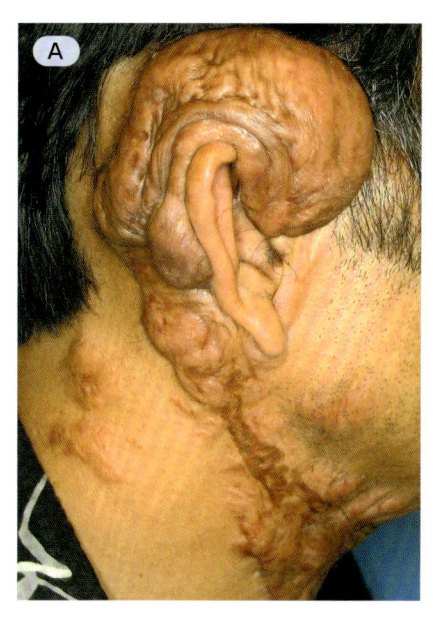

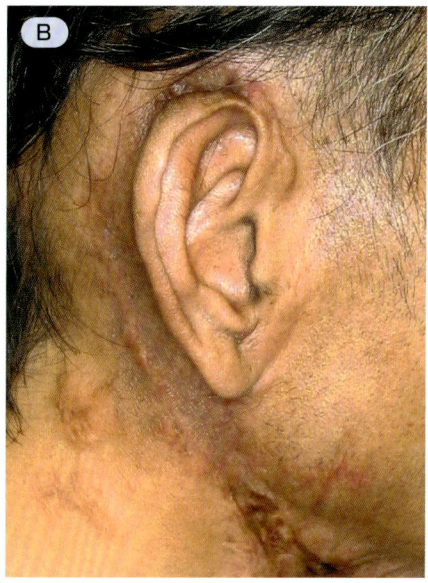

図6 耳介ケロイドの切除・植皮術＋放射線療法
ケロイドの緩解がみられます

　③ ステロイド製剤（ケナコルトA®）の局所注入（周囲組織の萎縮の可能性がありますので軽度の肥厚性瘢痕には使用しない方が無難です）（図5）
　④ レーザー療法
　⑤ 放射線療法（ケロイドのみ）
　⑥ 切除：ケロイドは切除のみではほとんど再発しますので，肥厚性瘢痕のみに適用します
　⑦ 切除＋放射線療法：ケロイドのみ（図6）

> **ポイント**
> ① ケロイドの発生には遺伝的な要因が強く関与し，家族内（特に親）にケロイドが存在する場合はケロイドの発生の可能性が大です
> ② 擦過創や熱傷創などで，上皮化に2週間以上かかるような場合は，ほとんど肥厚性瘢痕となります

> **注意**
> ① 外傷患者では，必ず，肥厚性瘢痕やケロイドの発生の可能性があることを伝えておきます
> ② 創の扱い方や縫合の技術の違いは，肥厚性瘢痕の発生率に影響を与えます

PART I 縫合　　　§1.基礎

3　縫合の基礎

清水孝徳，手塚崇文

> * 縫合にあたっては，創の観察を行い，止血・洗浄の後，できるだけ死腔をなくすように皮下縫合を行います．その後，創や皮膚の状態に応じた縫合法を行います．

1　創の観察

　縫合に先立って，**創をよく観察します．これが何よりも大切です**．出血で見えない場合，四肢であれば駆血して洗浄しながら観察します．腕，足であればタニケット（止血帯）を使用するか，なければ血圧計を用いて（240くらいに加圧します），また，指であれば指の付け根にゴムのネラトンカテーテルを巻いてペアンなどで留めて駆血するとよいでしょう．観察する点としては，**異物の有無，創の深さ，創縁の状態，出血の有無（および出血点）**などが重要で，消毒，麻酔に先立って簡単に確認し，縫合法の選択をします．

2　縫合法の選択

　縫合法にはいろいろありますが，大きく分けて，中縫いをして美容的な面を重視する縫合と，糸を大きくかけて速さを求める縫合があります．それによって，使う道具，糸，針の種類などが変わってきます．美しさを求めれば，創縁の層を合わせて，皮下縫合，真皮縫合したうえで表皮の適合縫合をするのが理想的ですが，時間がかりますし，年齢，性別，創の部位などによって必要のない場合もあります．人目にふれることの少ない老人のおしりの傷と，人目にふれることの多い若い女性の顔の傷では，縫合法が異なるということです．また，長い手術の閉創などでは時間の短縮も重要です．

3　洗浄，消毒，デブリードマン

　洗浄に用いるのは，清潔な生理食塩水と水道水で創感染には差がないことがわかってきました．**汚染創では特に消毒よりも洗浄が大切であり**，大きな汚れは流水のもとで洗い流します．深部の異物やこびりついて取れない汚れは麻酔後に除去します．消毒，局所麻酔を行った後，改めて止血，および異物除去を行います．なかなか取れない汚れの場合はブラッシングするか，細かな泥などの付着ではデブリードマンも検討します．
　挫滅された創縁は切除（デブリードマン）することになります．前項でも述べましたが，皮下組織は比較的組織が寄りやすいため切除量は厳密ではありませんが（図1），**皮膚（真皮）は切除するとテンションがかかって，幅広い瘢痕となる危険性があり，必要最小限にとどめる努力が必要です**（図2〜4）．

　デブリードマンは，可能ならば挫滅・汚染された組織を一塊として切除します（図2）．切除する必要最小限度の範囲をインク（ピオクタニンなど）でマーキングし，切除する組織の端を鑷子（ピンセット）でつまんで緊張を加えながら鋏やメスを使って行います（図3）．しかし，鋏で切除すると創縁がギザギザになりやすいので，メスを用いる方がいいでしょう．切除時は切開しやすいように，切る方向に皮膚に緊張を加えます（図4）．

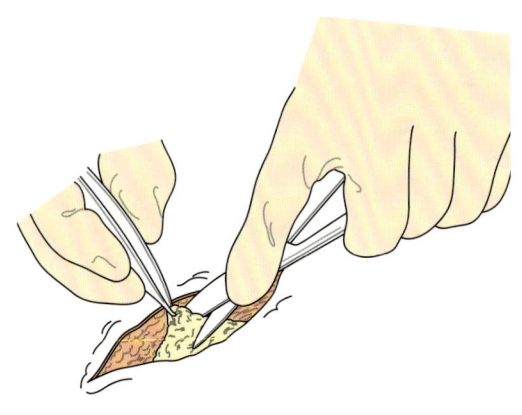

図1　皮下組織のデブリードマン

18

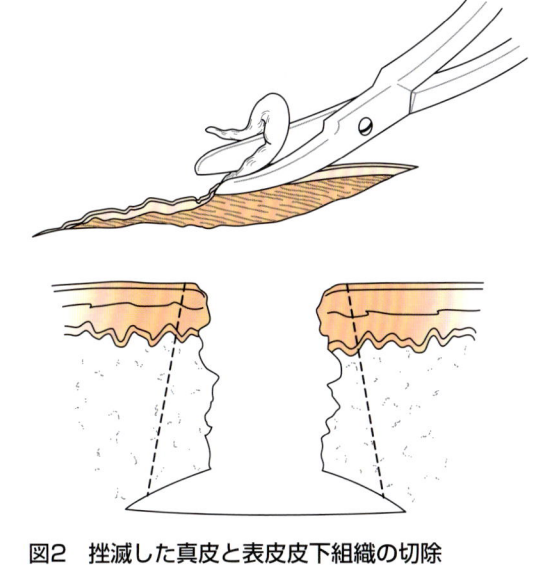

図2 挫滅した真皮と表皮皮下組織の切除
挫滅した組織はできれば一塊として切除します

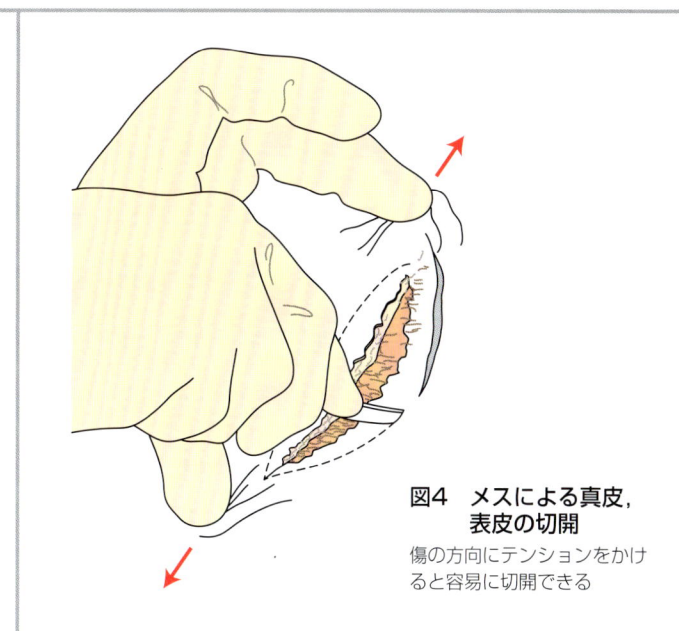

図4 メスによる真皮，表皮の切開
傷の方向にテンションをかけると容易に切開できる

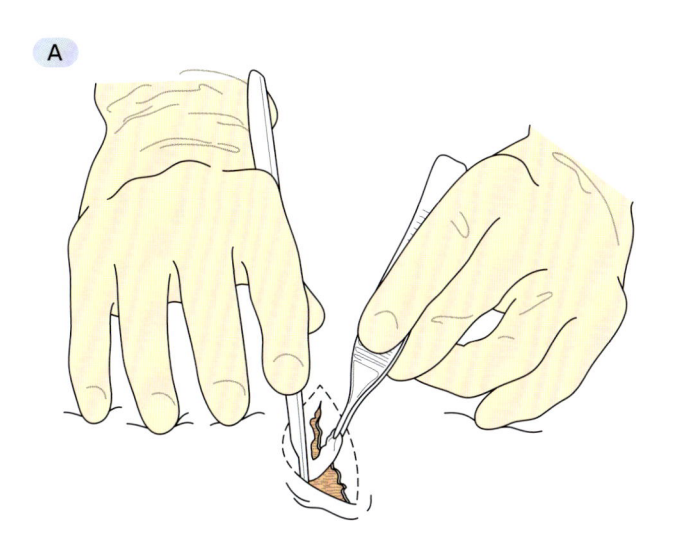

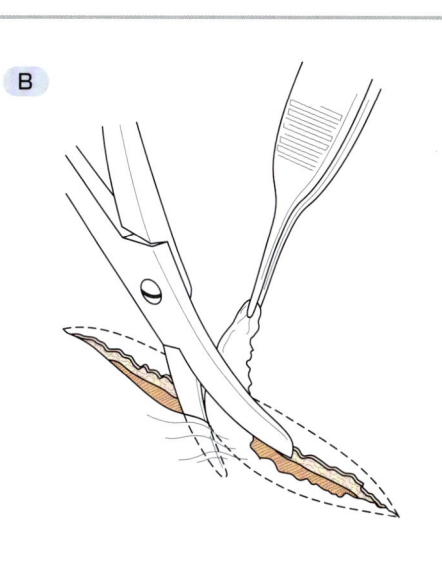

図3 創縁の切除
A) ピンセットで挫滅した皮膚組織をもちあげてメスで切除します．B) 挫滅した皮膚組織をクーパーで切除します

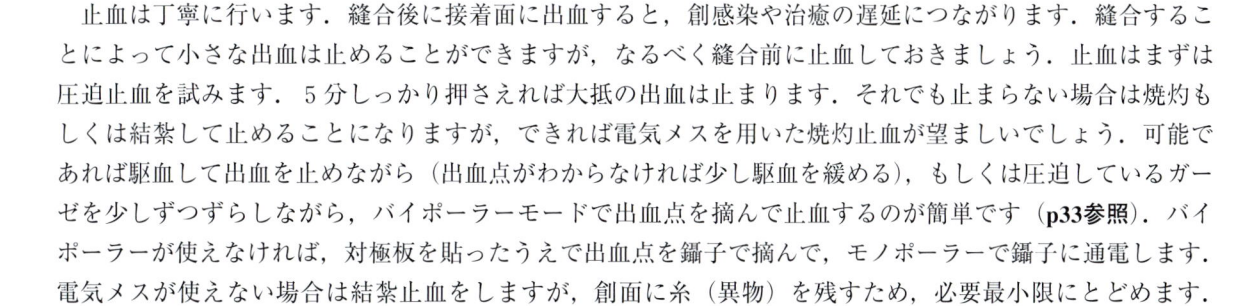

4 止血

　止血は丁寧に行います．縫合後に接着面に出血すると，創感染や治癒の遅延につながります．縫合することによって小さな出血は止めることができますが，なるべく縫合前に止血しておきましょう．止血はまずは圧迫止血を試みます．5分しっかり押さえれば大抵の出血は止まります．それでも止まらない場合は焼灼もしくは結紮して止めることになりますが，できれば電気メスを用いた焼灼止血が望ましいでしょう．可能であれば駆血して出血を止めながら（出血点がわからなければ少し駆血を緩める），もしくは圧迫しているガーゼを少しずつずらしながら，バイポーラーモードで出血点を摘んで止血するのが簡単です（**p33参照**）．バイポーラーが使えなければ，対極板を貼ったうえで出血点を鑷子で摘んで，モノポーラーで鑷子に通電します．電気メスが使えない場合は結紮止血をしますが，創面に糸（異物）を残すため，必要最小限にとどめます．出血点をベアン鉗子（モスキートがよい，**p30参照**）で把持して，（できれば吸収糸で）結紮止血します．
　組織を大きく摘んで結紮すると，その組織は阻血壊死を起こすので，なるべく小さな把持を心掛けます（結紮法はPartⅠ-§1-7参照）．

5 死腔（デッドスペース）

　皮下の縫合されていない空間を死腔（デッドスペース）といいます．この部位には縫合後に滲出液や血液が溜まり，感染や治癒遅延につながるため，死腔はない方が望ましいでしょう．しかし汚染創の場合，死腔を完全に閉鎖するために皮下縫合を行うと，縫合糸という異物を残すことになり，かえって感染の原因ともなりうるため，省略することもあります．

6 層を合わせる

　深い創では，縫合時に層を合わせる必要があります．特に真皮を合わせることが重要で，表皮と皮下が接触してしまうようでは，良好な創傷治癒は期待できません．また，縫合創は軽く外翻（eversion）していることが望ましいでしょう．皮膚の面より若干上がっているくらいが創傷治癒の過程で瘢痕が目立たなくなります（図5）．

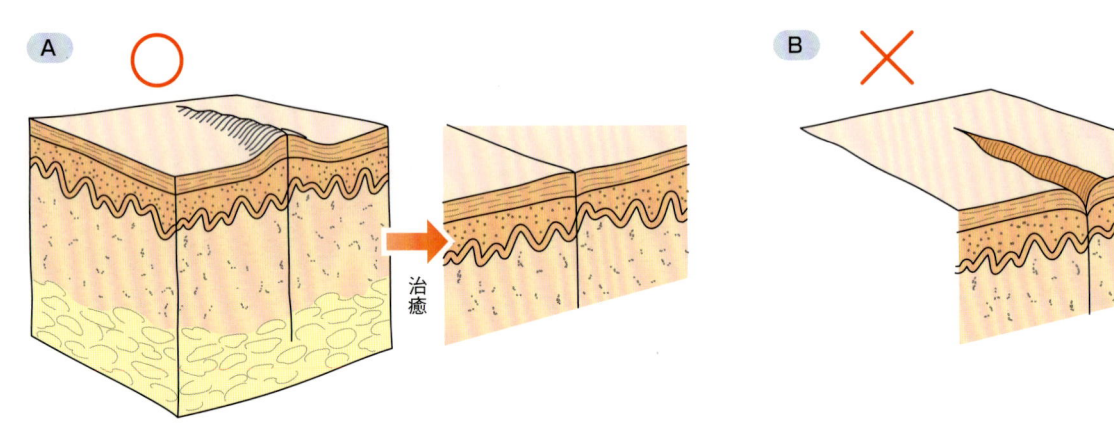

図5　縫合創の外翻
真皮と真皮を合わせて，縫合創が軽く外翻するように縫合する

7 針を垂直に刺入する

　前述のように創を外翻するためには，**針の刺入を皮膚と垂直にすることが必要**となります（図6）．初心者に一番多い過ちは，針の刺入の角度が足りないことです．こうなると，創縁が内翻してしまいます．マチュー型持針器では簡単でもヘガール型持針器（p29「1．持針器」参照）ではリングから指を外さないと垂直がつくりづらい場合が多くなります．それでも内翻したりめくれてしまう創では，真皮縫合や垂直マットレス縫合（図7）を追加するとよいでしょう．

8 マットレス縫合，真皮縫合

　一般的な単一結節縫合法では，創縁をうまく合わせられない場合があり，また，創縁にかかる緊張を弱めることができませんので，このような場合，マットレス縫合や真皮縫合を行ったりすることがあります．

1）マットレス縫合
　① 垂直マットレス縫合（図7）
　　創面の接触面積を大きくして死腔を少なくし，かつ，創縁をより正確に適合させるための縫合法です．
　② 水平マットレス縫合（図8）
　　創の接触面を大きくし，また，創縁をより正確に適合させるための縫合です．

2）真皮縫合
　創縁の緊張を除き，瘢痕をきれいに仕上げるために行います（図9）．

I-§1-3 縫合の基礎

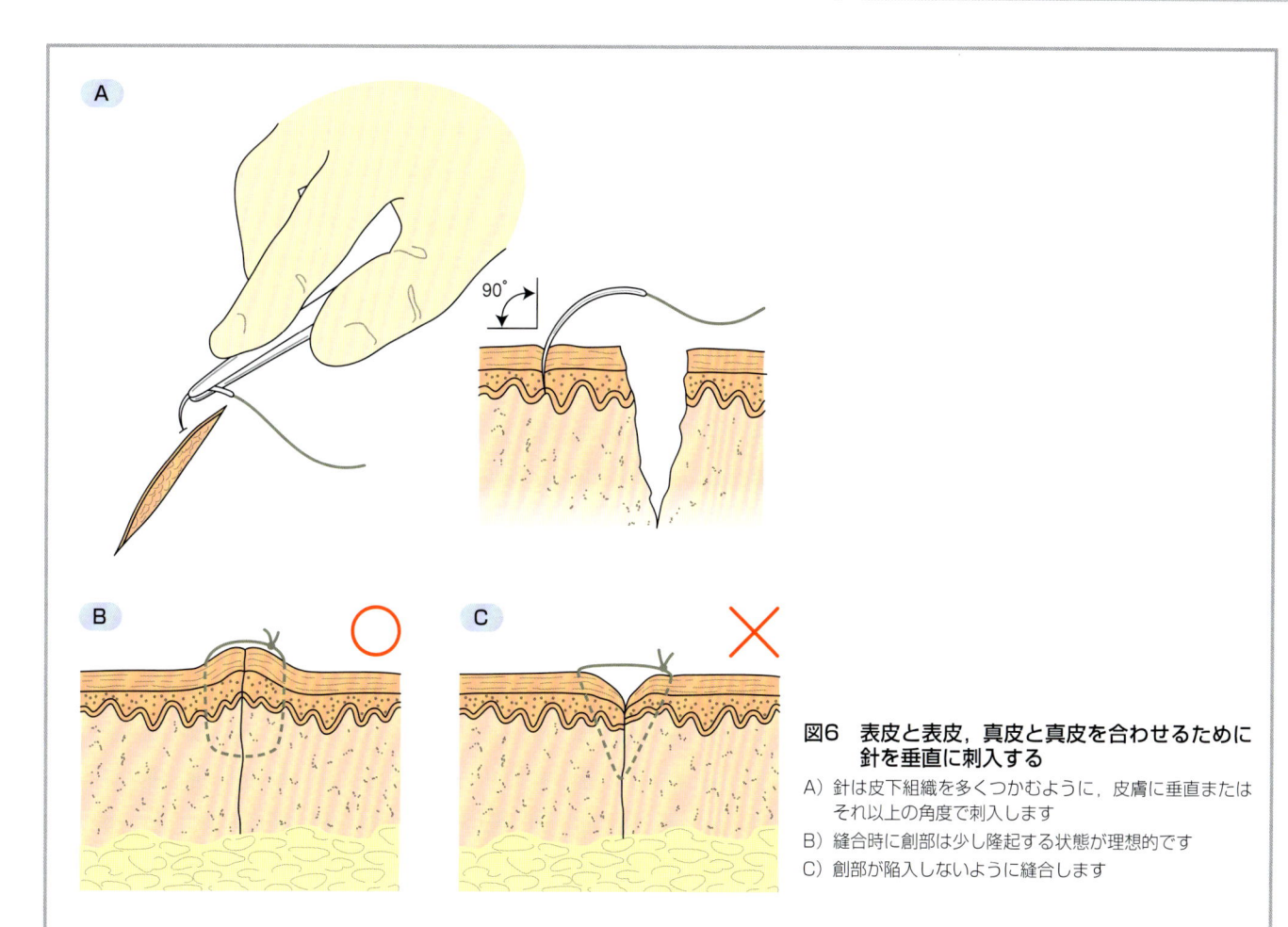

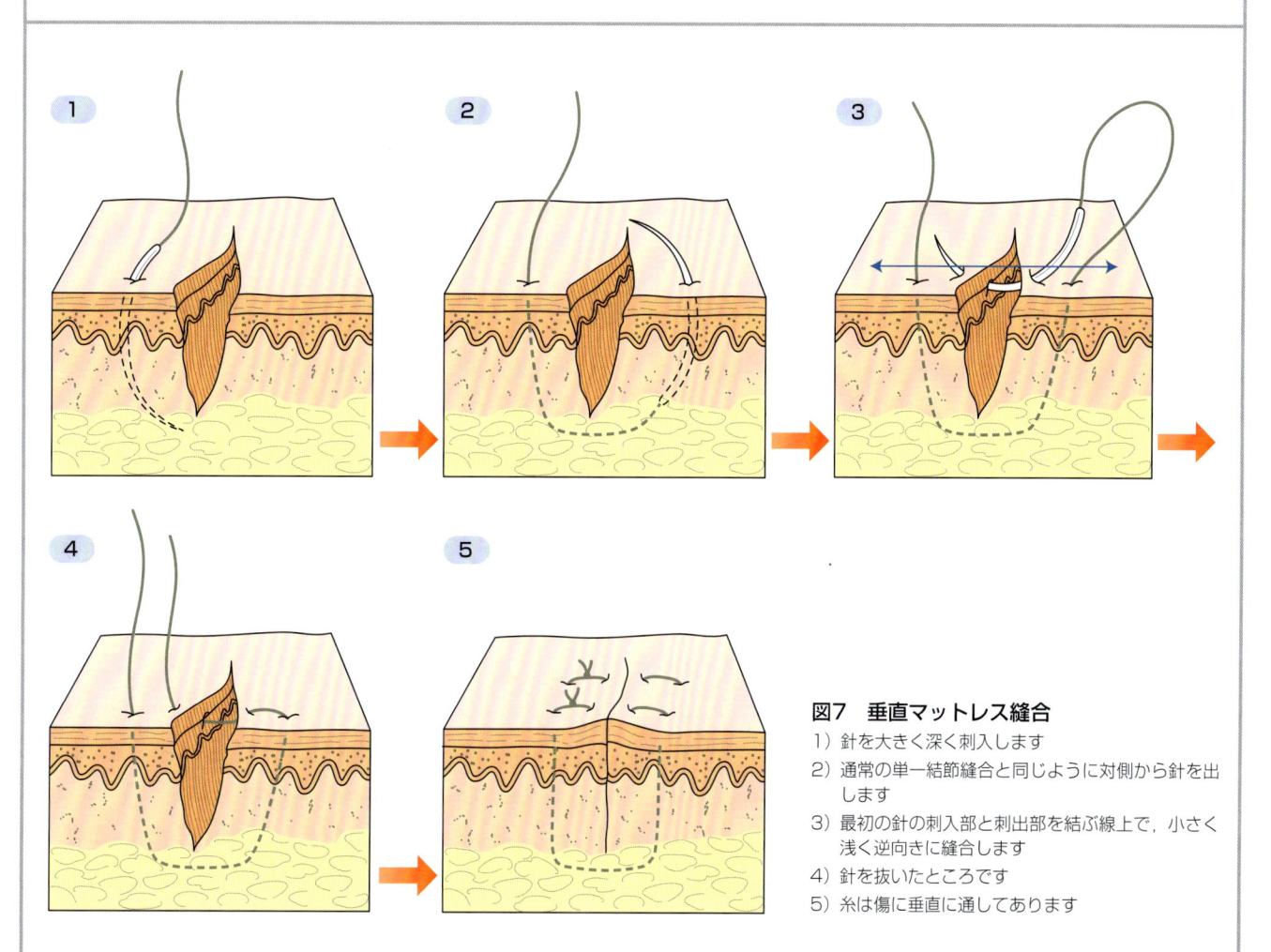

図6 表皮と表皮，真皮と真皮を合わせるために針を垂直に刺入する
A) 針は皮下組織を多くつかむように，皮膚に垂直またはそれ以上の角度で刺入します
B) 縫合時に創部は少し隆起する状態が理想的です
C) 創部が陥入しないように縫合します

図7 垂直マットレス縫合
1) 針を大きく深く刺入します
2) 通常の単一結節縫合と同じように対側から針を出します
3) 最初の針の刺入部と刺出部を結ぶ線上で，小さく浅く逆向きに縫合します
4) 針を抜いたところです
5) 糸は傷に垂直に通してあります

21

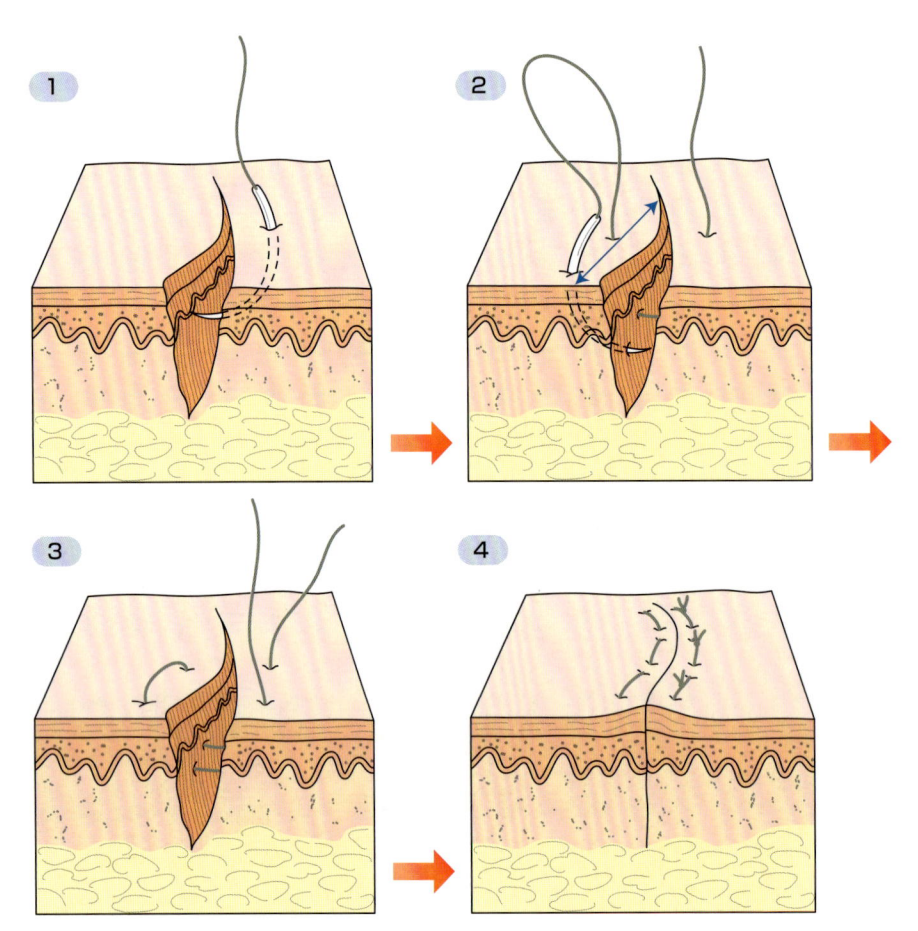

図8 水平マットレス縫合
1）普通に針を通します，2）針の刺出部を通る傷と平行な線上から再び針を同じ深さで刺入します，3）対側に糸を通したところです，4）糸は傷に平行に通してあります

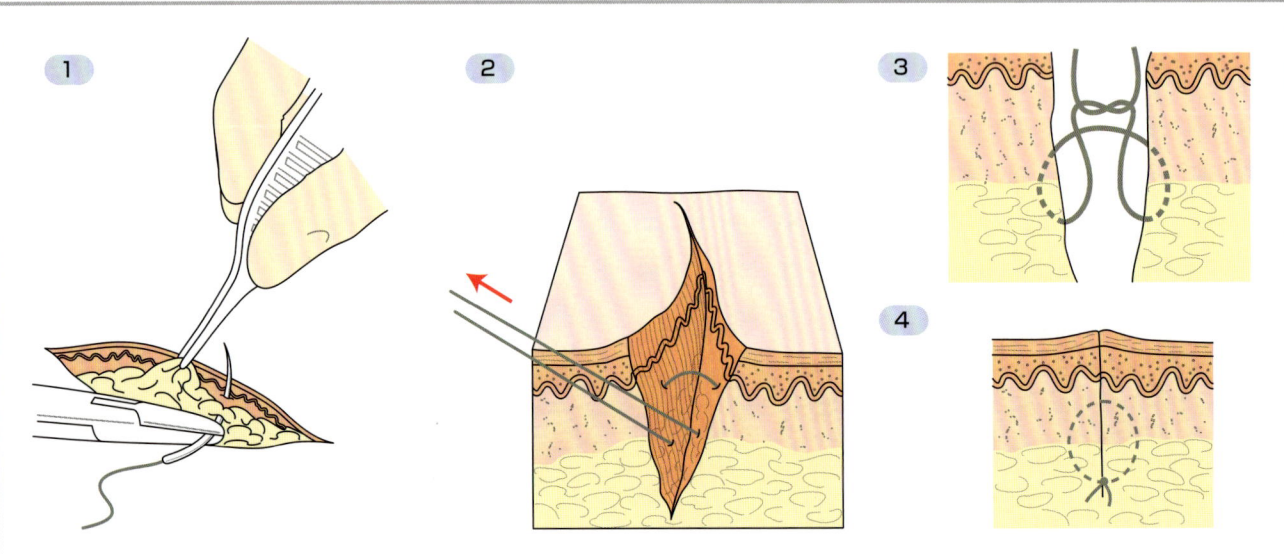

図9 真皮縫合
1）創の深い方から浅い方に向って，真皮に糸を掛けます．2）対側は逆に，真皮の浅い部位から深い方に向って糸を通します．3）結び目は皮膚から露出しないように創の奥にきます．4）縫合後です．

9 糸のテンション

　表皮の縫合では，必要最小限のテンションで結ぶのが望ましいでしょう．強過ぎると糸の瘢痕が目立つようになります．ゆる過ぎると出血を起こしたり，縫合後に創がずれたりします．動きやすい部位（臀部など）の縫合では縫合後に創がずれてしまうため結紮を強く結ぶ傾向がありますが，垂直マットレス縫合を行うことで創のずれは防げます．縫合創は数日後に浮腫のため一番テンションが強くなります．

10 創の安静

　縫合後に創が引っ張られるような場合（四肢の伸側や指の背側など），治癒が遅れるため，シーネなどで関節の固定が必要となる場合があります．関節を曲げてみて創のテンションを確認してシーネ固定の必要性を検討します．また臀部など，体位によって創がずれやすい部位では，中縫いをしっかり行い，表皮が創にめくり込んだりしないように注意します（図9）．関節以外の創でテンションがかかってしまう場合には減張するために弾性テープなどを貼付するとよいでしょう．

---

memo 傷が将来，きれいな瘢痕になるかどうかは，受傷部位や創の状態，縫合の技術以外に体質にも大きく影響を受けます．ケロイド体質は遺伝しやすいので，両親や祖父母などにケロイドが存在する場合は，縫合後（3カ月頃から），ケロイドを生じる可能性が高いと考えた方がいいでしょう．幼少時の怪我などの瘢痕が比較的目立つ人や，本人自身ケロイドを有する場合，最終的に幅広い瘢痕や肥厚性瘢痕を形成しやすいと考えた方がいいでしょう．

ポイント
① あまり細かく縫合せず，かつ裂けやすいような筋膜などの縫合には水平マットレス縫合がよく行われ，創縁が適合しにくい皮膚の薄い部位や手足などには垂直マットレス縫合がよく行われます．
② 創縁の緊張が強い場合は，創が離開しないように大きく糸を掛けがちですが，これではさらに緊張が強くなりますので，糸を大きくかけないようにします．同じ理由で，垂直マットレス縫合も大きくは掛けないようにします．

PART I 縫合

§1.基礎

4 縫合糸の種類

深谷佳孝，清水孝徳

> * 手術に使う糸にはさまざまな種類のものがありますが，基本的には，①吸収糸と非吸収糸，②ブレード（より糸）とモノフィラメントの分類によって4つに分けて考えるとよいでしょう．また，糸の性能を評価するうえで，結びやすさ（ゆるみやすさ），張力の持続期間，感染，組織刺激性，切れやすさ，価格などの項目について考える必要があります．4つの分類の代表的な糸を覚えて，それぞれの長所と短所を考え，縫合の場面に応じて選択できるようにしましょう．

1 吸収糸と非吸収糸（表1，図1～5）

体内（皮下）に残る糸としては**吸収糸の方が異物が残らないという点で望ましい**とされています．一方，張力の耐久性が低いため，テンションのかかる部位では溶けてからも創が広がる場合があります．そのため，このような部位の真皮縫合では非吸収糸を用います．また，値段が吸収糸のほうが断然高いので，むやみに（特に体表などに）使ったりしてはなりません．

2 ブレード（より糸）とモノフィラメント（表1）

ブレードはモノフィラメントに比べ，表面がざらざらしているため摩擦が大きく，結び目が緩みづらく，手のなかでも滑らないため結びやすくなっています．また，モノフィラメントよりしなやかです．一方，ブレードは表面の凹凸に菌が付着しやすいため，感染に弱くなります．**汚染創ではモノフィラメントを用いるべきです．**

モノフィラメントはブレードに比べて結び目が緩みやすく，手のなかでも滑るため結びづらいですが感染に強くなっています．また，組織を通過するときの摩擦も小さく，組織傷害性が低くなります．皮膚の縫合では一番用いられます．

3 針付き糸と切り糸

糸には針のついている糸と，縫合針に糸を通して使用する切り糸があります．組織を貫通する糸が，針付きでは1本なのに対し，切り糸では2本であり，当然針付きの方が組織に対して侵襲が小さくなります．しかし，彎曲の大きさと糸の種類，太さなどの選択が切り糸のほうが自由度が大きいという利点もあります．また，値段も切り糸を使う方が安くなります．

4 糸の太さ（表2）

2，1，0と-0が付かないものは数字が大きくなるにつれて太くなります．1-0，2-0と-0が付くと数字が大きくなるにつれて細くなります．肉眼で扱うのは6-0までです．結紮する組織の大きさ，弾力などによって太さを選ぶことになります．弾力のある組織に大きくかける場合（閉腹のときの筋膜縫合など），太い糸（0号や1-0）を用います．また，血管などの結紮には細い方が組織にくい込み結紮効果が高くなります．真皮縫合などには5-0を用います．皮膚の縫合も，大きくかける場合は4-0，真皮縫合の上に表皮を合わせる場合などは6-0を用います．

表1 縫合糸の種類と特徴

	長所	短所	適応
吸収糸	異物が残らない	張力の耐久性が低い 高価	糸が体内に残る場合
非吸収糸	安価	異物として残る	テンションのかかる部位の真皮縫合
ブレード	結び目がゆるみにくい 滑りにくく結びやすい しなやか	感染しやすい	結紮しやすい
モノフィラメント	感染に強い 組織傷害性が低い	緩みやすい 結びづらい	汚染創 皮膚の縫合で一番よく用いられる

表2 糸の太さと適応部位

部位	表皮	真皮	注意点
体幹	3-0 ナイロン 4-0 5-0	3-0 白，透明ナイロン 4-0 PDSⅡなど	閉腹時の腹膜や筋膜には1号や0号，1-0の糸も使用する
顔面	6-0 ナイロン 7-0	5-0 白，透明ナイロン， 6-0 PDSⅡ	眼瞼の薄い皮膚は真皮縫合してはいけない
四肢	4-0 ナイロン 5-0	3-0 白，透明ナイロン 4-0 PDSⅡ	手掌，足底は真皮縫合してはいけない

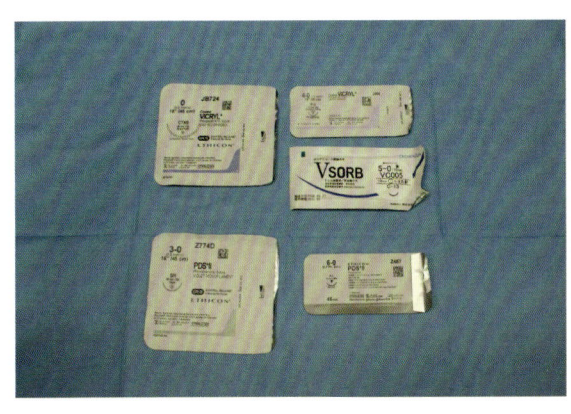

図1 吸収糸
上段：吸収性ブレード，Vicryl，Vsorb
下段：吸収性モノフィラメント，PDSⅡ

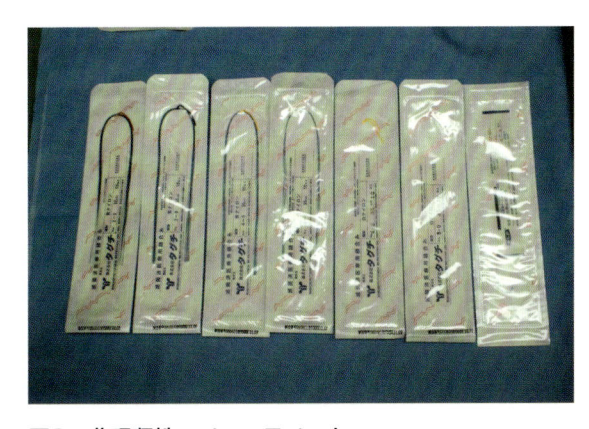

図2 非吸収性モノフィラメント
ナイロン（切り糸）

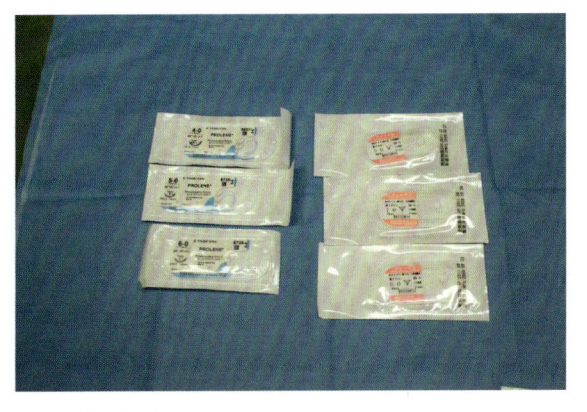

図3 非吸収性モノフィラメント
ナイロン（針つき）

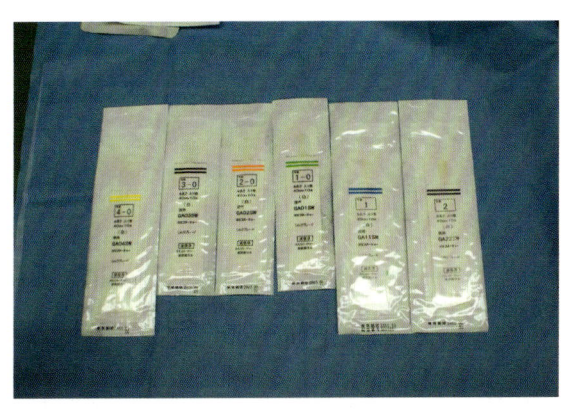

図4 非吸収性ブレード
絹糸

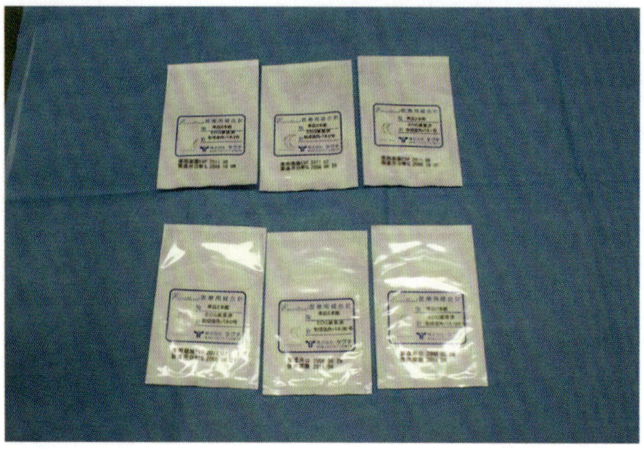

図5 切り糸用の針

> **ポイント**
> 縫合糸は，吸収糸か非吸収糸，さらにブレード（より糸）かモノフィラメントかに大きく分けられます
> ① 吸収糸，ブレード：Vicril，Vsorbなど．皮下や筋肉の縫合，粘膜や結膜の外表縫合など．吸収は2～3カ月ほど．値段は高い
> ② 吸収糸，モノフィラメント：PDSⅡ，モノディオックスなど．皮下や真皮縫合など．吸収は6カ月ほど．値段は高い
> ③ 非吸収糸，ブレード：絹糸，Surgilonなど．血管の結紮，皮膚縫合など．一般に絹糸は組織反応が強いとされる．値段は安め
> ④ 非吸収糸，モノフィラメント：Nyron，Ethilonなど．形成外科的には皮下から真皮縫合，皮膚縫合に多用．最も組織反応が少ないとされる．値段は安め

PART I 縫合　§1.基礎

5　針の種類

深谷佳孝，山路佳久

> * 針にも種々の形状と大きさがあります．それぞれの針の特徴を理解し，適切な針の選択をすることが，縫合をきれいに行うコツとなります．

1　針の大きさ（長さ）

数mmから70mm位までのJIS規格のものがあります．

7号，6号，5号と順に小さくなり，1号，0号，00号，000号位まであります．組織に深く大きく針を掛けたいときは大きな針を，細かく縫合したいときは小さな針を使用します．どれ位の大きさの針を使用するかは，各科によって少し違いますが，形成外科的では3号から00号までの使用が一般的です．

また，糸と一体になっている針（無傷針）では，例えば7mm，11mm，13mmなどがあり，一般には糸が細いほど針の長さは短くなります．

2　針の弯曲度（図1）

弯曲には，円のどれだけの割合を占めるかによって，5/8 circle，1/2 circle，3/8 circle，1/4 circleなどがあり，5/8 circleと1/2 circleは強弯針，3/8 circleと1/4 circleは弱弯針と呼びます．針を通すときは，このカーブに沿って針を回すようにします．好みにもよりますが，一般的に，皮下を縫合する場合は強弯針，皮膚表面の縫合時には弱弯針を使用した方が縫合しやすくなります．

また，特殊なものとして，裁縫の縫い針のような直針や特別な弯曲をもった弯直針や膵針などもありますが，一般には使用しません．

A $\frac{1}{2}$ Circle（強弯）　180°

B $\frac{3}{8}$ Circle（弱弯）　135°

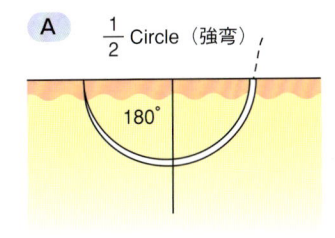

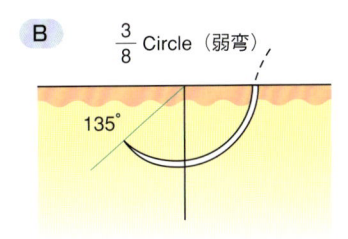

図1　針の弯曲度

3　針　尖

針の先端は，断面が丸いものもありますが，切れ（針の通り）をよくするため，いくつかの形に細工されています．

1）角針

針の断面が三角形をしているものをいいます．三角の頂点が外側を向いているものを標準三角針，内側を向いているものを逆三角針（図2A）といいます．皮膚や硬い組織も縫合するのに用います．針を通すときは，三角形の角頂点の部分で皮膚を切ることになりますので，針をカーブに沿って円滑に通さないと細かな部分の縫合時に皮膚を裂いてしまうことがあります．特に逆三角針では注意が必要です．

2）丸針（図2B）

針の断面が円形になっており，皮膚へ与える損傷は少なくなります．しかし，切れ味が悪く，厚い皮膚の縫合には向いていません．粘膜は柔らかく裂けやすいため，粘膜の縫合や，消化管の縫合に丸針がよく使用

されます.

3) 平型針（図2C）

針の断面が扁平で切れがよく，固い組織の縫合に使用されます.

その他，工夫された針が各種発売されています.

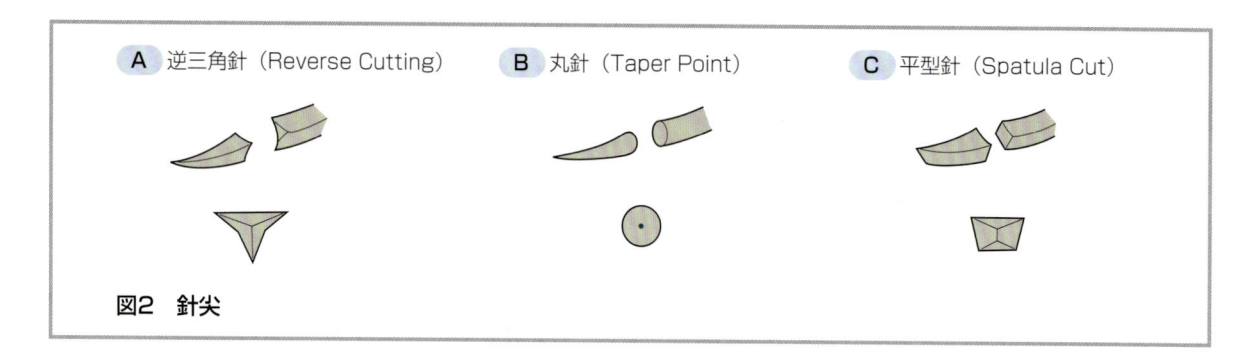

A 逆三角針（Reverse Cutting）　B 丸針（Taper Point）　C 平型針（Spatula Cut）

図2　針尖

4　針根

針の後端の形状にもいくつかの種類があります.

1) ナミ穴針（図3A）

裁縫の縫い針と同じように針の後端の穴に糸を通します．後端の形は滑らかなため，この部分で皮膚を裂いたりする可能性は少ないです．しかし，糸を通すのに手間がかかるため，一般的ではありません．普通孔針ともいいます．

2) バネ穴針（図3B）

針の後端が2つに割れてそれぞれ内側にフックがついており，糸が装着しやすく，かつ，脱落しないように作られています．一般的に用いられていますが，この部分は幅がやや広く，角になっているため，皮膚の薄いところや粘膜を傷つけやすく，針穴が大きくなったり，裂けたりすることがあります．弾機（孔）針ともいいます．

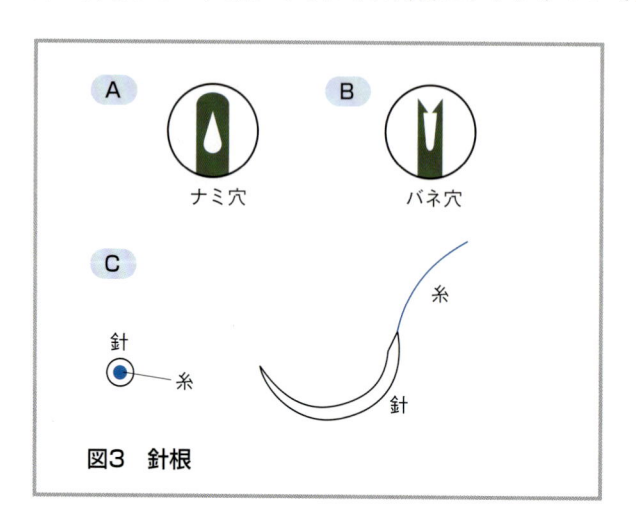

3) 無傷針（図3C）

糸のついた針であり，針と糸の境目がスムーズなため，この部分で皮膚に損傷を与える可能性は最小です．

図3　針根

> **ポイント**
> 針の種類を理解し，適切に使用することが縫合をより容易にします
> ①大きさ：大きく縫うほど大きく，小さく縫うほど小さく
> ②弯曲：大きく深くかけるほど強弯（半円に近い），小さく浅くかけるほど弱弯にする
> ③その他：皮膚や硬い組織は切れがよく貫通させやすい角針，粘膜や消化管など裂けにくい丸針を用いる

PART I 縫合

§1.基礎

6 縫合に使う器械

清水孝徳, 深谷佳孝

* 縫合に使用する代表的な器機には, 持針器, 鑷子 (ピンセット), 鉗子, 鉤, 剪刀 (ハサミ), メスや電気メスなどがあります. 使用する機器は手技, 流派や, 施設等による違いがありますが, いずれにしても組織を傷つけないAtraumaticな手技を心がけることが創傷治癒にとって最も大事と言えます. 代表的な器機の使用方法を理解し, 愛護的に組織を扱いながら縫合するようにしてください.

1 持針器

1) マチュー型持針器 (図1A)

手で握りこむように持つため (図1B), 力が入りやすく, 硬い組織や太い大きな針を使うときに用います. また, 手のなかで回転しやすいため, 針の皮膚などへの刺入角度が調節しやすくなっています. 握りこむとラチェットがかかり, ロックされます. 3ロック目で再びラチェットが解除されます. 針は2ロックで把持します.

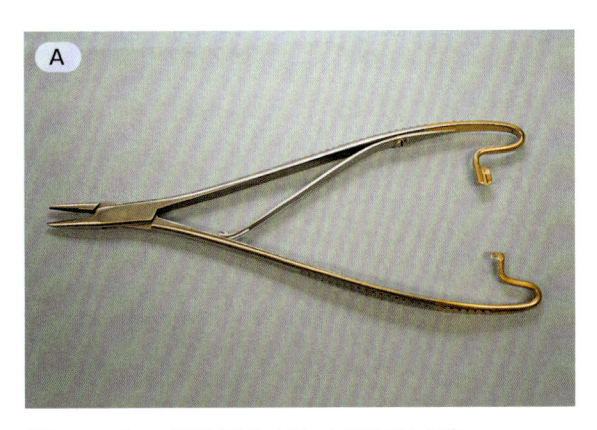

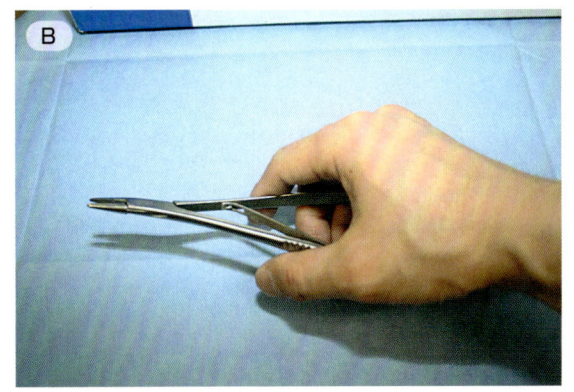

図1 マチュー型持針器 (A) と持ち方 (B)

2) ヘガール型持針器 (図2)

鉗子や剪刀などと同じく, 拇指と薬指をリングに入れて, 示指を伸ばして先端の方に当てます. 示指のガイドがあるため, より繊細な動きが可能であり, 小さな縫合に向いています. 指をリングに入れたままではリストを返しても角度に制限があり, 皮膚などに直角に刺入するのが (**p20参照**) 難しい場合は, リングから指を抜いて刺入し, 回転させてから再び指を挿入します.

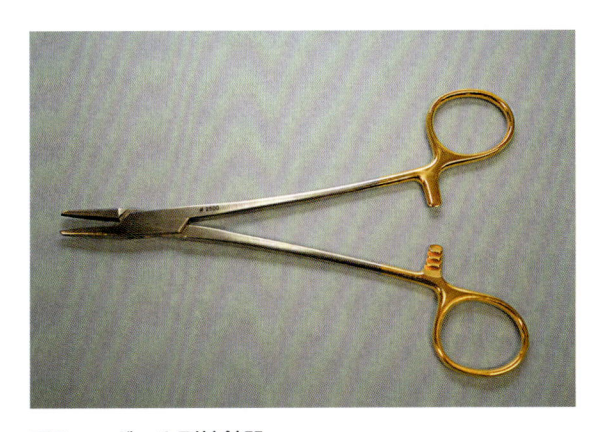

図2 ヘガール型持針器

2 鑷子 (ピンセット) (図3)

持ち方の基本はペンホルダーです (図4A). 有鉤鑷子と無鉤鑷子があり (図3), 有鉤の方が把持力で勝っています. しかし, 組織侵襲も大きいため, 腹腔や胸腔内では使用してはならず, また皮膚などを強く把持

I-§1-6 縫合に使う器械

してはなりません．形態的な種類としては一般的なピンセットのほか，先細，マッカンドー，アドソンなどがあり，それぞれ有鉤と無鉤があります．皮膚の縫合にはアドソンの有鉤が使いやすいでしょう．皮下の縫合を行う場合，皮膚を愛護的に扱うために，表皮をつままず創の内側に鉤をかけて引き上げるようにして縫合します．

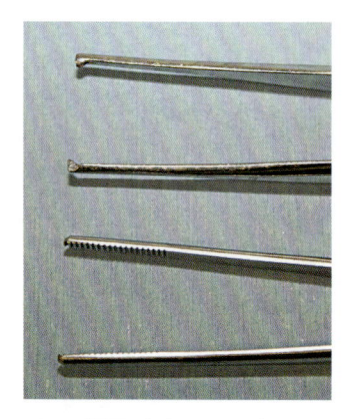

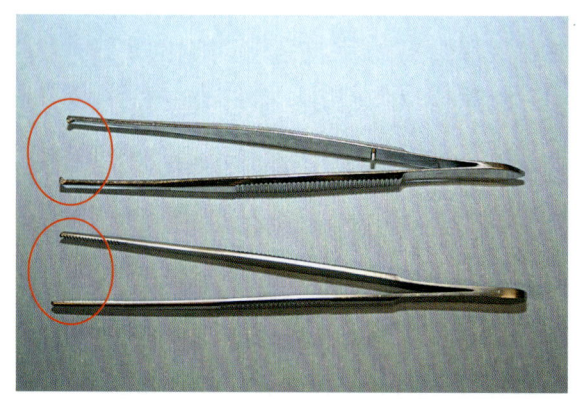

図3　鑷子（ピンセット）
左は拡大写真．有鉤鑷子（上）と無鉤鑷子（下）がある

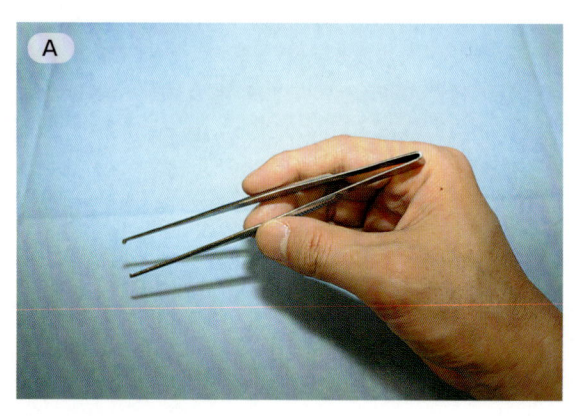

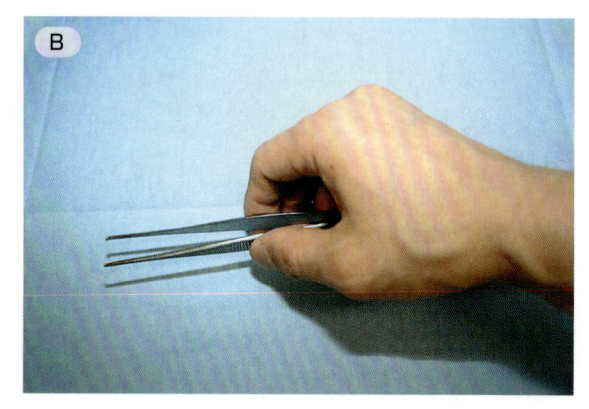

図4　鑷子の持ち方
A）ペンホルダー，B）フィンガーホルダー

3　鉗子

主なものにペアン鉗子（図5）とコッヘル鉗子（図6）があり，図7のように持ちます．ペアン鉗子は無鉤で，主に血管を把持して止血したり，糸を把持したりするのに使用します．コッヘル鉗子は有鉤で，主に組織を把持するのに使用します．それぞれに標準的な長さのものとそれより細く短いモスキート型があります（長いロングペアン，ロングコッヘルもあります）．また，先端の曲がっている鉗子もあります．特に外傷では止血に使用されることが多く，出血点を曲がりのモスキートペアン（図5B）で把持し，止血していることを確認した後，周囲を結紮します．

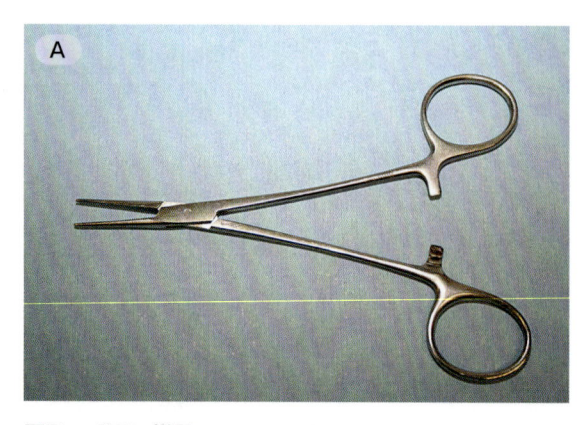

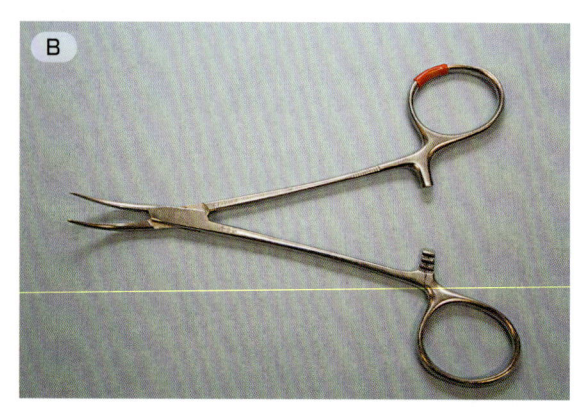

図5　ペアン鉗子
Bは曲がりのモスキートペアン

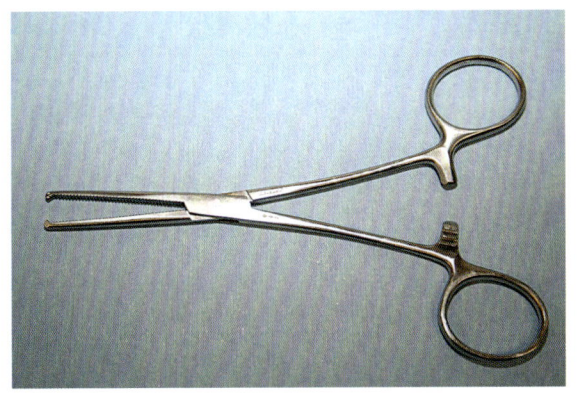

図6　コッヘル鉗子

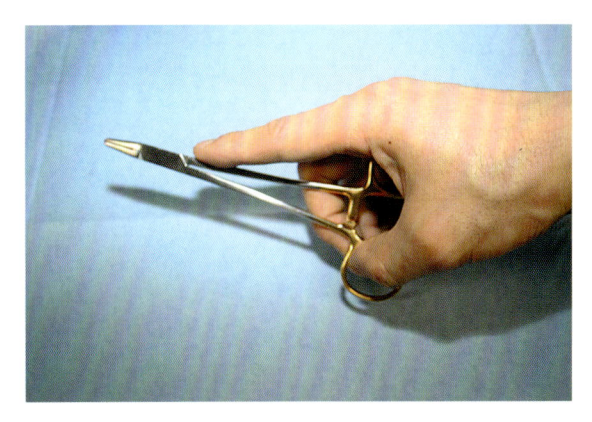

図7　鉗子の持ち方

4　皮膚鉤（スキンフック）（図8）

　皮膚の辺縁にかけて皮膚を持ち上げることに用います．剥離のときに皮膚を支えたり，電気メスを用いて止血するときに，組織を持ち上げて出血点を見やすくします．医師によっては，鑷子を用いずに，皮膚鉤を用いて縫合まで行う人がいます．尖端が鋭くないと，しっかり引っかからないので，落としたり，曲げたりしない注意が必要です．

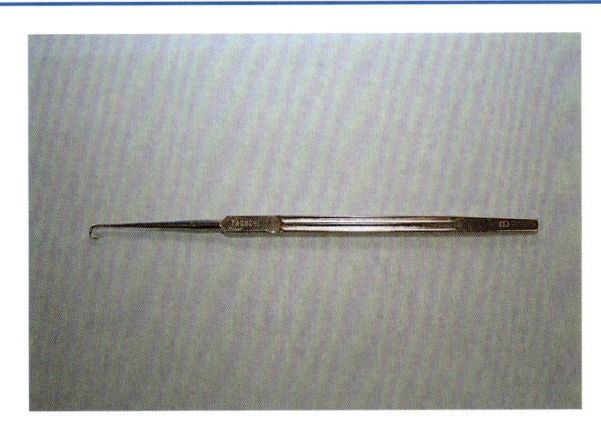

図8　皮膚鉤（スキンフック）

5　剪刀（はさみ）

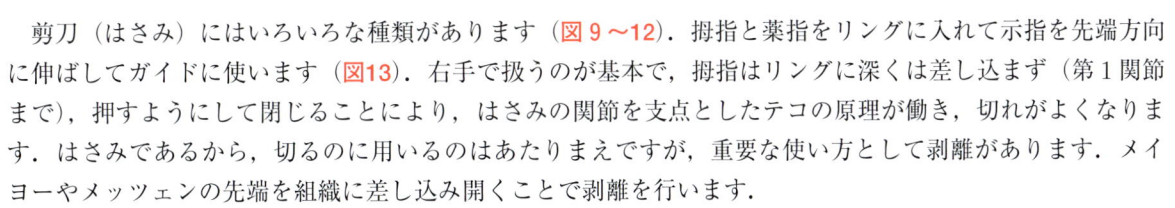

　剪刀（はさみ）にはいろいろな種類があります（図9～12）．拇指と薬指をリングに入れて示指を先端方向に伸ばしてガイドに使います（図13）．右手で扱うのが基本で，拇指はリングに深くは差し込まず（第1関節まで），押すようにして閉じることにより，はさみの関節を支点としたテコの原理が働き，切れがよくなります．はさみであるから，切るのに用いるのはあたりまえですが，重要な使い方として剥離があります．メイヨーやメッツェンの先端を組織に差し込み開くことで剥離を行います．

　クーパーは先端が太く，微細な切除には向きませんが，大きな組織を切除したり，先を閉じた状態でヘラのように使用して剥離したり，太めの糸を切るのに使用します．メイヨーやメッツェンは，クーパーより先が小さく丸まっており，細かな剥離や小組織の切除に向いています．虹彩剪刀は先が尖っており，小さいた

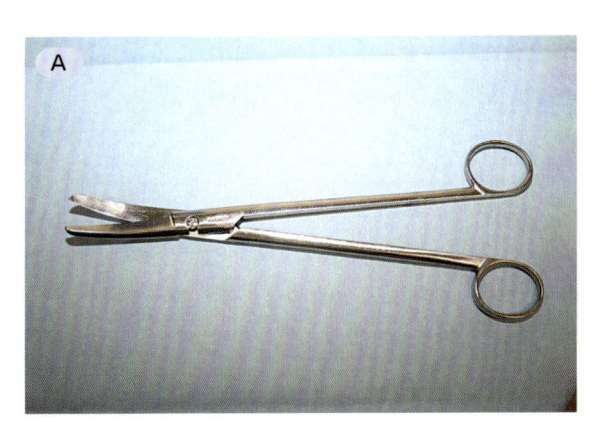

図9　クーパー型剪刀

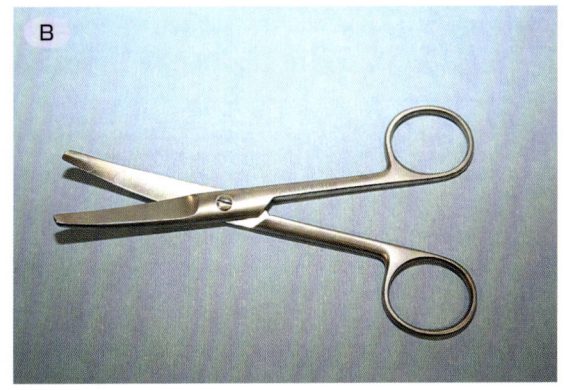

め，微細な組織の切除や剥離，細い糸を切るのに使用します．切れ味が悪くなるので組織を切るのに虹彩剪刀をあまり使わないようにします．

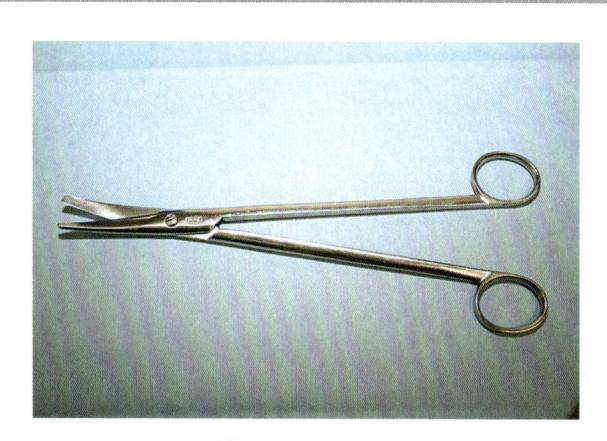

図10　メイヨー型剪刀

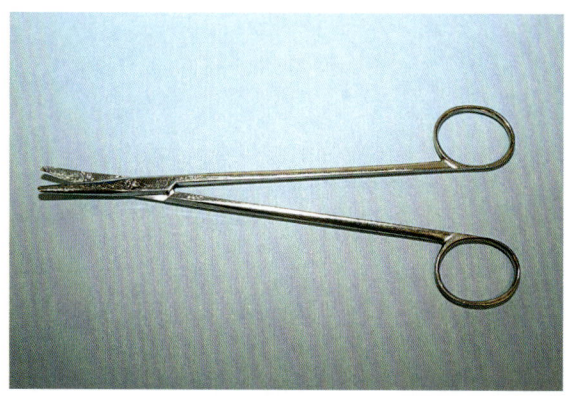

図11　メッツェンバウム型剪刀

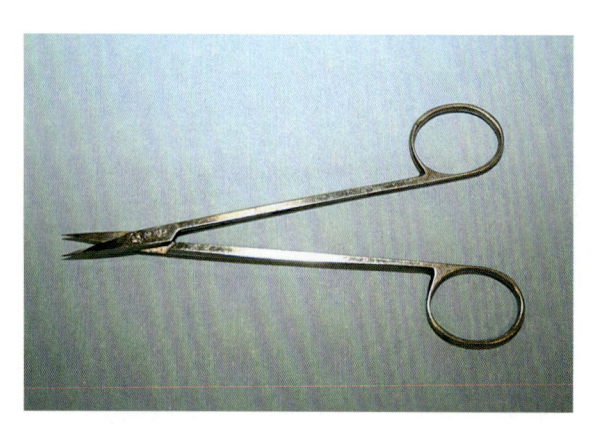

図12　虹彩剪刀

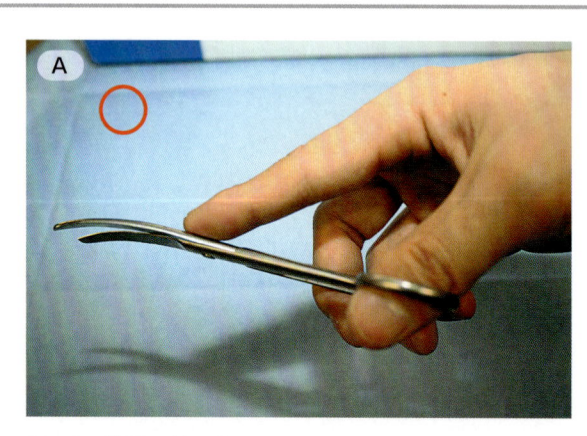

図13　剪刀の持ち方
A）良い持ち方，B）悪い持ち方

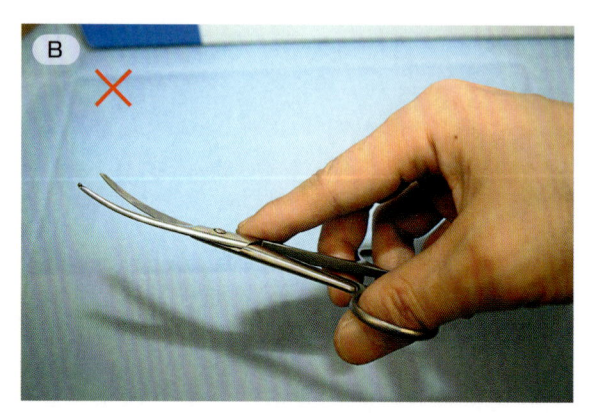

6　メス（図14）

　皮膚切開には，メス，もしくは電気メスを用います．電気メスは出血が少なく，長い手術創で美容的に問題のない部位の切開で用いられますが，創傷治癒（美しさ）はメスの方が有利です．**どちらを用いる場合でも，皮膚には十分にテンションがかかっている必要があります．**右手にメスを持ち，左手の拇指と示指で，もしくは前立ち（第1助手）と協力して切開線に対して左右に引っぱりテンションをかけます．

　シンプルな直線の切開線では必要ありませんが，曲線の切開などではマーキングしてから切開するほうがよいでしょう．

I-§1-6 縫合に使う器械

メスの持ち方は主に3種類あり，短い切開や曲線の切開線などの細かい正確な切開にはペンシルグリップで持ちます（図15A）．メスと皮膚に角度がつくため，刃はNo.11かNo.15が適しています．長い切開線ではフィンガーグリップ（図15B）が適しており，刃はNo.10などが用いられます．メスは寝かせて刃の腹を当てることになります．開腹などの手術では，一番多く用いられています．刃の背に示指を当て，メスは皮膚とほぼ平行になるほど，寝かせます．

切開に際し，創縁が斜めにならないようにメスの刃は皮膚に直角に当てます．メスでの切開は，可能な限り1回の切開で目的の深さまで到達させます．何度も切開すると，創縁がギザギザになります．皮膚の解剖を考えると，真皮の深部に血管が密なので，その手前までメスで切開し，その後は電気メス（切開モード）で切開することが多いです．

図14 メス
刃は上からNo.11, No.15, No.10

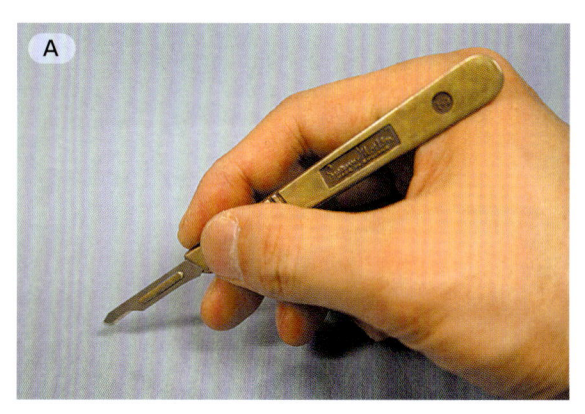

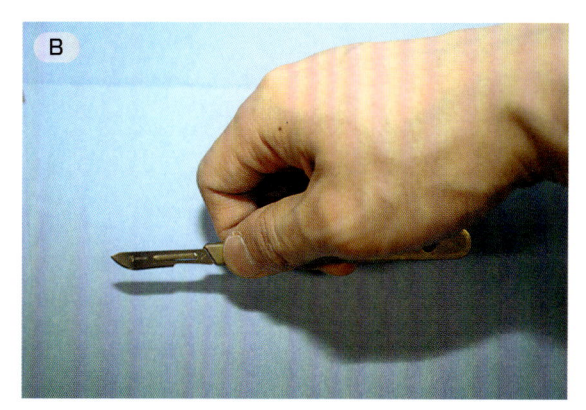

図15 メスの持ち方
A) ペンシルグリップ，B) フィンガーグリップ

7 電気メス

組織に通電することで発生するジュール熱により，組織を焼灼します．

1）モノポーラー（図16）

患者さんの大腿などに貼付した対極板に向かって，電気メスの先端（チップ）から電流が流れます．対極板が広いのに対し，チップの触れている組織の面積が狭いため，電気抵抗はチップの触れている部分が一番大きくなり，ジュール熱により焼灼されます．電気メスには通常，モードが2種類あります．**切開モード**（cut mode）と**凝固モード**（coagulation mode）があり，切開モードはチップに接した組織の細胞中の水分が一瞬にして蒸散することにより，周囲に熱が及ばないで組織が切離されます．したがって止血効果は低くなります（ないわけではない）．周囲に熱を与えたくない部位（表皮の近くや消化管の近くなど）や，血管が少ない部位で切開のスピードを上げたいときなどに用います．

対して，凝固モードは周囲に熱が及んで組織が熱凝固を起こすことにより，止血効果が高くなります．組織にテンションをかけてお

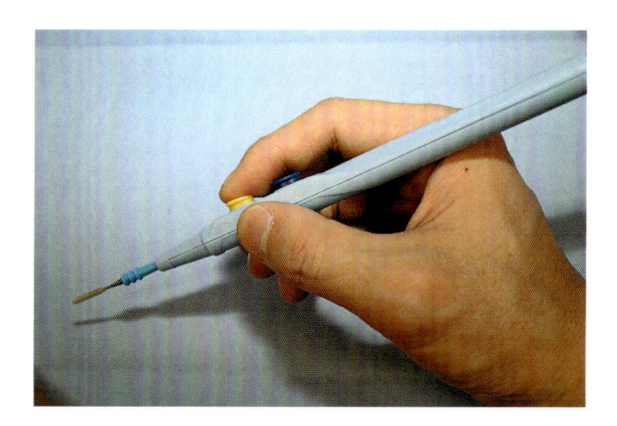

図16 電気メス（モノポーラー）

けば，切開もできます．また出血部位を鑷子でつまみ，その鑷子にチップを当てて通電することで止血をすることもよくあります．この場合，**鑷子でつまむ組織をできるだけ小さくすることが大事です**．また，チップの先端や，通電する鑷子の先端が血液の溜まりに漬かっている状態では，電流は血液の方に流れてしまうため使えません．どちらのモードでも重要なことは，**チップの先端を使うこと**です．切れづらいからといって，押し付けても切れません．接する面積が狭い方が効果が高いので，切れないときはテンションが不足していると考えた方がよいでしょう．心臓のペースメーカーは，誤作動を起こす恐れがあるため，胸部や上腹部にモノポーラーを使うときは注意を要します．

2）バイポーラー

ピンセット型の電極に通電することで，その間の組織を焼灼します．対極板が必要でないため，外来での外傷の処置（止血）などに，あると大変重宝します．出血点をつまんでフットスイッチを踏みます．つまめない場合は出血点の両側に当てて通電してもよいでしょう．

> **ポイント** 縫合に使う基本的な器機の使い方を覚えましょう
> 各機器の特徴を理解し，正しい機器の選択が大事となります

PART I 縫合

§1.基礎

7 結紮（糸結び）

力久直昭, 井上知穂, 清水孝徳

> ＊3回の半結紮で単結紮は完成します．状況に応じて適切に半結紮を2回行って「男結び」を完成させることが重要です．スピードよりは確実性が大切です．「半結紮には2種類あること」，「単結紮には3種類あること」および「半結紮の作り方」について説明します．

1 結紮の原則

結紮（糸結び）は縫合には必須であり，また，止血などにも用いる基本手技です．原則は，①結紮点を中心に180度に順方向に引っ張る，②結紮点を動かさない，③じわっと引っ張る，の3点です．

糸を引く方向が逆だと，締まりづらいか糸が切れやすいので，正しい方向へ引く必要があります．そのため，糸が左右に出ている場合と前後に出ている場合では，手順が変わってきます．前後の場合は両方の手が前後にどちらも引けるため楽ですが，左右の場合は逆の糸を引く場合は手が交差してしまいます．これは自分の視野を妨げるため避けるべき手技で，したがって糸の持ち替えが必要になります．つまり，左右の手の糸を持ち替えてから結紮を開始します．

糸を水平に引くことが困難な部位（深部）では，結紮点のすぐ脇の糸に示指を当てて奥へ押し付け，もう一方の糸を手前に引くことにより180度をつくります．

糸を一度絡めることを半結紮（half knot）といいます．半結紮には2種類あり，その組合わせによって男結びと女結びになります．2回の半結紮に補助結紮を加えた3回の半結紮で1つの結紮（単結紮）が完成します．

> **memo** 半結紮の回数の目安は次の通りです（糸同士の摩擦力を考慮する）．①絹糸：2回．重要な縫合では3回．②合成繊維の編み糸（バイクリル®など）：4回以上．③合成繊維のモノフィラメント（PDSⅡ®など）：6回以上．糸切り助手の技量（結び目を切ってしまうこともあります！！），大きな結び目が不利な場合（真皮縫合）など状況に合わせ増減させる必要があります．

2 半結紮

糸でループを作り，ループの中にその糸を通して締めるとひとつ結び目ができます．

結び目の形には2種類あり，ここではそれぞれを右回り半結紮・左回り半結紮ということにします（図1）．

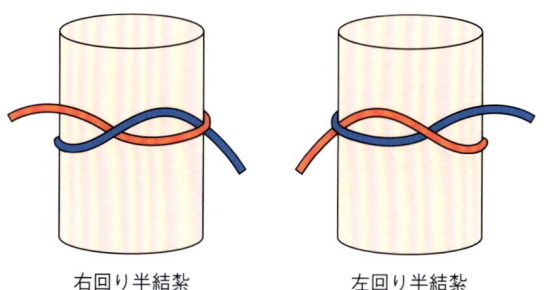

図1 右回り半結紮・左回り半結紮
右回り半結紮と左回り半結紮を適宜組み合わせて男結びを作る

> **memo** 半結紮を緩ませない工夫として，次の2点があります．①左右の糸にまったく緊張をかけずに2回目の半結紮を行う，②糸に適度な緊張をかけながら2回目の半結紮を行う．また，創縁を寄せるときなどやや緊張が強いときは，次のようにするとよいでしょう．①結び目を創の片側に寄せ，皮膚や軟部組織に結び目を食い込ませるように強く捻る（ロックをかける），②スキンフックやペアンを使用して助手に創縁を引き寄せてもらいながら2回目の半結紮を行う，③1回目の半結紮の結び目をペアンではさみながら2回目の半結紮を行う（2回目の半結紮を締めるときには，結び目を離しペアン鉗子を抜く），④緊張の弱い部分から縫合を行い創縁を寄せ，最後に緊張の強い部分の縫合結紮を行う．

3 男結びと女結び（表1）

1）男結び
男結び（square knot）は2種類の半結紮を組み合わせた結び方であり，緩みづらく，結紮の基本となる結び方です．血管の結紮などで用いられます．ただし，一度緩んで結ばれてしまうと，そこから引っ張っても締まらないため，結び直しが必要となります．

2）女結び
これに対して，女結び（granny knot）は同じ半結紮をくり返す結び方で，得意な半結紮をくり返せばよいため結びやすいですが，男結びに比べると緩みやすいため基本的にはしてはならない単結紮です．しかし一度緩んでも，さらに引っ張ることで締まってくれるため，弾力のある組織の結紮（大網などの分量の多い組織の集束結紮），深部で手が届きにくく組織を接合させにくい結紮，組織が弱く寄せにくい結紮，硬いものの結紮で用いることがあります．できた結紮が緩んでいれば結び目を締めなおして，さらに半結紮を加えて男結びとします．

表1 糸の結び方①

	男結び	女結び	外科結紮（p47 図32）
結び方	2種類の半結紮を組み合わせる	同じ半結紮をくり返す	1回目の半結紮で糸を2回締める
長　所	緩みづらい	得意な半結紮をくり返せばよい	第1半結紮が緩みにくい
短　所	一度緩んだら結び直しが必要	緩みやすい	最初の半結紮が締まりにくい
適　応	血管	弾力のある組織，深部の組織，弱く寄せにくい組織，硬い組織	弾力のある組織，緊張の強い筋膜や皮膚
図　解			

4 外科結紮（表1）

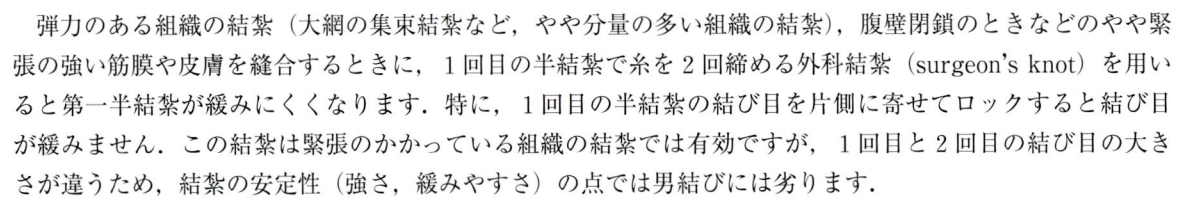

弾力のある組織の結紮（大網の集束結紮など，やや分量の多い組織の結紮），腹壁閉鎖のときなどのやや緊張の強い筋膜や皮膚を縫合するときに，1回目の半結紮で糸を2回締める外科結紮（surgeon's knot）を用いると第一半結紮が緩みにくくなります．特に，1回目の半結紮の結び目を片側に寄せてロックすると結び目が緩みません．この結紮は緊張のかかっている組織の結紮では有効ですが，1回目と2回目の結び目の大きさが違うため，結紮の安定性（強さ，緩みやすさ）の点では男結びには劣ります．

外科結紮は強い結紮である，もしくは緩まないと勘違いして，弾力のない組織や細い組織（血管など）の結紮にこの結び方を用いる人もみられますが，これは誤りです．1回目の結び目が大きいため，細い組織を結ぶとすき間が生じて結紮不十分となります．

前記の説明とやや食い違うことになりますが，糸と組織の接触面積が非常に大きくなる「たばこ縫合（巾着縫合）」に外科結紮の摩擦が加わると，糸どうしの接触面積が大きいため1回目の半結紮が十分に締められなくなることがあります．「たばこ縫合」では外科結紮を用いず，「女結び」を使い1回，2回と数回にわけて適度に締め上げてから「男結び」を加えます．

5 器械結び（表2）

皮膚の縫合で針付きの糸を用いる場合，一番多く使う結び方です．必ず習熟する必要があります．

表2　糸の結び方②

	片手結び	両手結び	器械結び
結び方	糸を持つ手はそのままで，反対の手指だけで糸を結ぶ	両手を用いて，糸を左右均等に強く締める	片手結びの手の代わりにペアン鉗子や持針器を用いる
長　所	素早く結ぶことができ，手を動かす空間も少なくて済む	結紮点の横ズレが少ない	狭い場所でも結紮可能
短　所	素早く結ぶことができるが，締める際に一方の糸の牽引力が強いと，もう片方の糸が一方の糸に巻きつく形態のスリップノットを作りやすく，緩みやすい結び目となる（図2）．糸を締めるときは糸を持ちかえ順方向に両方の糸を均一に牽引しなければならない	急ぐ時や視野が狭い場所では不向き	鉗子で掴んだ糸は傷がつき弱くなる，締める時の微妙な感触が伝わりにくい
適　応	補助結紮を追加するとき，半結紮を3回以上くりかえすときなど	重要な血管結紮	針付き糸を用いての皮膚縫合
手技例	左回り半結紮（p37 図3〜図10） 右回り半結紮（p43 図20〜図24）	右回り半結紮（p41 図14〜図19） 左回り半結紮（p45 図25〜図31）	

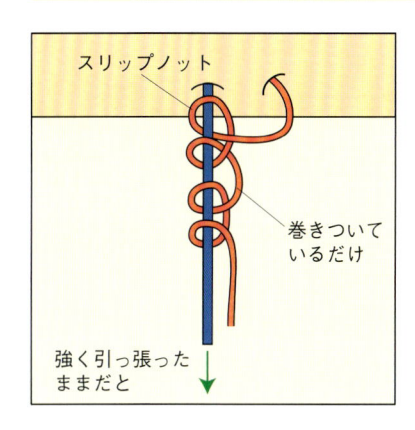

図2　スリップノット
一方の糸の牽引力が強いと，スリップノットになりやすい

6　片手結びと両手結び（表2）

● 左回り半結紮の一方法（片手結び，図3〜10）

1）片手結び

　片手結びは結紮部に緊張を保ちながら結紮することができないため，1回目の半結紮に向いています．なお，左右を反対にして同様の方法をとれば右回りの半結紮ができます．右手をほとんど動かさないので，針付の糸など結紮するのに有利です．

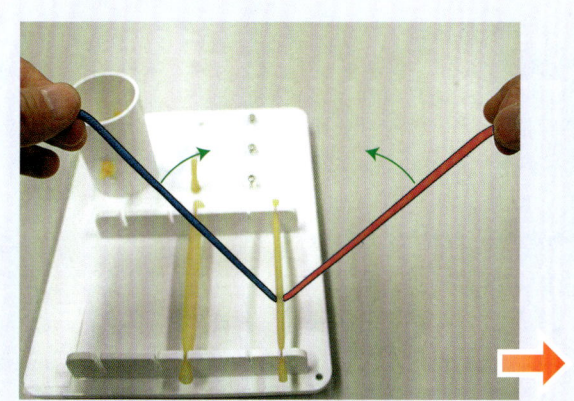

図3　母指と示指の指先で糸を把持する
常に指先で糸を把持することを心がけると，糸の移動がスムースになります

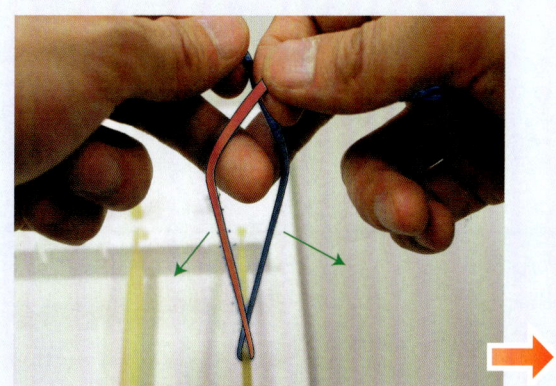

図4　中指を使い左右の糸を持ち替える
中指を使い左右の糸を持ち替えて，半結紮の前に糸を交差させておきます．交差させたとき新たに左手で把持する赤糸が手前にくるようにしなければなりません．左右に糸を締める場合にこの糸を持ち替える操作を必要とします

I-§1-7 結紮（糸結び）

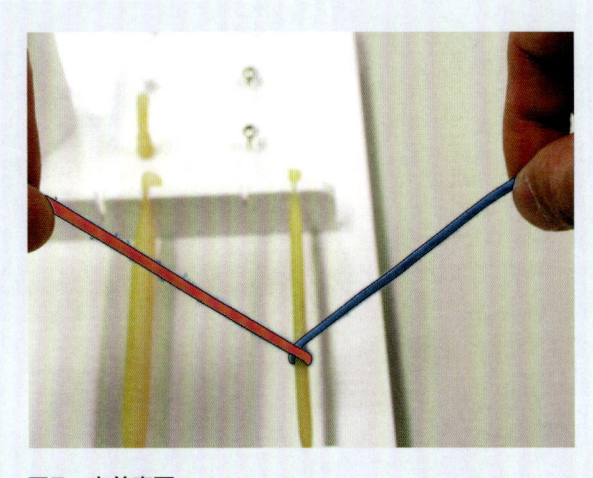

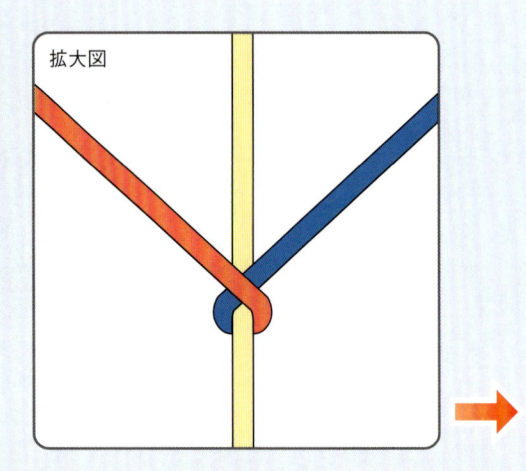

図5　交差完了
糸の交差点で左手で把持している赤糸が手前，右手で把持している青糸が奥になっていることが重要です．この逆では次の半結紮操作に移れません．交差を終えた糸を母指と示指で把持します

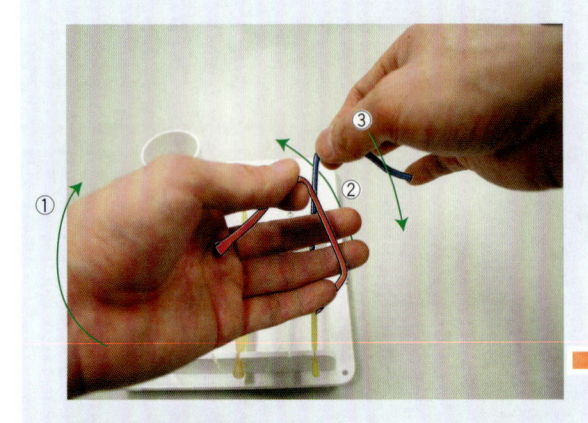

図6　半結紮を開始
左手：母指と示指の指先で赤糸を把持したまま，手を回外します（①）．このとき中指環指の指腹部に赤糸をおくようにします（②）．右手：左示指の橈側側面に青糸をひっかけます（③）

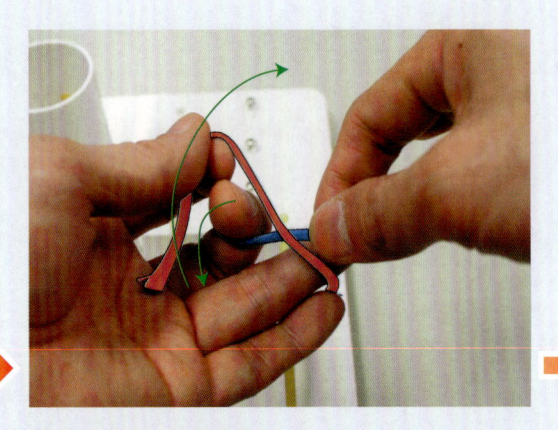

図7　1回目のXを作る
左手：示指のPIP関節（近位指節間関節）を屈曲して，右母指示指で把持している青糸を左中指の腹側に引っ掛けながら（矢印），左中指を左母指と示指で把持している赤糸の下をくぐらせると，自然に左手の赤糸は左中指の背側に位置します．こうして1回目のXを作ります

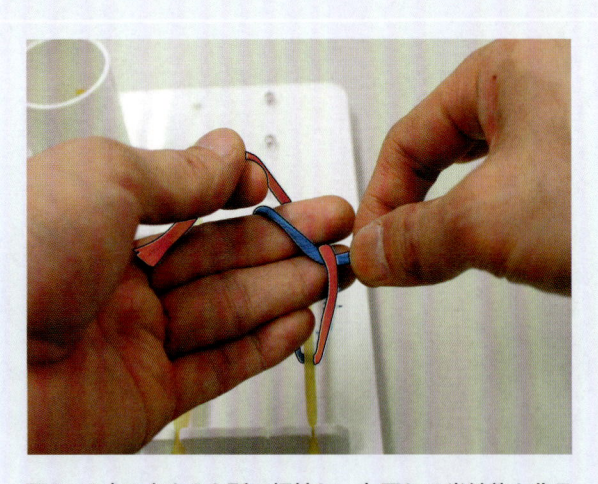

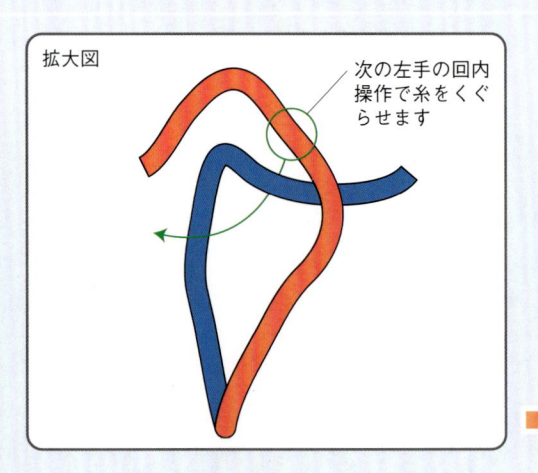

次の左手の回内操作で糸をくぐらせます

図8　1本の糸を2カ所で把持し，左回りの半結紮を作る
左手：母指と示指で把持している赤糸を中指と環指の側面を使ってはさむようにして把持します．1本の糸を2カ所で把持することになります

38

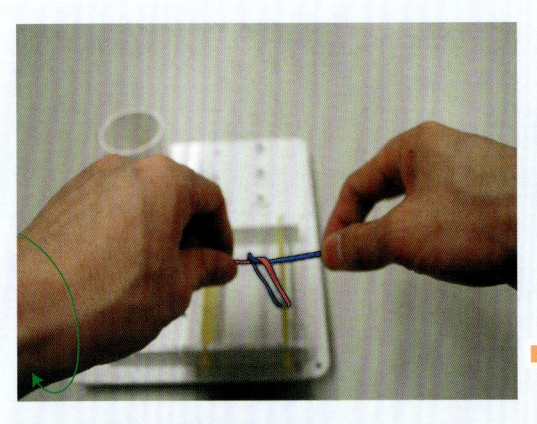

図9　左回りの半結紮ができる
左手：母指と示指での赤糸把持をやめ，中指と環指の側面を使って把持したまま左手を回内すると，左回りの半結紮ができます．赤糸がXをくぐったらすばやく再び母指と示指での糸を把持しなおします

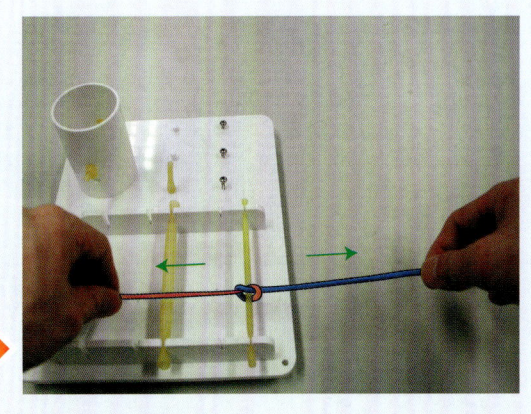

図10　糸を締める
糸を締める左右の指先端と結紮部位が一直線上になるように，さらに左右均等に力がかかるように締めます（張力を指先で感じ取るようなつもりで，スムースに，柔らかく）

2）半結紮を作る前に糸を持ち替える意味

　自分から見て左右に糸を締める場合は，糸を順方向に締めるために糸を持ち替える操作（図3～6）を1回目2回目のそれぞれの半結紮操作に必ず必要とします（そうしないと，左右の手を交差して糸を締めるはめとなります）．自分から見て前後方向に糸を締める場合は，手を交差することなく糸を適宜締めることができますから，糸の持ち替え操作を省略します．なるべく前後方向に締めることができるように，身体的に気持ち的に自分の姿勢を術中調整すると結紮は容易になります．重要な結紮では2回目3回目の半結紮操作の前にも糸の持ち替えを行います（図11～13）．こうすると，結び目が捻れず上手くいきます．

A

そのまま締めると，結び目が捻れる

B

結び目　力の方向　力の方向

糸にかかる力が結び目をはさんで逆になる．
（結び目がしまらない．糸が切れやすい）

図11　結び目が捻れる原因

A

新しく左手で把持する糸が上にくるように左右の糸を交差させて持ち替えてから右回りの糸結びを行う

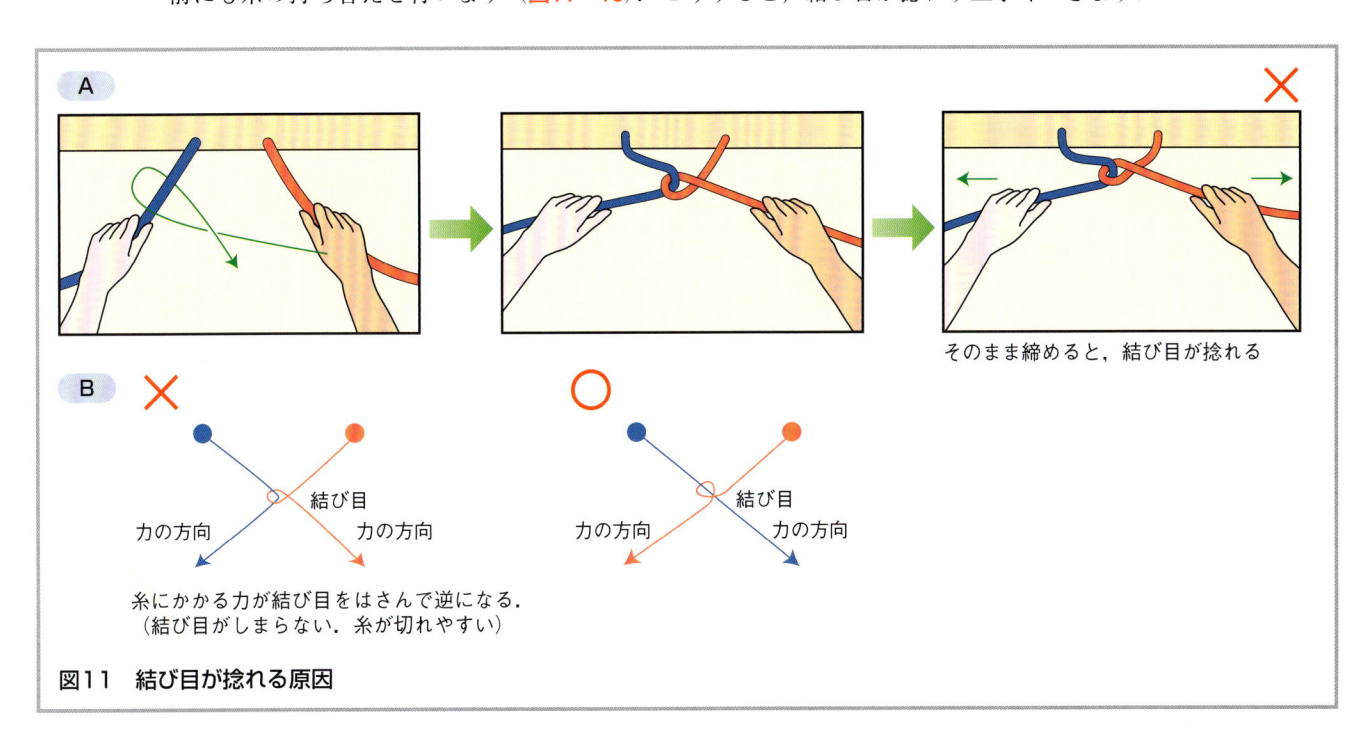

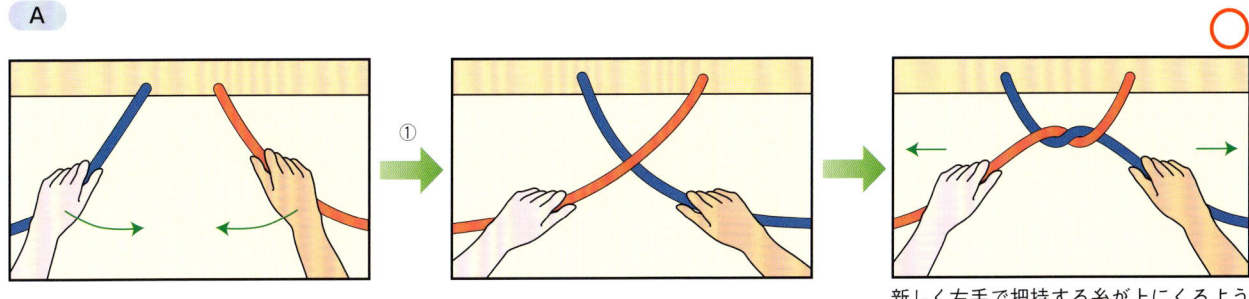

（図12　結び目を捻らないように糸を締める4つの方法）

I-§1-7　結紮（糸結び）

左右の手を交差させて糸を締める

結び目を中心に左回りで180度まわすようにして左右の糸を持ち替える

または···

新しく左手で把持する糸が上にくるように左右の糸を交差させて，持ち替える

前後に締められるように姿勢をかえる

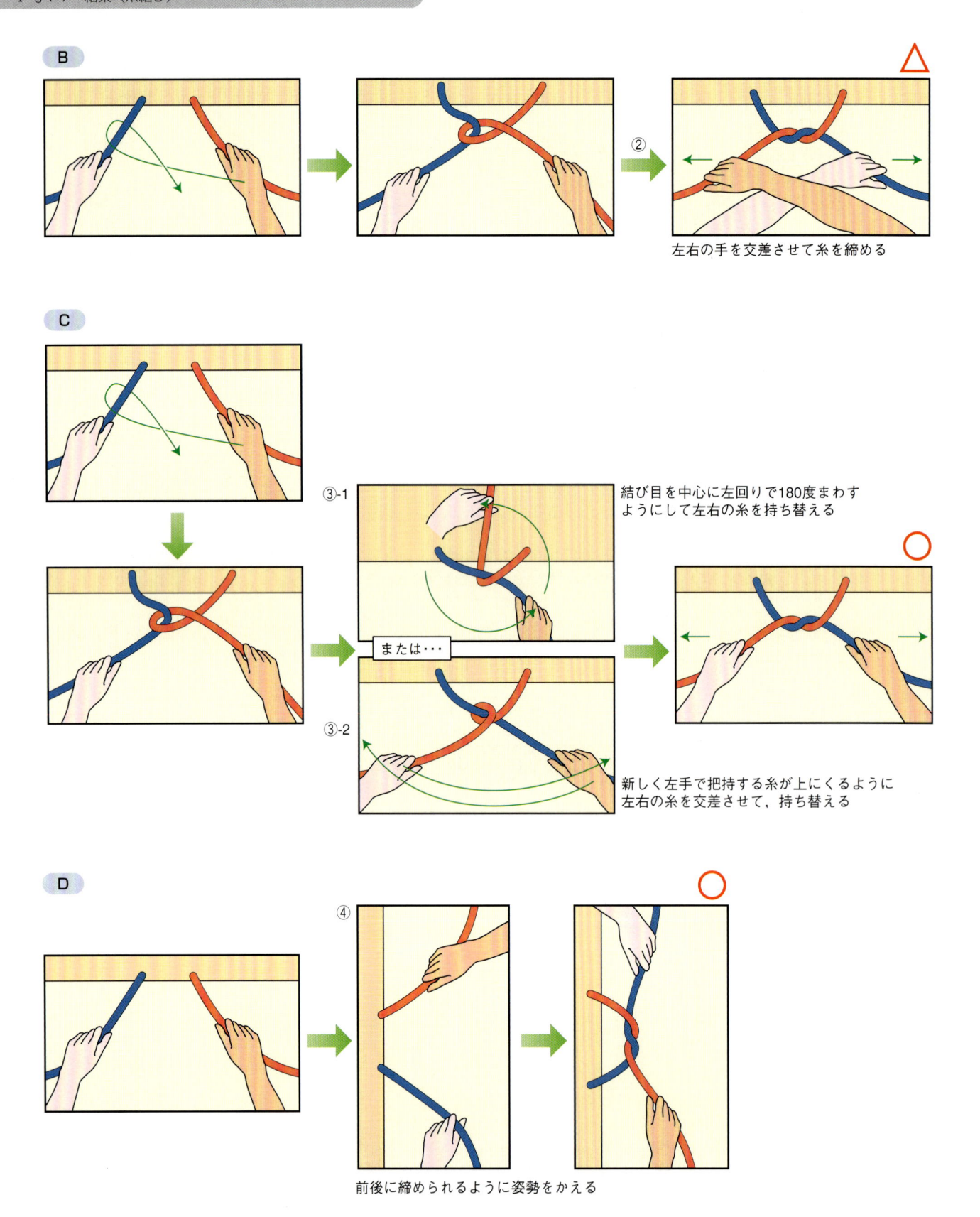

図12　結び目を捻らないように糸を締める4つの方法

A) 半結紮前（①の段階）に糸を交差させ，左右の糸を持ち替えておく方法．この交差のさせ方で右回り左回りが決まるので，次の糸結び操作がおのずと決まります

B) 半結紮の最後（②の段階）に両手を交差する方法．実行した糸結びの操作に合わせて，手の交差の仕方（右手が上か？　右手が下か？）に注意して順方向に糸を締めます．右回り半結紮であれば右手が左手の上になるように手を交差します．あまりお勧めはできません

C) 半結紮の間（③の段階）に糸を左右持ち替える方法．実行した糸結びの操作に合わせて，糸の交差の仕方に注意して順方向に糸を締めます．間違った糸の交差は結び目を捻る原因となりますので，注意が必要です

D) ④の段階で，前後方向に締めるよう自分の姿勢を調整する方法．糸結び操作の前後に糸を持ち替える必要がありません

I-§1-7 結紮（糸結び）

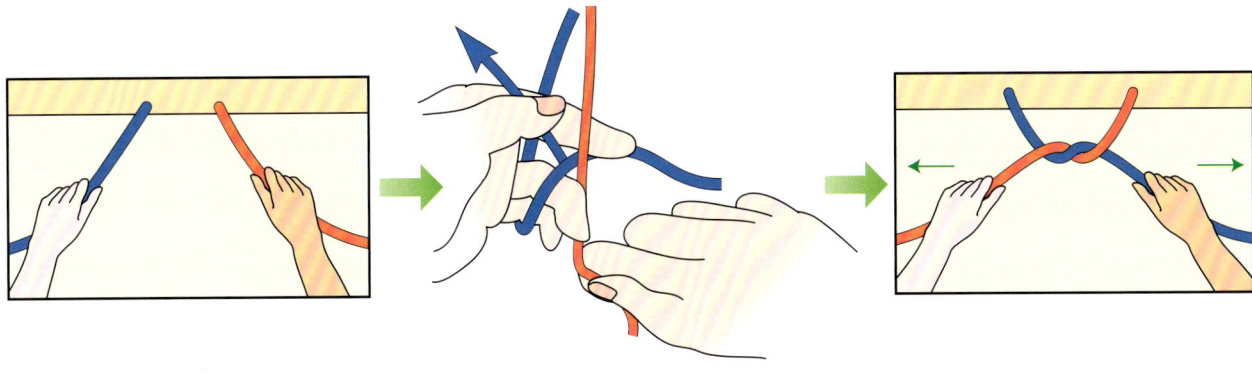

図13 糸の交差と糸結びを同時に行う方法
赤糸を示指と環指ではさみながら，左手を回内すると，矢印の方向に赤糸が青糸の下をくぐって右回りの半結紮ができる

● **右回り半結紮の一方法（両手結び，図14〜19）**

　両手結びは結紮部に緊張を保ちながら結紮することが可能です．2番目の半結紮に用いると最初の半結紮を緩めずに結紮操作を進めることができます．なお，左右を反対にすれば右回りの半結紮ができます．

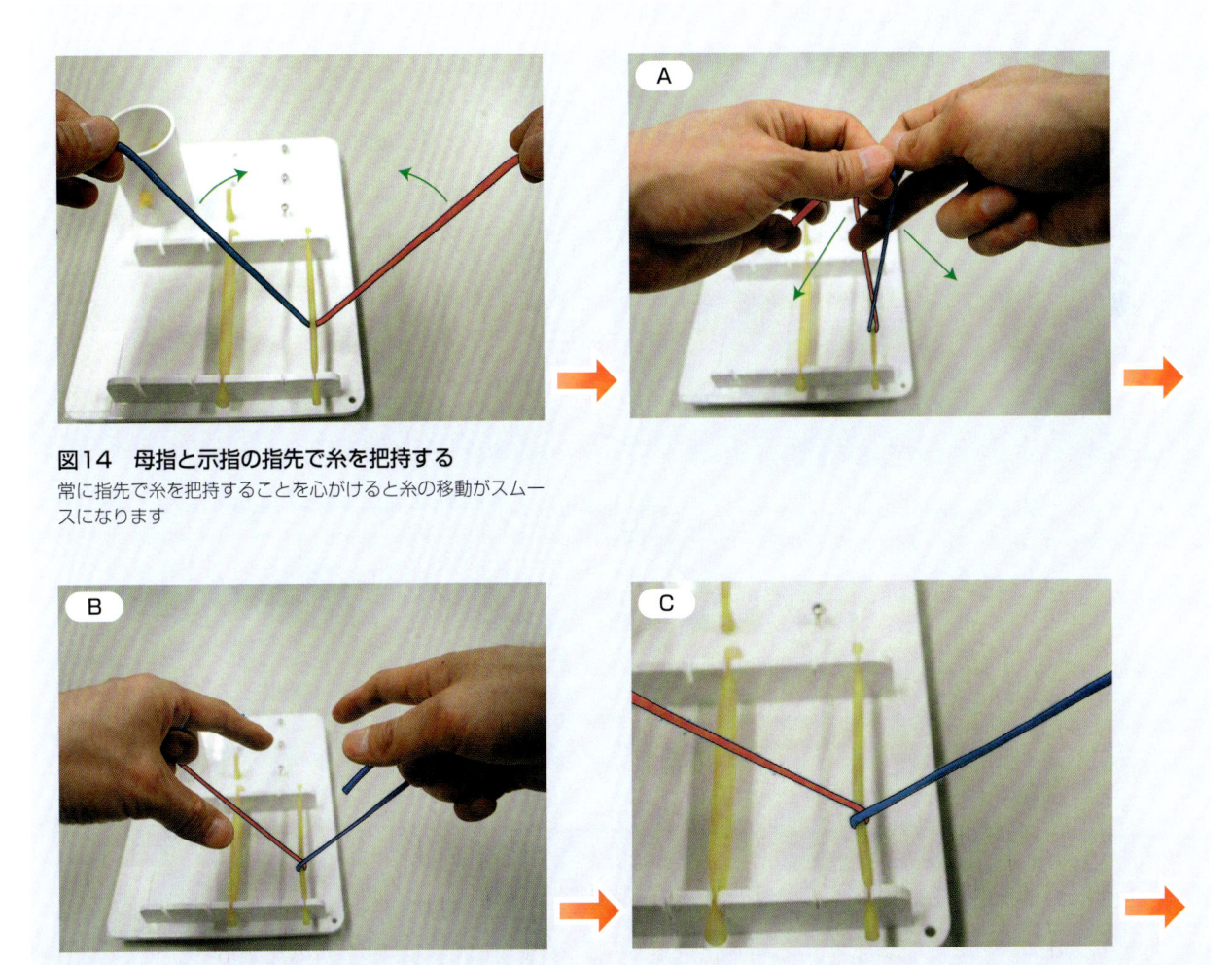

図14 母指と示指の指先で糸を把持する
常に指先で糸を把持することを心がけると糸の移動がスムースになります

図15 中指を使い左右の糸を持ち替える
中指を使い左右の糸を持ち替えて，半結紮の前に糸を交差させておきます．交差させるとき新たに右手で把持する青糸が手前にくるようにしなければなりません

41

I-§1-7 結紮（糸結び）

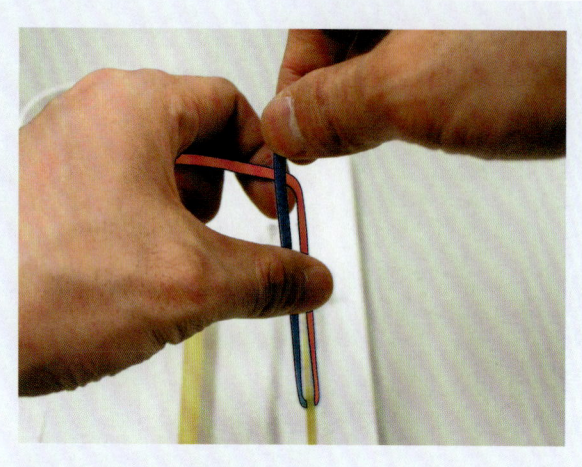

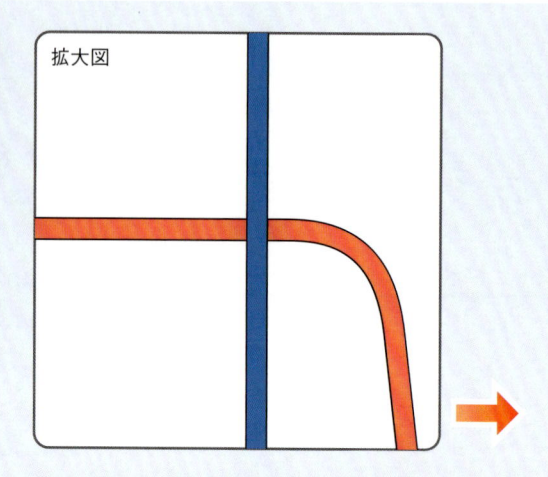

図16　1回目のXを作る
左小指・環指と手のひらで赤糸を把持しながら、左手の示指の指腹で図のように最初のXを作ります．左手首を軽く回内屈曲させて，左示指の指先は被結紮点を指し示すようにします．このとき結紮点からXまでの青糸はまっすぐになるように，左右の糸に軽く緊張をかけます

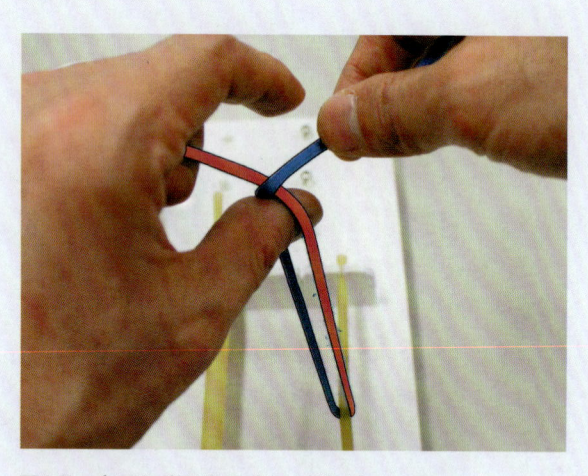

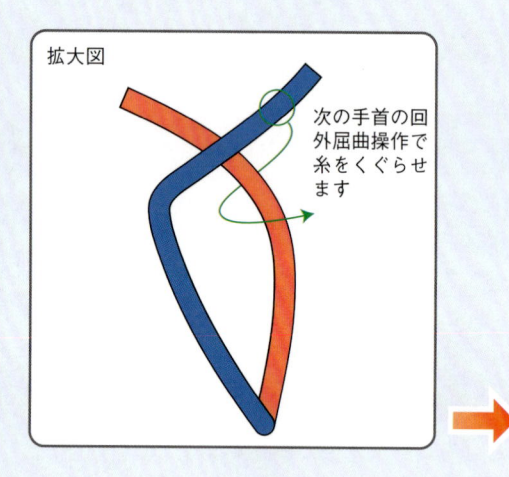

図17　右回り半結紮を作る（前半）
左手：左手首を伸展しながら，Xを左手母指の指腹部でうけとるように引っ掛けます（①）．右手で把持している青糸を左手母指と示指の先端ではさみ把持します（②）．このとき左手首はやや反らすように伸展させておくと次の操作がやりやすくなります．
右手：右手の把持している青糸が左手で把持している赤糸の上をまたぐように誘導して，左手の母指の指先に右手の青糸を移動させ，左手に渡します（③）．このとき結果的に右手は左手の指先に移動しています．このときも左右の糸に軽く緊張をかけます．

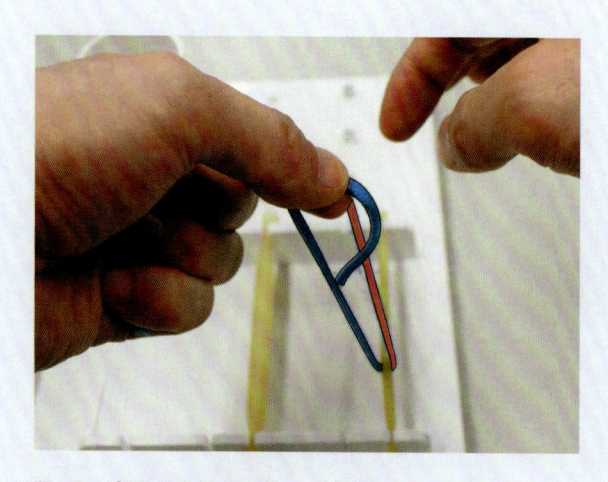

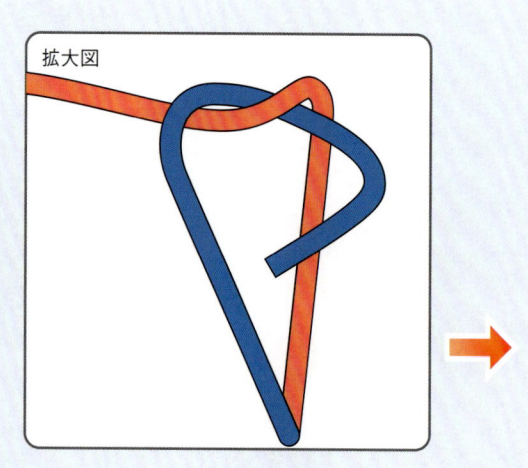

図18　右回り半結紮を作る（後半）
左手：2本の糸を左母指と示指ではさみながら，手首を大きく回外屈曲させると青糸がXをくぐり，右回り半結紮ができます．この回外屈曲操作はXを中心にクルッと大きく回すのがポイントです．このときも左右の糸に軽く緊張がかかっており，糸がまっすぐになっています．糸を左母指の爪にひっかけたり不用意に手を回外屈曲させると，糸が緩んだり，過緊張のため被結紮組織がちぎれたりするので，注意が必要です．

I-§1-7 結紮（糸結び）

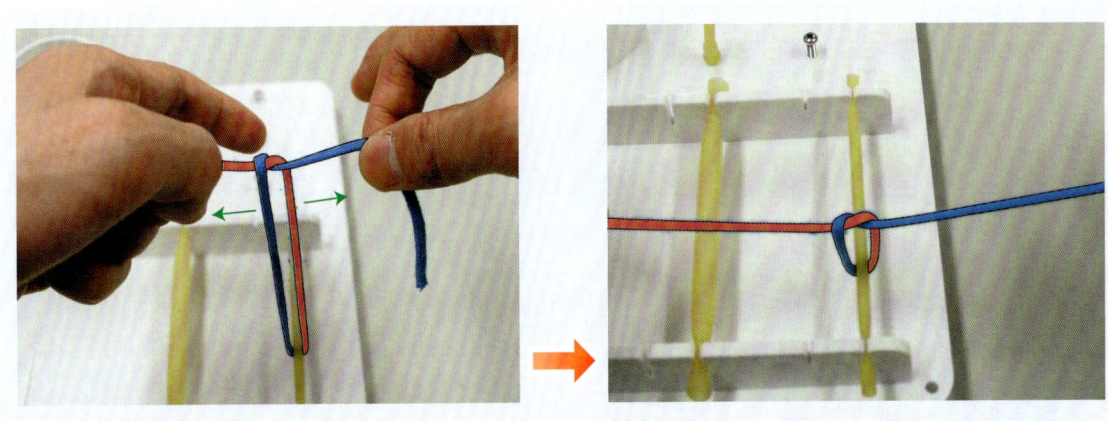

図19　糸を締める
左手：小指環指手のひらでの赤糸把持をやめて，すばやく母指と示指で糸を把持しなおします．
右手：Xをくぐった青糸を右母指示指で把持します．
糸を締める左右の指先端と結紮部位が一直線上になるように，さらに左右均等に力がかかるように締めます（張力を指先で感じ取るようなつもりで，スムースに，柔らかく）

● **右回り半結紮の一方法（片手結び，図20〜24）**

　片手結びは結紮部に緊張を保ちながら結紮することができないため，1回目の半結紮に向いています．右手をほとんど動かさないので，針付の糸など結紮するのに有利です．なお左右を反対にすれば左回りの半結紮ができます．

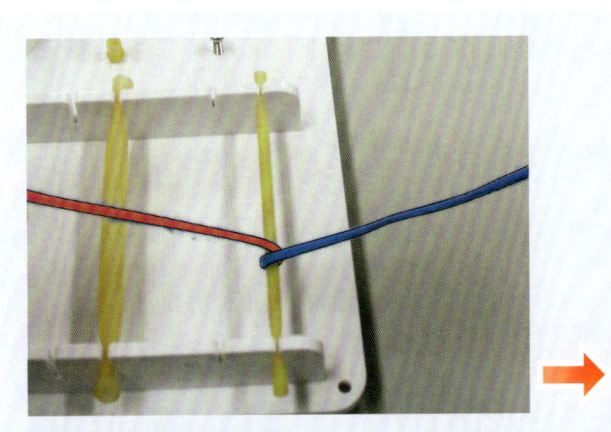

図20　糸を交差させる
糸の交差点で右手で把持している青糸が手前，左手で把持している赤糸が奥になっていることが重要です．この逆では次の半結紮操作に移れません．左手：母指と中指環指で赤糸を把持します．右手：母指と示指で青糸を把持します．

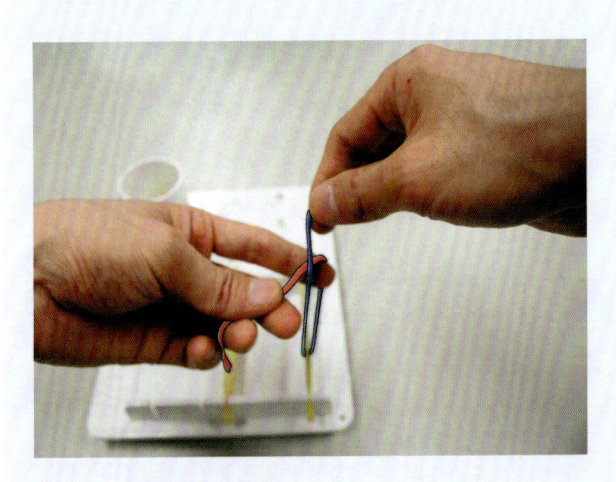

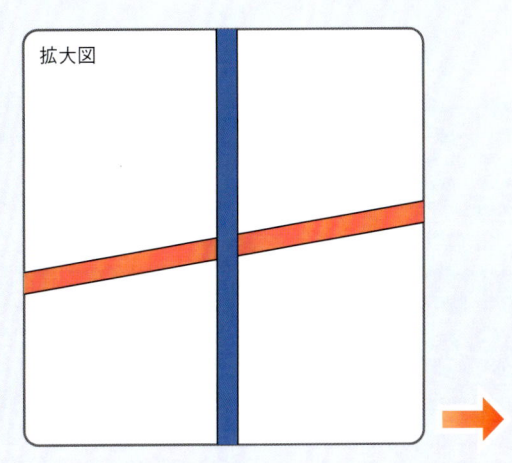

拡大図

図21　1回目のXを作る
左手：軽く手首を回外屈曲尺屈させて，図のように左手示指の指腹部で最初のXを作ります．母指と中指環指で赤糸を把持しています．このとき，結紮点からXまでの糸はまっすぐになるように，左右の糸に軽く緊張をかけます．

I-§1-7 結紮（糸結び）

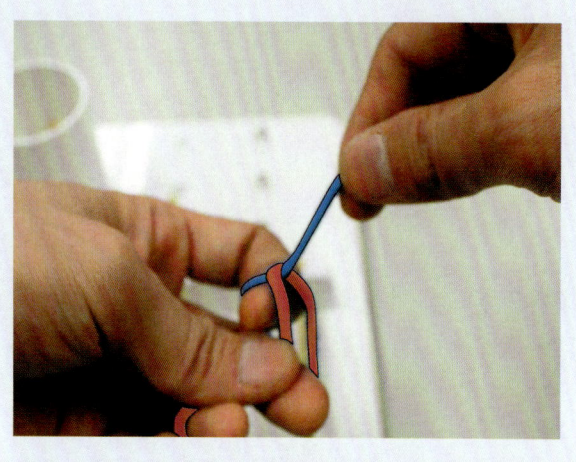

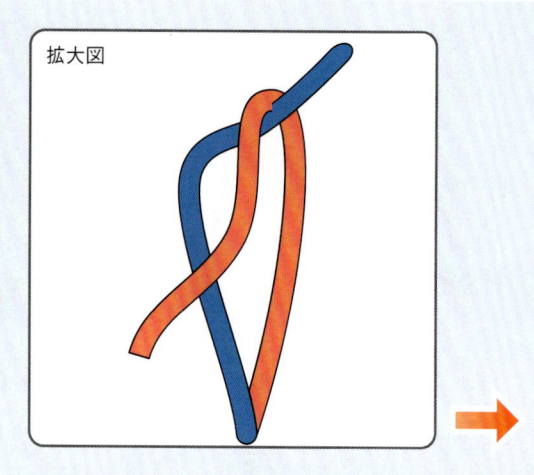

図22　右回りの半結紮を作る（前半）
左手：左示指のDIP・PIP関節（遠位近位指節間関節）を屈曲して，左母指と中指環指で把持している赤糸を示指の背側に引っ掛けます．このときに左右の糸が緩みやすいので注意が必要です．緊張を保たなければなりません．

拡大図

拡大図

左手の示指を抜くと糸はこうなっている

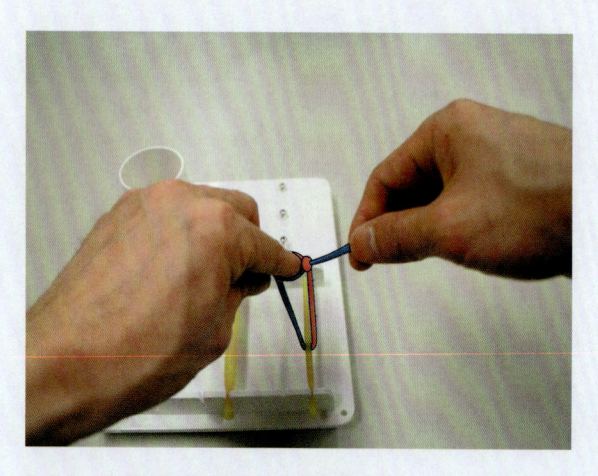

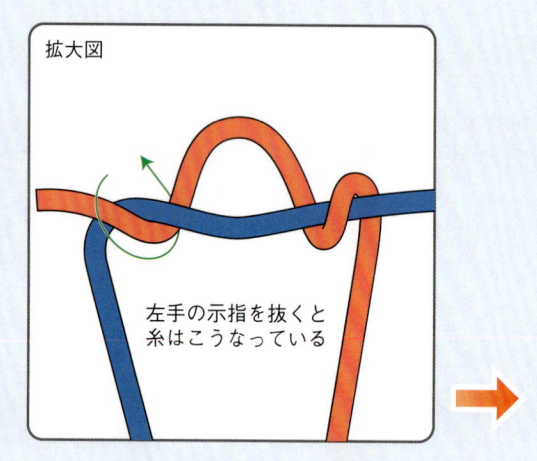

図23　右回りの半結紮を作る（後半）
左手：まだ母指と中指環指で赤糸を把持しています．手を大きく回内伸展させながら，青糸を引っ掛けた左示指を伸展すると，赤糸がXの下をくぐります（矢印）．このとき赤糸の把持は母指と環指だけ行います．

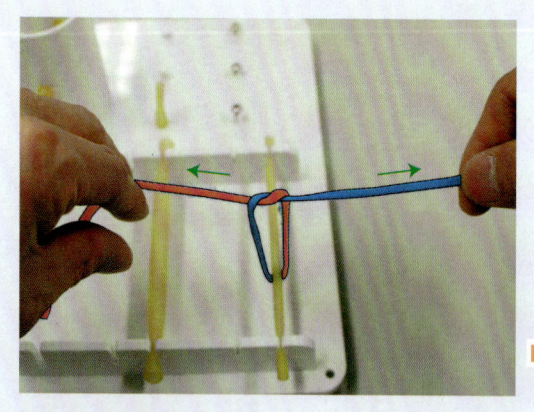

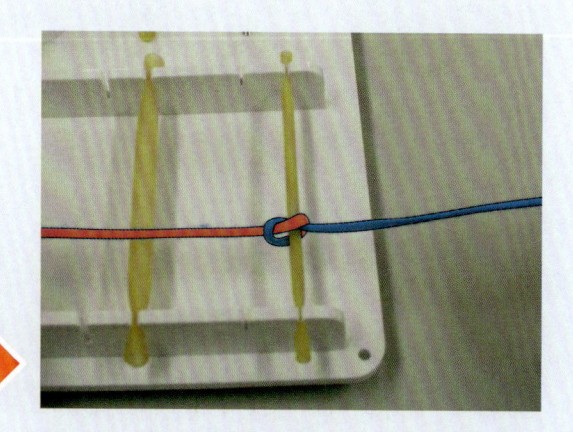

図24　糸を締める
A）手首と示指を伸展し終えてから，示指の背側にひっかかっている赤糸を中指と示指の背側で把持しなおして，左右に引っ張ります．
B）最後の締めは母指と示指を使って丁寧に行います．糸を締める左右の指先端と結紮部位が一直線上になるように，さらに左右均等に力がかかるように締めます

44

I-§1-7 結紮（糸結び）

● 左回り半結紮の一方法（両手結び，図25〜31）

両手結びは結紮部に緊張をかけながら結紮することが可能です．2番目の半結紮に用いると最初の半結紮を締めずに結紮操作を進めることができます．なお，左右を反対にすれば右回りの手結紮ができます．

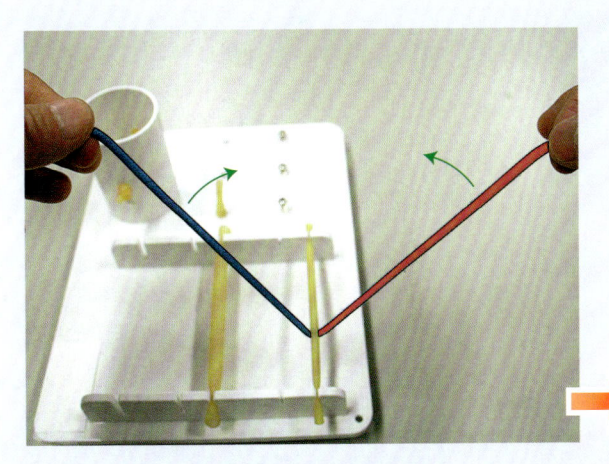

図25　母指と示指の指先で糸を把持する
常に指先で糸を把持することを心がけると糸の移動がスムースになります

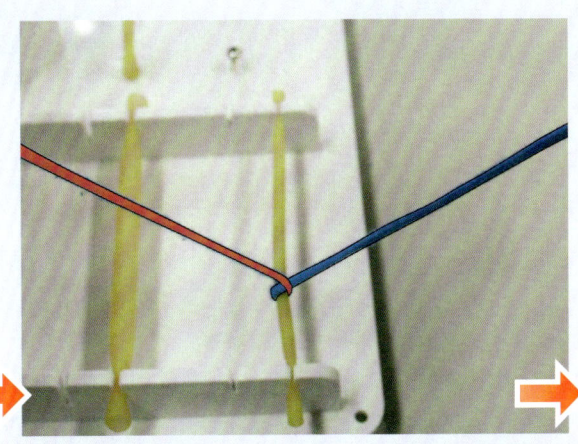

図26　糸を交差させる
図3〜5と同様に中指を使い左右の糸を持ち替えて，半結紮の前に糸を交差させておきます．交差させるとき新たに左手で把持する赤糸が手前にくるようにしなりません

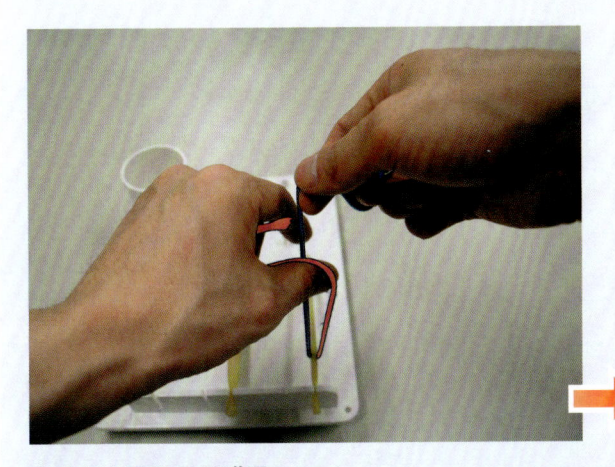

図27　1回目のXを作る
左手：左小指・環指と手のひらで赤糸を把持しながら，図のように左手の母指の指腹で最初のXを作ります．手首は回内位です．
右手：母指と示指で青糸を把持します．
このとき，結紮点からXまでの間の糸はまっすぐになるように，左右の糸に軽く緊張をかけます

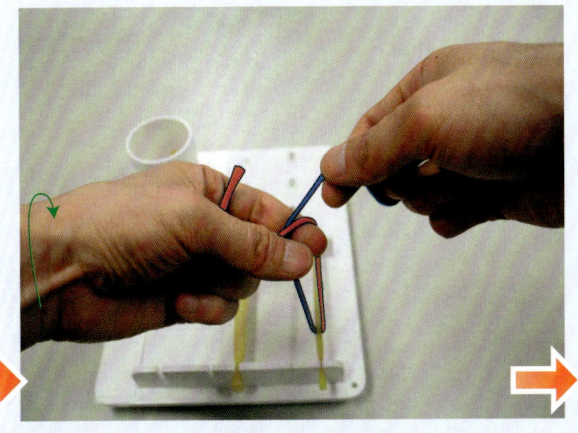

図28　左回りの半結紮を作る（前半）
左手：左手を大きく回外屈曲尺屈させながら，Xを左手示指の指腹部でうけとるように引っ掛けます．このとき左手を大きく回内させておくと図29の操作がやりやすくなります

I-§1-7 結紮（糸結び）

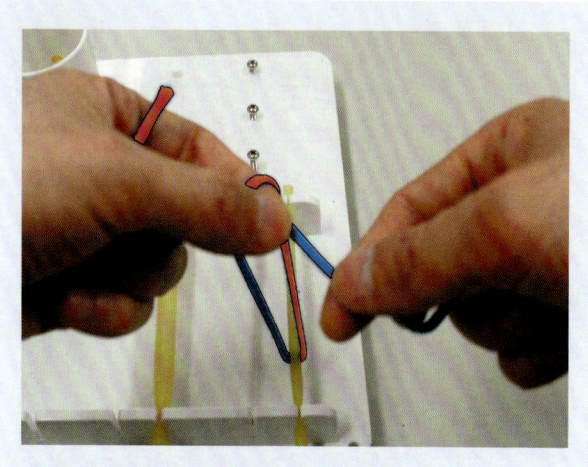

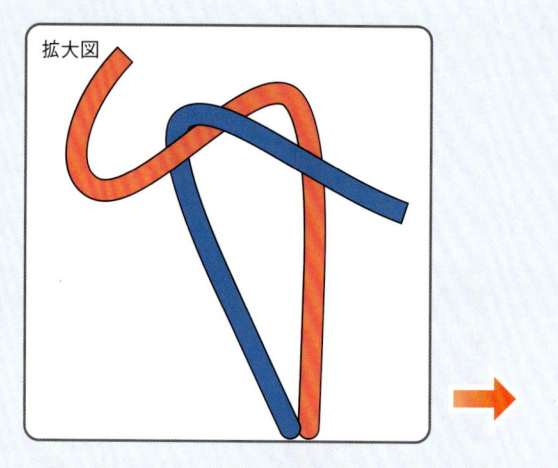

拡大図

図29 左回りの半結紮を作る（中半）
右手：右手の把持している青糸を左手の把持する赤糸の上をまたがせるようにして，左手の示指の指先に右手の青糸を移動させます．このとき結果的に右手は左手の指先に移動することになります（①）
左手：2本の糸を左母指と示指ではさみます（②）
このときも左右の糸に軽く緊張をかけます（③）

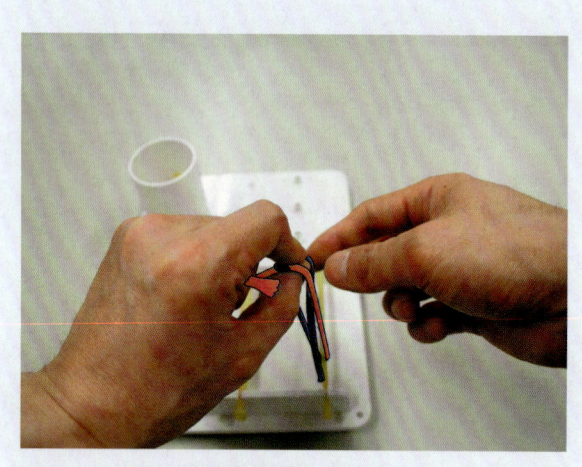

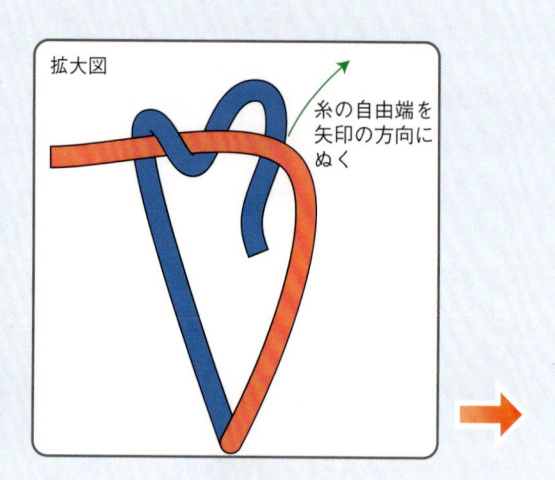

拡大図

糸の自由端を矢印の方向にぬく

図30 左回りの半結紮を作る（後半）
左手：2本の糸を左母指と示指ではさみ大きく回内伸展させると青糸がXをくぐり，左回り半結紮ができます（①）
右手：Xをくぐった青糸を右母指示指で把持します（②）
この回内伸展操作はXを中心にクルッと大きく回します．このときも左右の糸に軽く緊張をかけ，糸をまっすぐに保ちます．不用意に手を回内伸展させると，糸が緩んだり，過緊張のため被結紮組織がちぎれたりするので，注意しましょう（③）

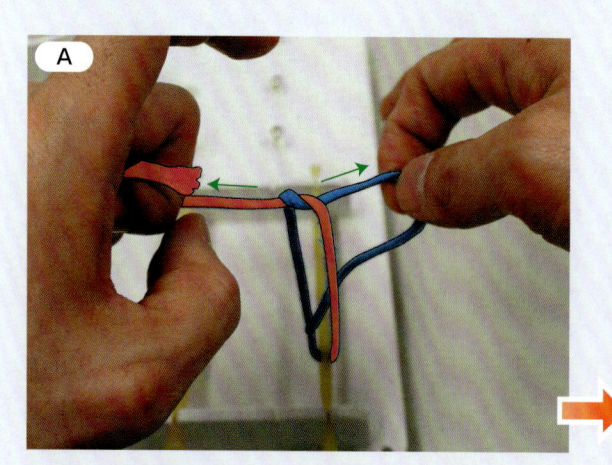

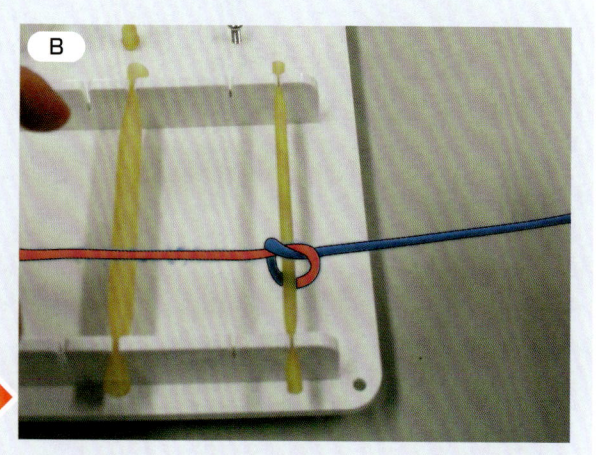

A   B

図31 糸を締める
左手：小指環指手のひらで赤糸を把持したまま，糸を締める左右の指先端と結紮部位が一直線上になるように，さらに左右均等に力がかかるように締めます（張力を指先で感じ取るようなつもりで，スムーズに，柔らかく）

46

I-§1-7 結紮（糸結び）

● **外科結紮**（図32）

外科結紮は次のような手順で行います．

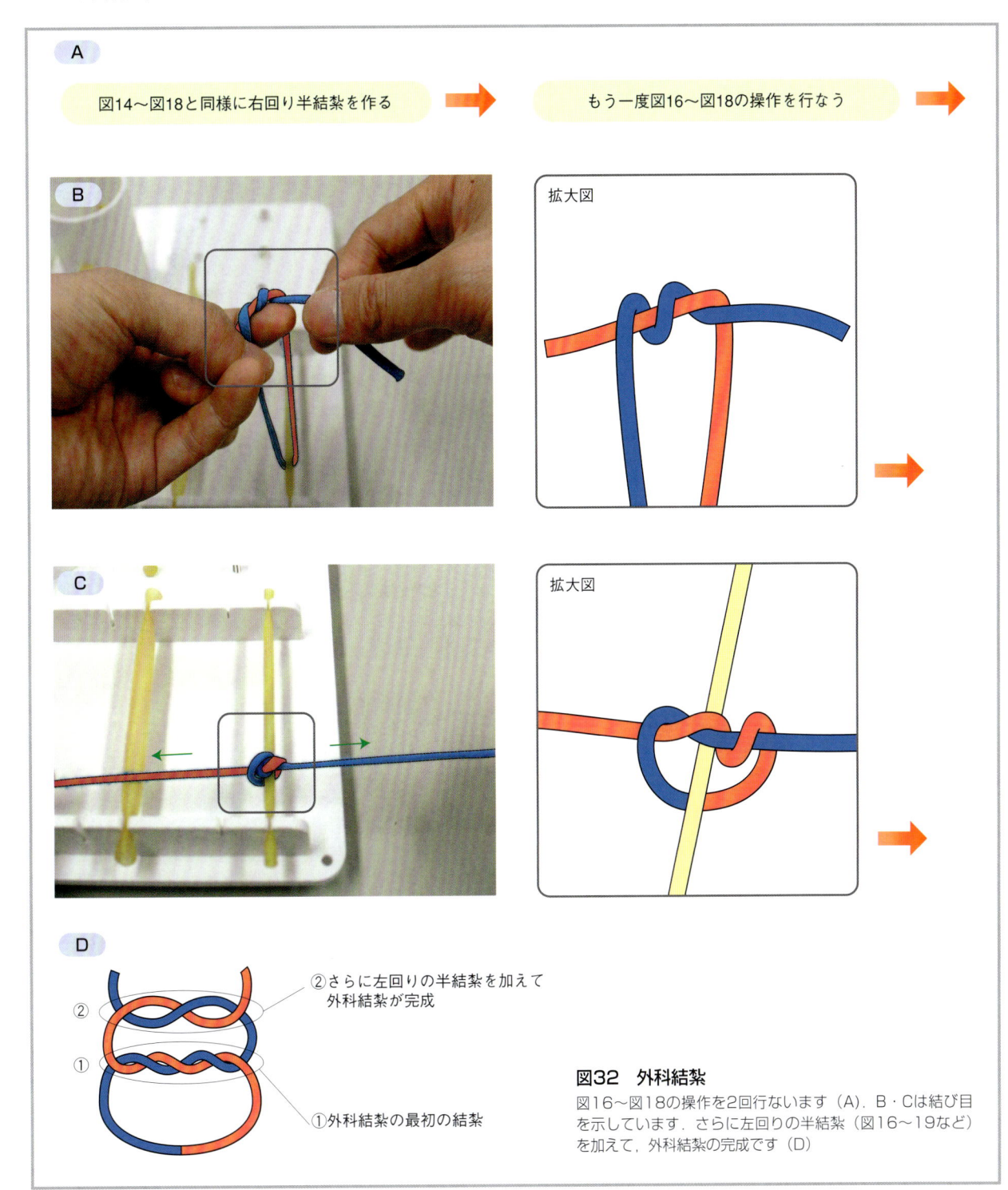

A

図14～図18と同様に右回り半結紮を作る　→　もう一度図16～図18の操作を行なう　→

B　拡大図

C　拡大図

D

②さらに左回りの半結紮を加えて外科結紮が完成

①外科結紮の最初の結紮

図32　外科結紮
図16～図18の操作を2回行ないます（A）．B・Cは結び目を示しています．さらに左回りの半結紮（図16～19など）を加えて，外科結紮の完成です（D）

7　トラブルシューティング

1）単結紮が緩む原因

①最後に糸を締める際，糸を左右均等均等に引っ張っていない場合（図2）．
②結紮する組織が大きい時など，第1半結紮と第2半結紮の間に組織が介入した場合．
③縫合する組織の緊張が強い場合．

⇒p35 Memo参照

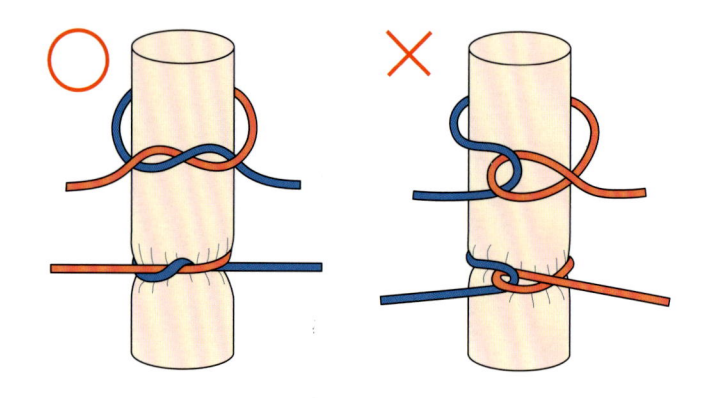

図33 X側の糸を締めている図
捻って締めると糸が切れやすく，また結び目が緩みやすくなります

2）被結紮組織をちぎる原因
　①糸を正しい方向に引かず，捻って引いた場合（図33）．
　②糸を締める左右の指先端と結紮部位が一直線上になっていない場合．
　　⇒深部の結紮では片方の示指の指尖部を深く入れて結紮します．
　③糸が細い場合．
　　⇒組織に合わせ，適切な太さの糸を選びます（PartⅠ-§1-4 参照）

3）糸が切れる原因
　①糸を正しい方向に引かず，捻って引いた場合（図33）．
　②一気に糸を締めた場合．
　　⇒示指の指尖部を結紮糸に当て，指の先端で徐々に締めると糸は切れにくくなります．
　③糸が細い場合．
　　⇒組織に合わせ，適切な太さの糸を選びます（PartⅠ-§1-4 参照）

4）結び目が捻れる原因
　①糸の持ち替えがうまくできていない場合．
　　⇒結びを捻らないよう糸を締める方法（図12）を参照してください．

ポイント　ひとつの手術で行なう結紮の数は膨大です．術中術後の合併症を防ぐために，術中の執刀チームの集中力を維持するために，ひとつひとつの結紮をよどみなく確実に行なうことが大切です

参考文献
・「手術手技の基本とその勘どころ 改訂第4版」（関州二／著），金原出版，2003
・「ILLUSTRATED BASIC SURGERY カラーイラストでみる外科手術の基本」（下間正隆／著），照葉社，2004

PART I 縫合

§1.基礎

8 抜糸

力久直昭, 井上知穂

> *抜糸方法には以下のような原則があり, その原則に基づいて各人がそれぞれアレンジして行っているのが実際です. また, 抜糸時期は創縁の緊張, 創の部位, 創の状態, 真皮縫合の有無などによって個々に判断することが肝要になります.

1 抜糸時期

　抜糸時期の遅延は縫合糸瘢痕の原因になる可能性もありますが, 一方で早すぎると創が嘴開してしまいます. 当然, 縫合の際に真皮層どうしがきちんと接合してない場合は創治癒が遅延するので, 創縁が内反している創・皮膚の厚さが異なる創 (植皮や遊離移植片など) は注意が必要です.

　一般的には血行のよい顔面では5日前後, 下肢は1週間以上経ってから抜糸しています. 真皮縫合していない手掌・足底・毛髪で創痕の隠れる頭部, 縫合糸瘢痕を気にしない褥瘡などでは2週間前後もしくはそれ以上待って抜糸することがあります.

2 抜糸方法 (図)

① 明るい視野で糸を把持し, 切りやすい鉗子と剪刀を用意し無理のない姿勢で始めます.
② 鉗子で結紮部分を持ち, 糸を剪刀で切ります (図A). 皮下に埋まっていた部分の糸を引っ張り出しその部分を切るのが原則ですが, 細かい縫合の場合は尖鋭剪刀を糸の下に入れて切ったり, 11番メスを入れて切ったりすることがあります.
③ 鑷子を縫合線と垂直方向かつ縫合線に対して糸を切った側へ動かし糸を抜きます (図B). 縫合線に対して糸を切っていない方向へ糸を抜くと創縁を引っ張り創嘴開することがあります (図C).
④ 適宜, テープなどを貼ります.

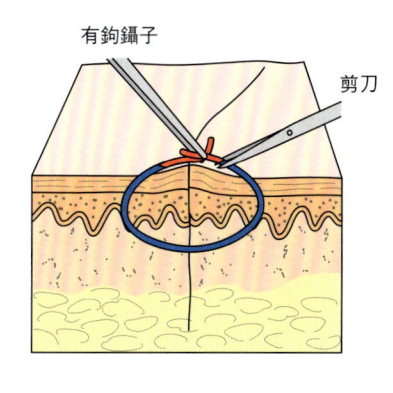

A 皮下に埋まっていた部分の糸を切る
　　有鉤鑷子
　　剪刀

B 糸を切った側へひっぱる ○

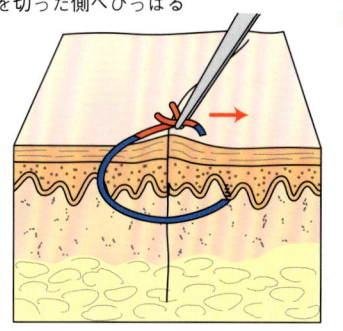

C 反対方向にひっぱると創嘴開の危険がある ×

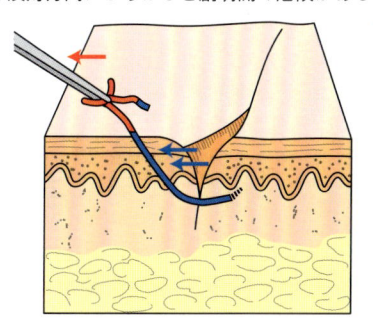

図　抜糸方法

> **ポイント** 抜糸後, テープを創縁と垂直方向に貼り, 創を減張・圧迫することも良好な創状態の一助になります

PART I 縫合

§2.実践

1 浅い創の縫合

吉本信也

*浅い創は，皮下の処置が必要なく，創の離開も少ないため，縫合法以外に多くの創閉鎖法があります．しかし，対応を誤ると醜い瘢痕を残しますので，各閉鎖法の特徴について理解し，おのおのの症例に対して使い分けることが重要です．

1 基本的な縫合

浅い創では一般に，皮膚表面のみを合わせるだけでよいことが多く，テープやステイプラー，接着剤などによる固定も行われますが，正確さ・確実さの点で，縫合糸による縫合が基本となります．

> **memo** 糸や針の大きさに関しては，「○号」という呼び名が使用されますが，…3号，2号，1号，0（ゼロ）号，00，000，…の順に小さくなります．糸では，00のことを2-0，000のことを3-0，…と呼びます．

1）浅い創の処置

浅い創では，一般に，創縁にかかる緊張が弱く，創縁の離開の程度も強くありません．また死腔も残しにくいため，皮下縫合や真皮縫合（後述）を行わず，皮膚縫合のみで皮膚を閉鎖することも多くあります（図1）．

また縫合せずに，テープなどで固定することもあります．しかし，浅い創でも，**創の閉鎖にあたっては創縁同士を正確に合わせることが大事です**．創縁が正確に合っていないと創離開や幅広い瘢痕，肥厚性瘢痕，瘢痕拘縮などの原因となります．

2）創縫合の手順

軽い外傷の患者さんを縫合する基本的な手順は以下のとおりです（図2）．

① 患者さんをベッドに寝かせます
② 創および創周囲を広く消毒します
③ 滅菌の布を掛けます
④ 局所麻酔を注射します
⑤ 皮膚を縫合します
⑥ 軟膏を塗布します
⑦ ガーゼを当てて絆創膏を貼付します

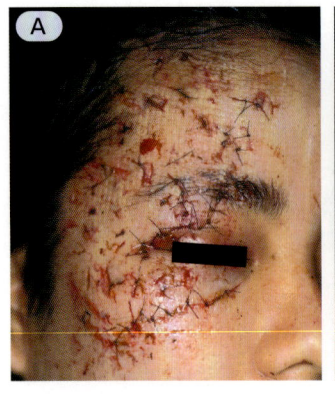

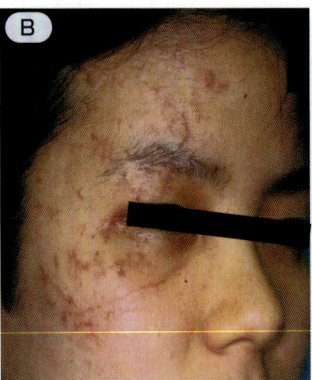

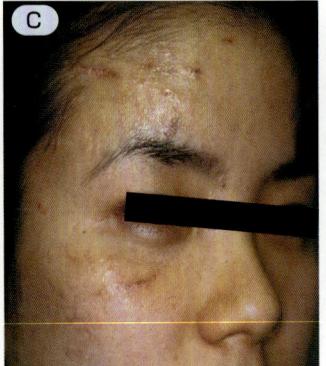

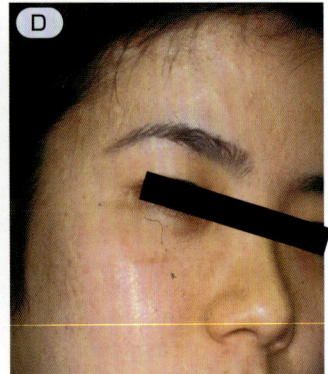

図1 細かい多発外傷
細かい傷は，創縁が広い部分を丁寧に縫合します．A）縫合直後，B）2週後，C）1カ月後，D）半年後

図2　簡単な外傷の処理

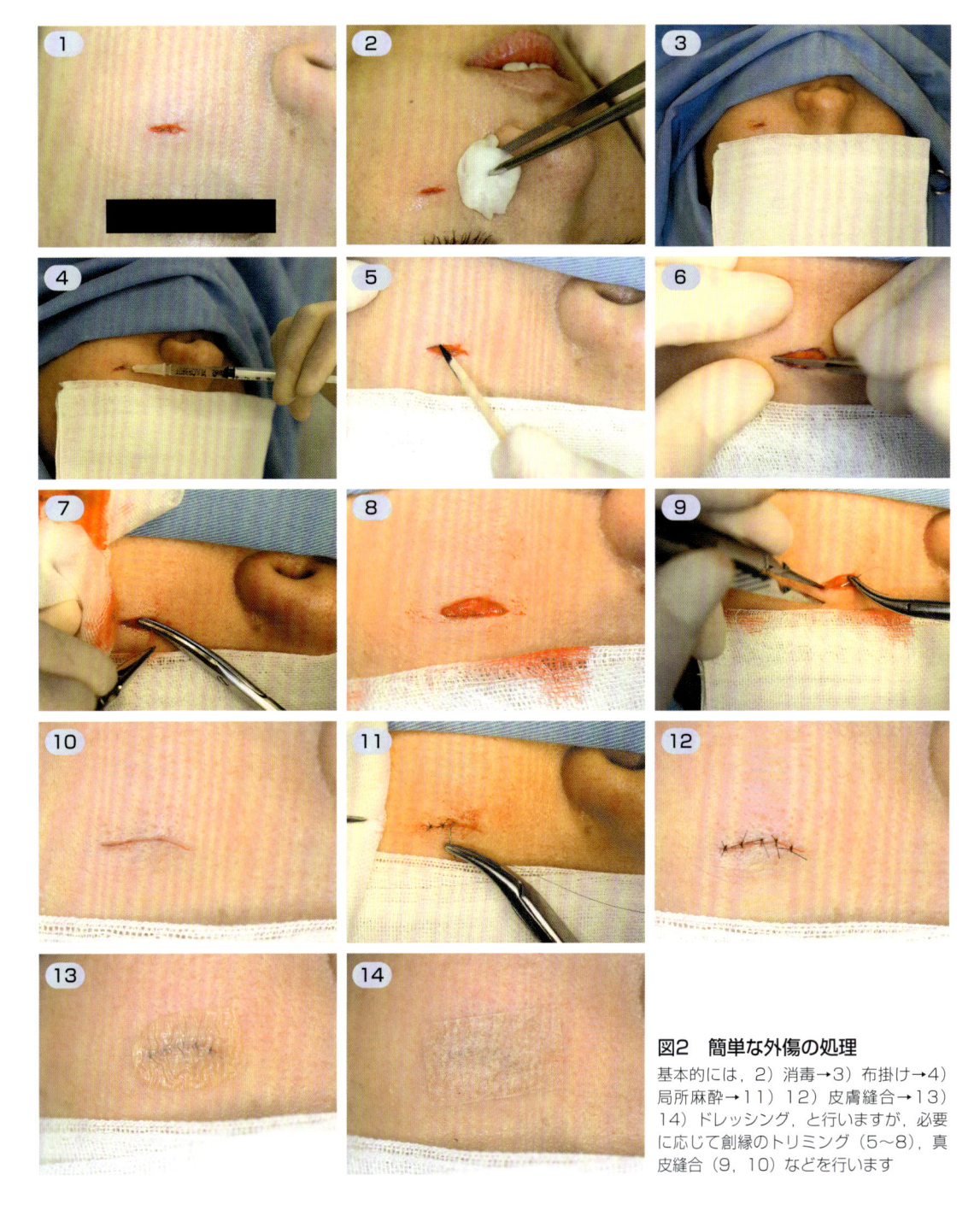

基本的には，2) 消毒→3) 布掛け→4) 局所麻酔→11) 12) 皮膚縫合→13) 14) ドレッシング，と行いますが，必要に応じて創縁のトリミング（5〜8），真皮縫合（9，10）などを行います

　以上が基本的な創の処置（縫合）法ですが，最初にまず全身的，局所的な外傷の合併症の有無を調べる必要があります．また滅菌布で覆った後，創の状態に応じて，創内の洗浄や検索（神経，腱，その他の重要な組織の損傷など），異物除去，デブリードマン，創縁のトリミング，皮下縫合，真皮縫合，ドレーンの留置，創の圧迫固定などがそれぞれ必要となります．

　創が長い場合は，片方の端から順に縫合していくと最後に両創縁の長さが合わなくなることがしばしばありますので，**最初に仮縫合を行って両創縁のゆがみがないようにしておきます**（図3）．皮膚を切開して後でまた縫合する場合は，切開前に切開線をはさむようにピオクタニンなどの色素でマーキングしておきます（図4）．

3) 縫合材料

　縫合糸も異物なので，使用にあたっては，組織反応が少なくて縫合糸痕を残しにくい素材で，細いものに越したことはありませんが，創部の緊張の強い創では太い糸を使用することになります．顔面では6-0か7-0の細いモノフィラメントの合成非吸収糸（ナイロン糸など），四肢，躯幹では5-0か6-0のナイロン糸の使用が適しており，できれば皮膚への侵襲が少ない針つき縫合糸を使用します．一般に，創の緊張が強いほど使用する糸も太くなり，大きく縫合するときほど縫合針も大きくなります．形成外科では，浅い創から深い創まで形成外科用の00〜3号くらいまでのサイズの針を状況に応じて使い分けています．

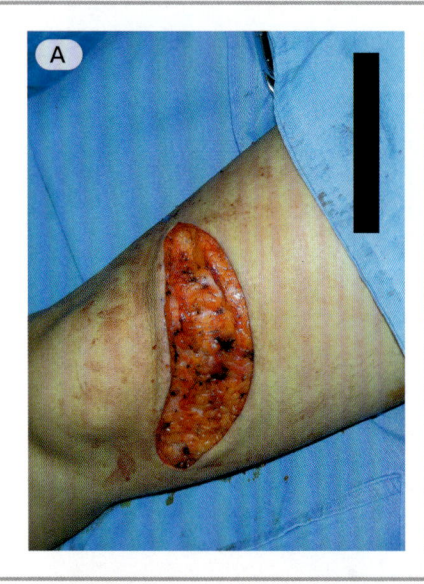

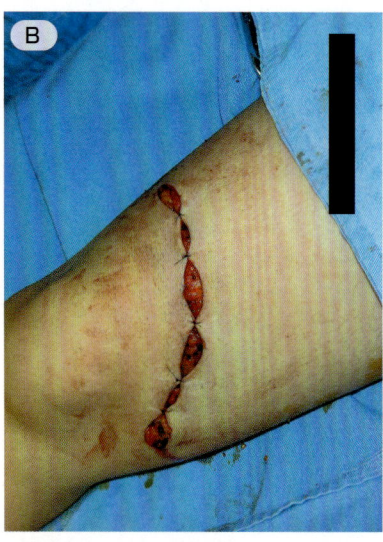

図3 仮縫合
創はゆがんでいますので，まず仮留めを行って，全体にずれがないようにします．A）両創縁はゆがんでいます．B）創縁の長さが均等になるように仮縫合を行います

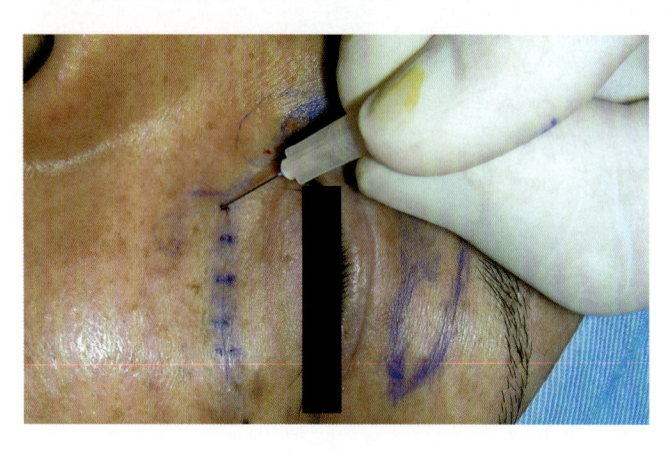

図4 針によるマーキング
切開前に皮膚にマーキングしておくと，閉創のときにゆがみによる両創縁のずれが起こりません

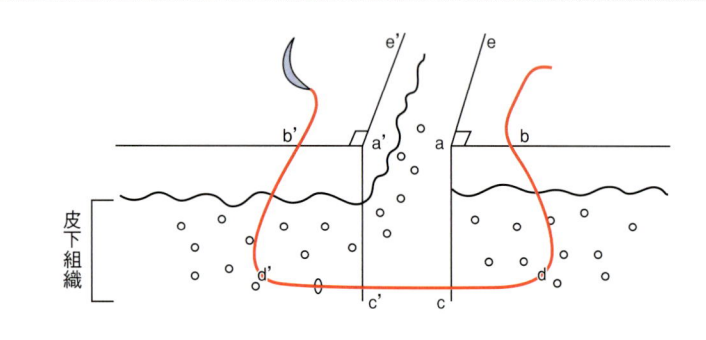

図5 基本的な縫合法
a-b=a'-b'　a-c=a'-c'　c-d=c'-d'　a-b＜c-d　∠eab=∠e'a'b'=90°となるように糸を通します

4）結節縫合法

❶ 単一結節縫合法

　縫合糸を1回1回結んでいく方法で，創縁を正確に接触させることができるもっとも一般的な縫合法です．縫合にあたっては，単一結節縫合法に限らず，原則として**針の刺入は両創縁で距離および深さが同じになるようにします**（図5，6）．針は**皮膚面よりも皮下組織を多く掴むような角度で刺入し**，縫合後の皮膚の陥凹を防ぎます．**縫合した糸を切った後，縫合した糸が創と直角になるように縫合します**．このようにしないと，創縁は一見合っているように見えても，お互い重なり合っていることが多くあります（図7）．

　絹糸は2回結べばいいのですが，ナイロン糸などのモノフィラメントの合成非吸収糸は解けやすいため，原則として3回結びます．場合によっては4回，5回と結ぶこともあります．**糸を強く締めすぎると縫合糸痕が残りやすいので必要以上に締めすぎないようにします**（図8）．

❷ マットレス縫合法

　創縁の接触面積を大きくしたい場合や，皮膚が薄い部位や斜めに切れたような創縁で，単一結節縫合法では創縁を正確に密着させにくいような場合などに用います．次の2種類があります．

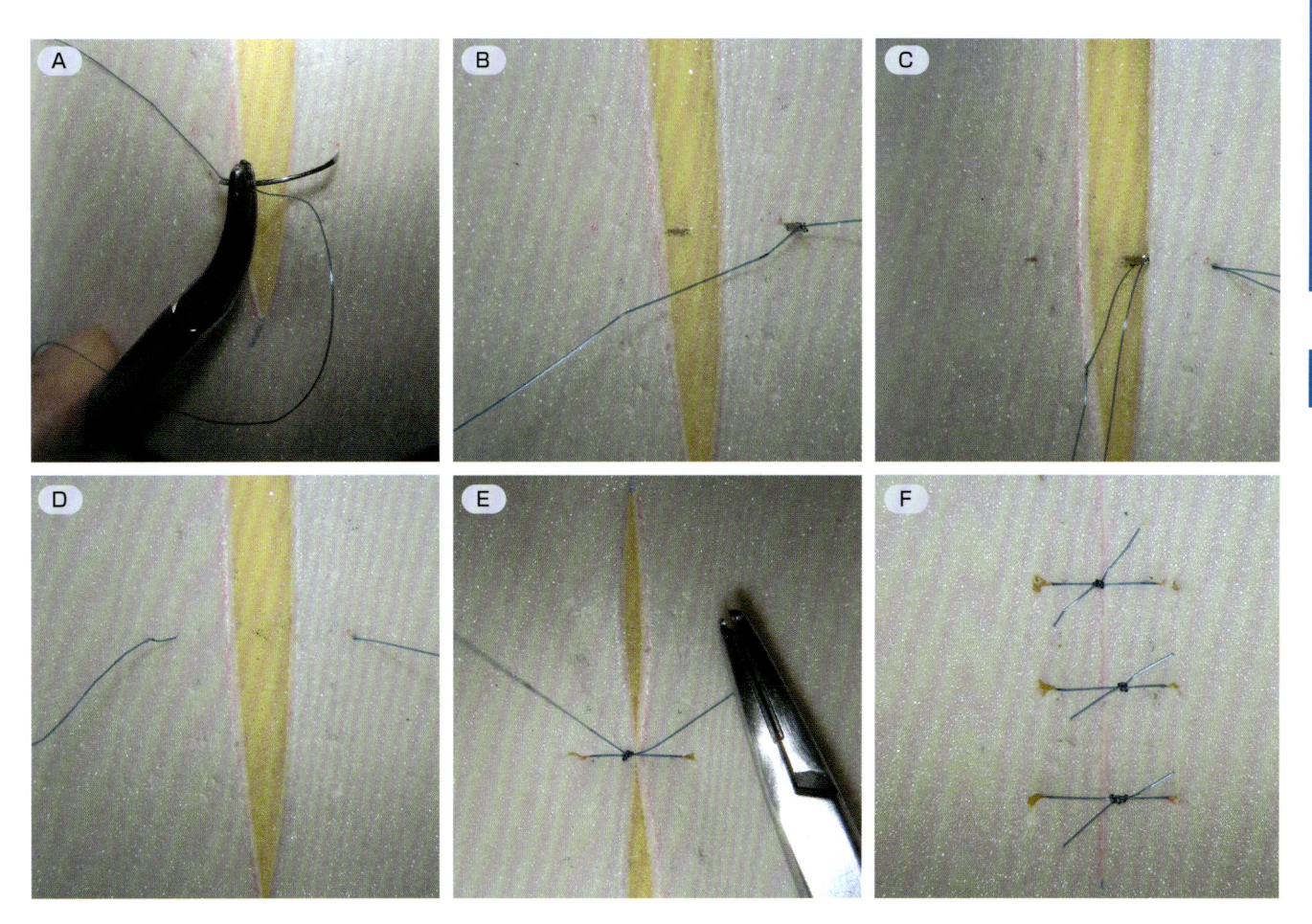

I-§2-1 浅い創の縫合

図6 結節縫合法の手順と注意点
Aでの針の刺入角度に注意してください．A）奥の組織を多くすくう角度で針を刺入します．B）針先を見て，深さを確認します．C）同じ深さで，奥の組織を多くすくって針を皮膚から出します．D）糸が通ったところです．E）縫合しているところです．F）同じような要領で3針縫合したところです

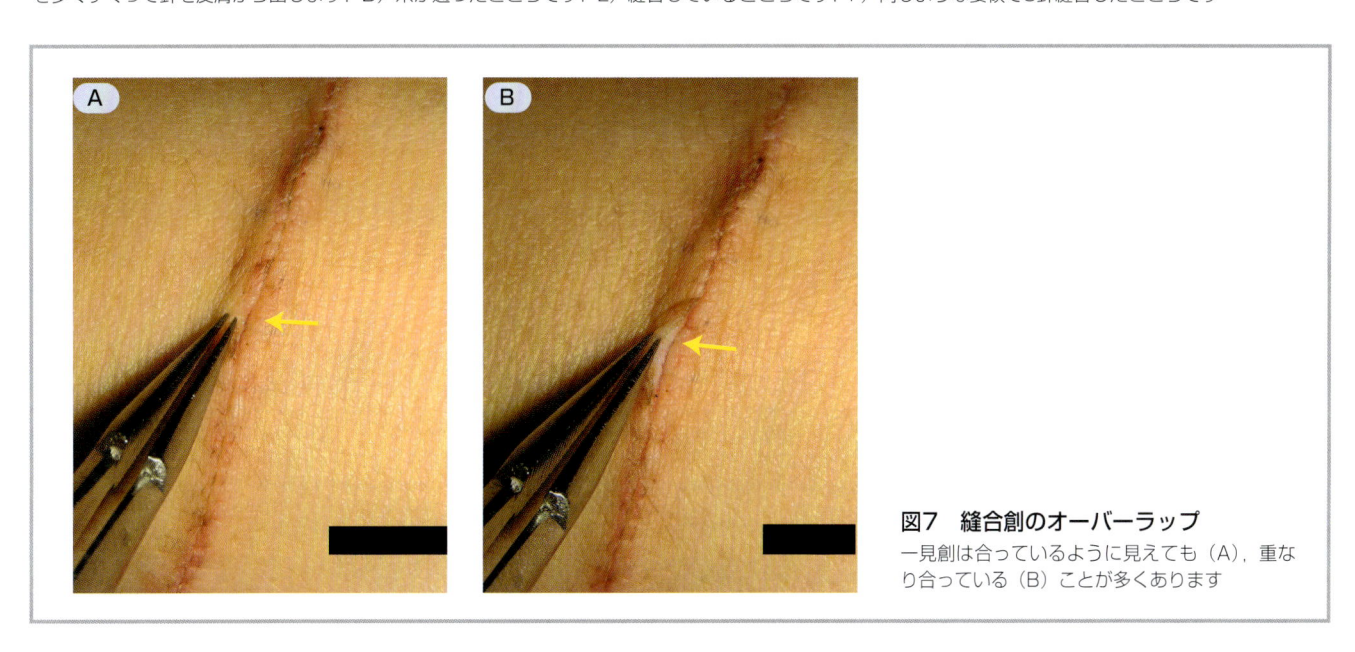

図7 縫合創のオーバーラップ
一見創は合っているように見えても（A），重なり合っている（B）ことが多くあります

① 垂直マットレス縫合法：創縁に垂直に行う縫合法（**p71**「**3．垂直マットレス縫合**」参照）
② 水平マットレス縫合法：創縁に水平に行う縫合法（図9）

　欠点として，縫合糸痕が単一結節縫合法より著明となりやすいことで，これのみで創を閉鎖しようとせず，要所要所に用いて単一結節縫合法と併用した方がいいでしょう．

I-§2-1 浅い創の縫合

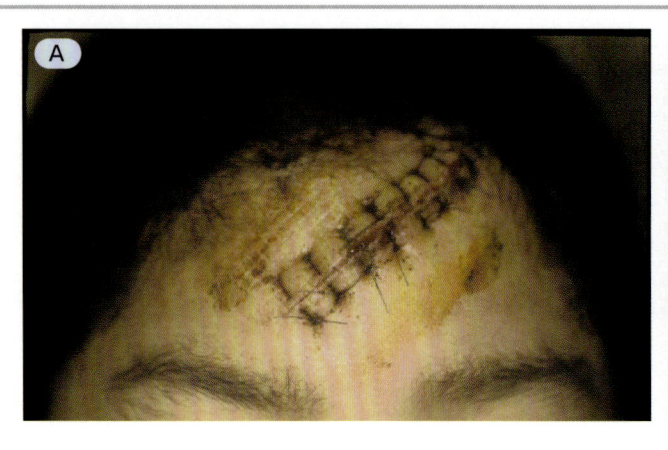

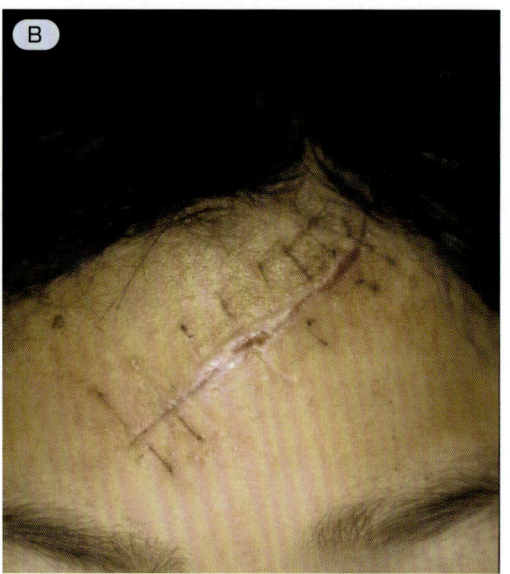

図8 縫合糸痕
太い糸で大きく縫合し，強く縛ると醜い縫合糸痕を残します

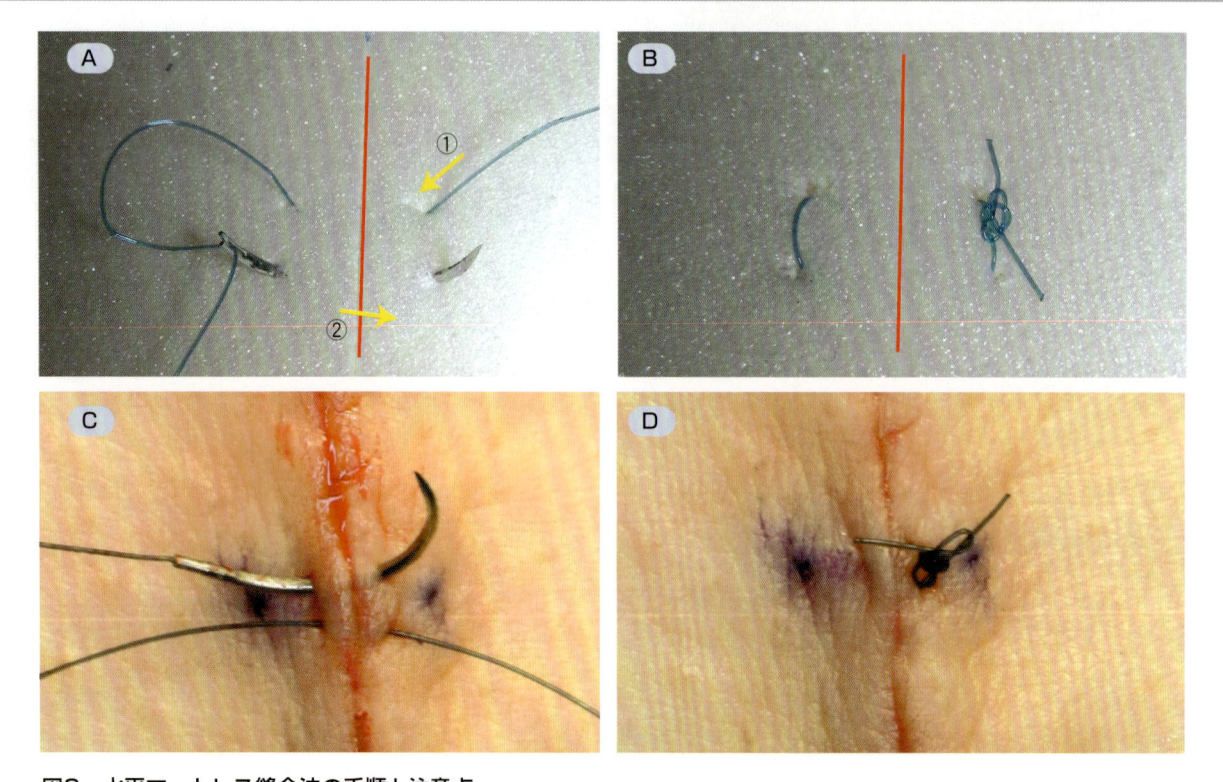

図9 水平マットレス縫合法の手順と注意点
A）①から針を通し，少し離れた部位で，逆に針を通します（②）．B）縫合を終了したところです．C，D）実際の縫合です

5）連続縫合法

連続縫合法には，次の2種類があります．

① over and over法：通した糸を1回1回結紮せずに，続けて糸を通していく方法です（図10）．
② blanket法：over and over法では，縫合した糸が図10のように斜めになっています．これを傷に垂直にするために，通した糸を1回1回絡めていく方法です（図11）．

連続縫合法の利点は，縫合にかかる時間が短縮できることです．また，よほど糸を締め付けなければ，ひとつひとつの糸にかかる圧力が結節縫合よりも少なく，縫合糸痕を残すことはそれほど多くはありません．欠点としては，正確な創接着が困難なことです（ただし真皮縫合で創縁を正確に適合させてある場合は，創縁の接着は容易です）．また，縫合終了後に途中の糸の修正ができず，糸が切れたり何かの問題で一部抜糸を要するようなときに，全体が緩んだり解けたりします．そのため，連続縫合の所々に結び目を入れておきます（図12）．眼瞼など皮膚が薄く，縫合糸が皮膚に食い込んで抜糸がしにくいような部分では，blanket法は抜糸がやりやすく便利です（図13）．

I-§2-1 浅い創の縫合

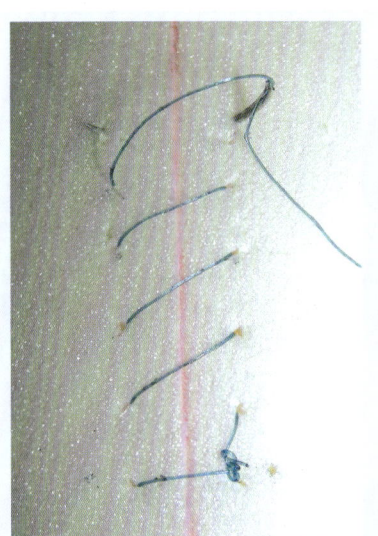

図10 連続縫合法（over and over法）

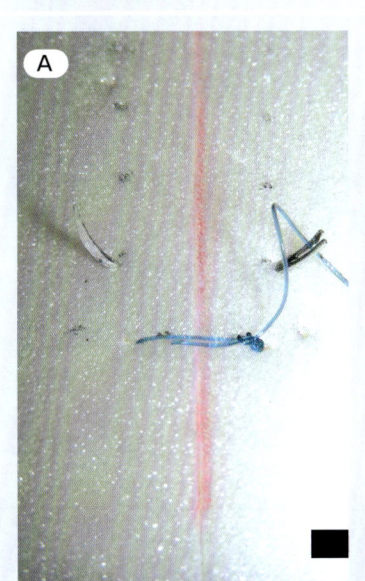

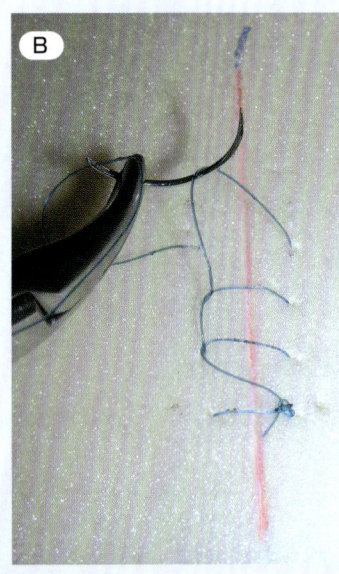

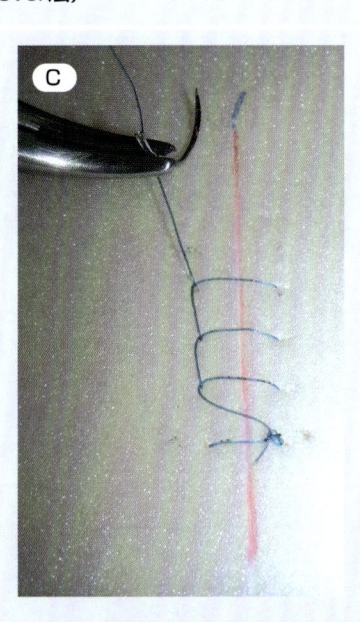

図11 連続縫合法（blanket縫合法）

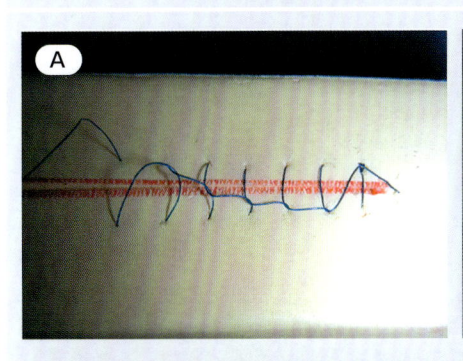

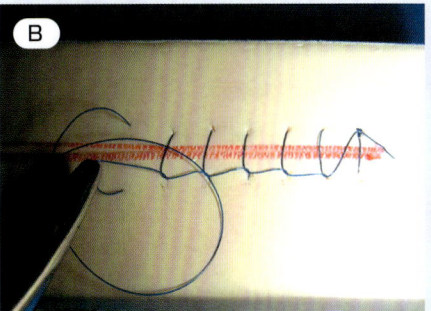

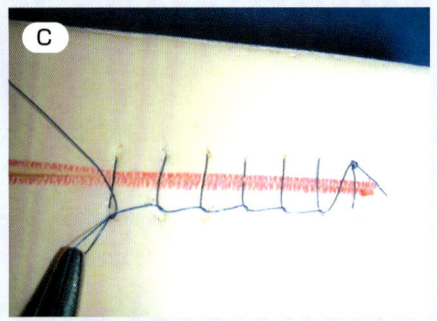

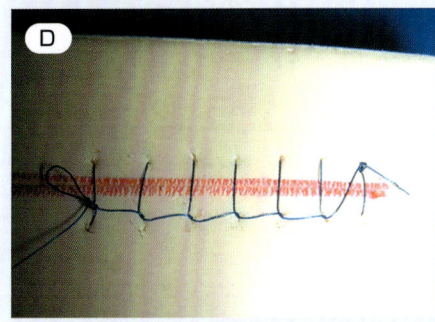

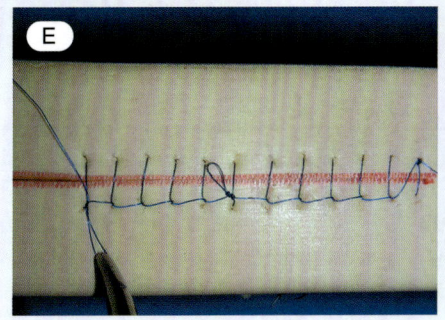

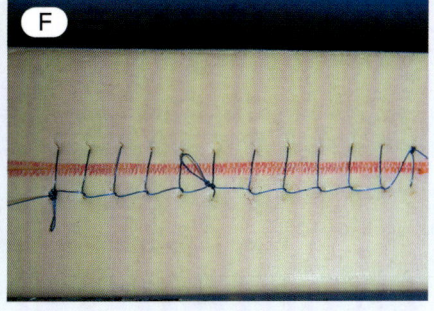

図12 連続縫合法における糸の結紮
長い創を連続縫合する場合，途中，何カ所かに結び目を入れます．A）連続縫合の途中です．B，C，D）最後に通した糸を持針器で把持して器械結びを行います．E，F）数針針を通したら，また結びます

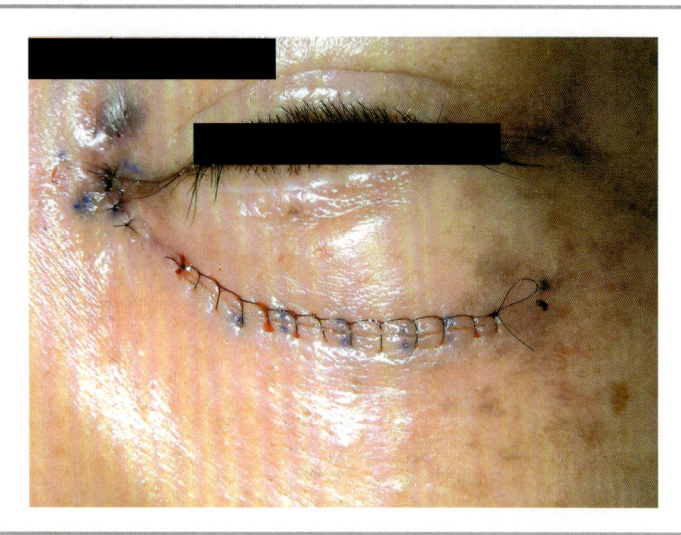

図13　下眼瞼の連続縫合（blanket縫合法）

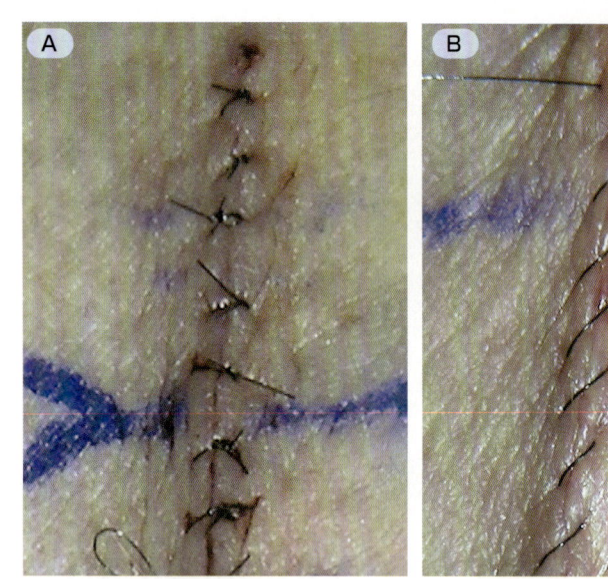

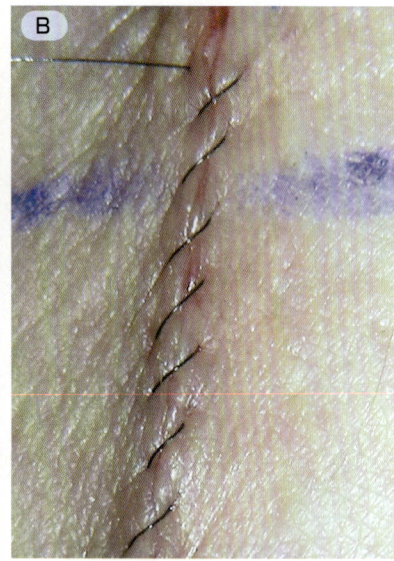

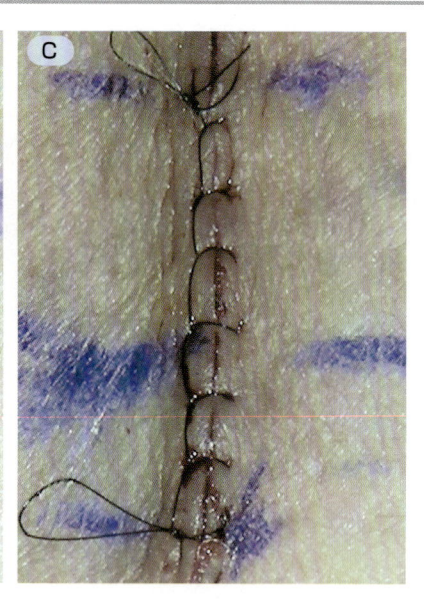

図14　種々の縫合法
A）結節縫合，B）連続縫合（over and over法），C）連続縫合（blanket法）

注意　顔の縫合時に滅菌した布を掛ける際，子供では両目とも布で隠れてしまうと怖がって暴れることがありますので，少なくとも片目は出すようにします

ポイント
① 縫合糸を用いた皮膚の縫合法には，単一結節縫合法やマットレス縫合法，連続縫合法などがあります（図14）
② 基本となる縫合法は単一結節縫合法です．しかし，創縁が不整な外傷では創縁を正確に合わせることが難しいので，所々にマットレス縫合法を混ぜると創は合いやすくなります

2　ステイプラー

　ステイプラーや次に述べる接着剤，外科テープなどは，創縁が緊張なく正確に密着するような場合に手術時間の短縮のために使用されますが，丁寧に縫合した傷に匹敵する結果は得られません．

1）ステイプラーとは
　ステイプラーとは，ホッチキスのようなもので，ステンレス製の留め金（ステイプル）で創縁を寄せて固定する皮膚縫合器です（図15A）．

2）使用法

　鑷子を使用して両創縁が合うように操作し，できるだけ創縁をぴったりと合わせた状態にします．両創縁を跨ぐように，コの字になったステイプルの両先端を皮膚に軽く当て，トリガーが止まるまで強く握るとステイプルが創縁両端の皮膚に食い込み，さらに内側に曲がって皮膚を固定します．あらかじめトリガーを軽く握ってステイプルの先端が見えるようにしてから使用すると，止める位置がわかりやすくて便利です．ステイプラーは，皮膚と60度の角度で使用します（図15B～D）．

3）適用

　一般に，奥に死腔が存在しないような創で応急的に用いられます．コストはかかりますが，創閉鎖が短時間で済むため，長い創や多発性の創，創縁の正確な密着が必要のない網状植皮の固定，縫合に時間をかけられない患者さんの創閉鎖などに便利です．また，髪が邪魔となって一般の縫合がやりにくいような頭部の使用にも便利です（図16, 17）．抜鉤の時期は，一般には縫合糸の抜糸時期に準じます．ステイプルの刺入痕は，太い糸で強く縫合した場合の縫合糸痕よりははるかに目立ちませんが，点状に目立つことがありますで，**緊張のない創では2～3日後にステイプルを除去してテープに換えた方が跡が残りにくくなります**．頭部では，髪が邪魔になってテープが貼れず，またステイプルの刺入痕は髪で目立たないため，無理に早く抜鉤する必要はありません．

> ⚠️ **注意**　ステイプルの除去は専用のリムーバー（抜鉤器）で行います（図18）
> 熱傷の網状植皮術で使用した場合，新生肉芽と上皮の下に埋もれてしまって痛みやしこり，露出の原因となることがありますので，埋もれる前に抜鉤します

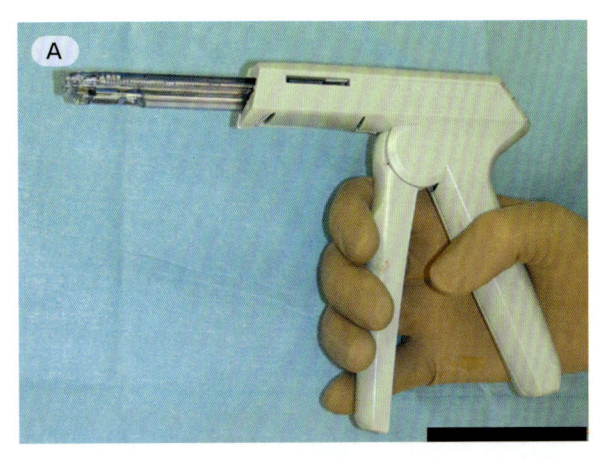

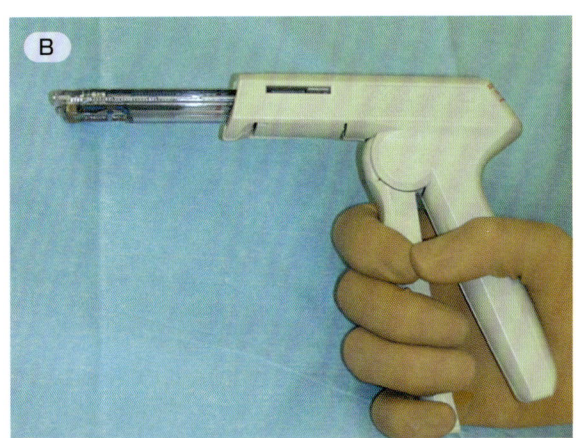

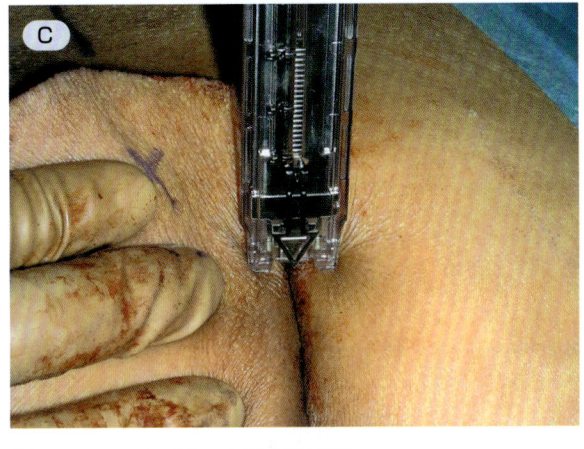

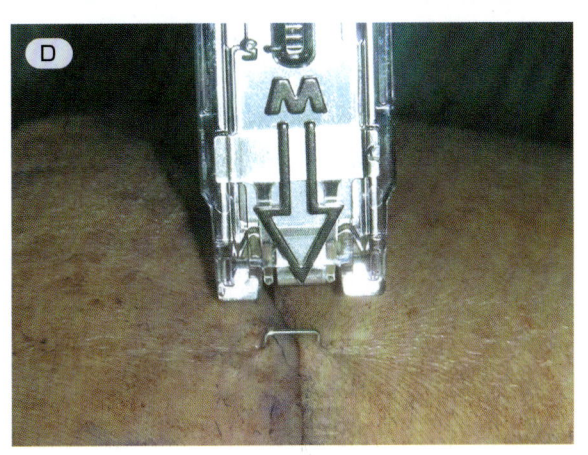

図15　ステイプラーとその使用法
A）一般的なステイプラーです．中に数十本のステイプルが装着されています．B）ステイプルで留めるときは，レバーを引きます．C）実際に使用しているところです．D）留めたところです

Ⅰ-§2-1 浅い創の縫合

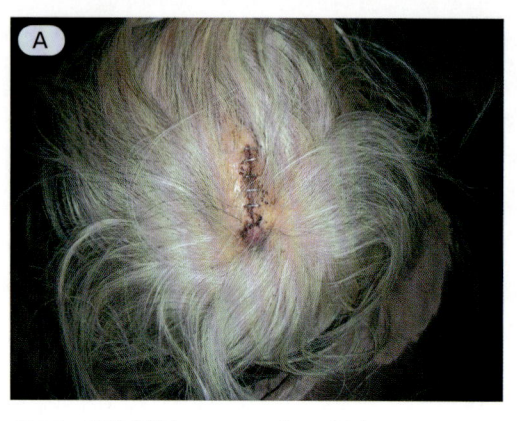

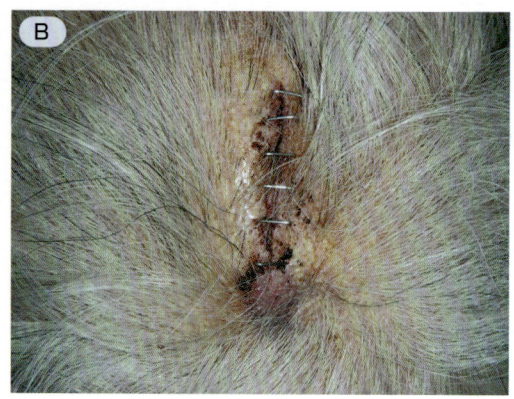

図16 頭部挫創のステイプラー固定
頭部は毛髪のために縫合しにくい場所ですので，ステイプラーの使用は便利です．頭皮は痛みを感じにくいので，麻酔なしでも使用できます

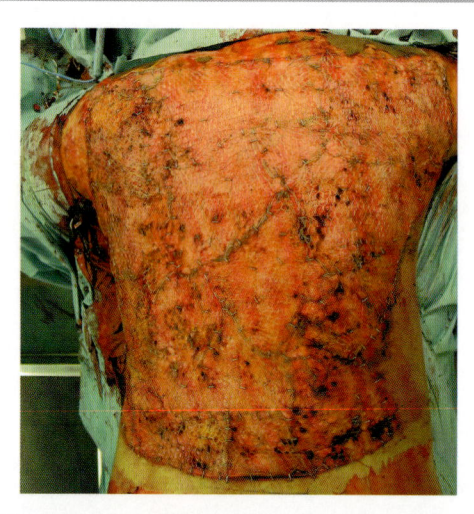

図17 ステイプラーの使用
創縁の正確な密着が必要ないときは，ステイプラーの使用により，手術時間の短縮ができます

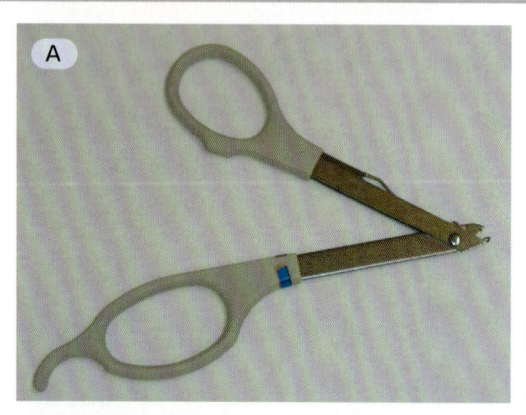

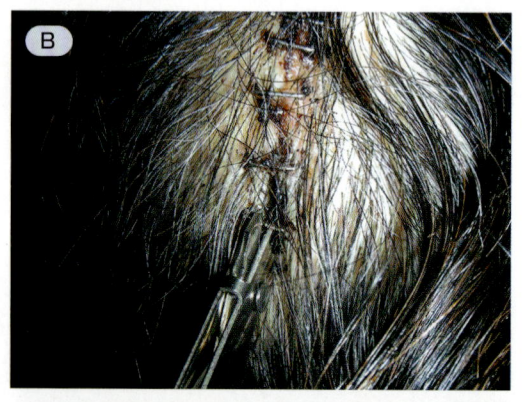

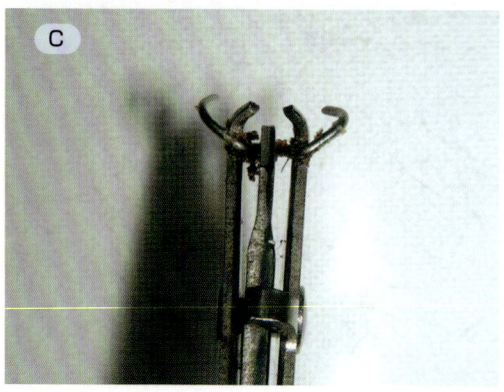

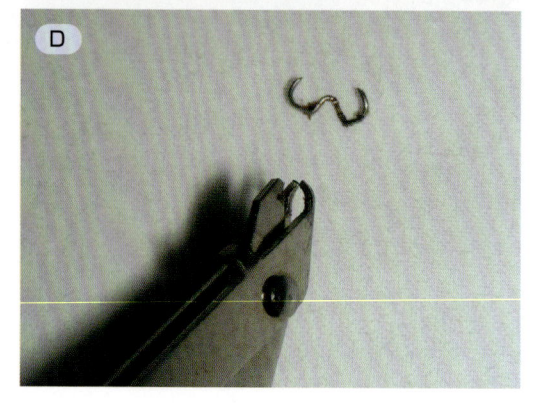

図18 抜鉤器によるステイプルの除去（抜鉤）
A）リムーバー（抜鉤器）です．B）抜鉤するところです．C）抜鉤したところです．D）抜鉤器と除去したステイプルです

4）利点
① 縫合にかかる時間の短縮ができます
② やり直しをしないようなら，局所麻酔なしでも可能です（局所麻酔の注射も有痛です）．特に頭皮はあまり痛みを感じません

5）欠点
① 縫合糸による縫合に比べて，創縁の正確な密着を得るのは困難です
② 刺入痕が目立つことがあります

3 接着剤

浅く緊張のない創に使用され，縫合の手間が省け，しかも縫合糸痕を残さないので便利です．

1）皮膚接着剤とは
皮膚接着剤とは，化学物質が水分を含んで重合を開始し，短時間でポリマーとなって硬化することを利用した合成接着剤です．エチルシアノアクリレート（アロンアルファ®）とオクチルシアノアクリレート（ダーマボンド®）などがありますが，皮膚接着用としては一般に，ダーマボンド®が使用されており，創縁がほとんど開いてない創に適応があります．

2）使用法（図19）
緊張のある創では，まず（皮下縫合と）真皮縫合にて創縁を密着させます．その後，塗布部の凝血塊や皮脂を生理食塩水やアルコールなどで拭き取った後，鑷子などで創縁の密着を確実にし，約1cm幅で創の全長にわたって塗布します．さらに30秒ごとに2回（合計3回），その上層に薄く塗布します．約2分30秒で重合は完了し，形成されたポリマーは1週間前後で自然脱落します．

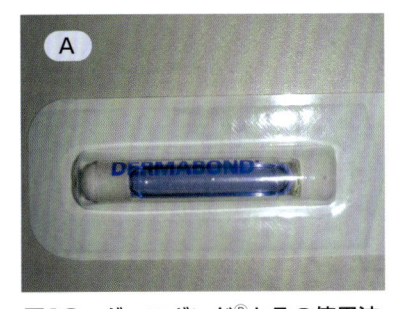

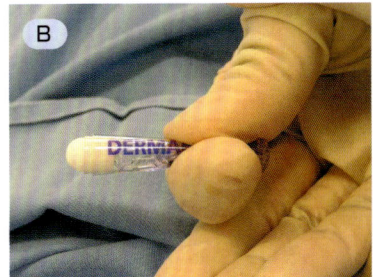

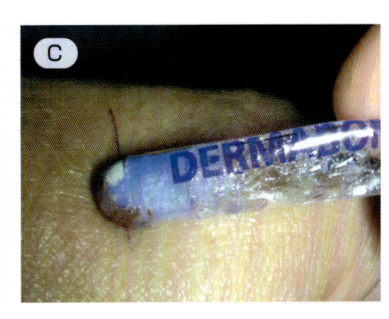

図19　ダーマボンド®とその使用法
A）ダーマボンド®の本体です．B）内筒を潰して使用します．C）傷の周囲に塗布します

3）利点
① 術後，創の観察が容易です
② 顔面，陰部などで汚染からの保護ができます．特に小児に適しています
③ 術後処置が省けます
④ 縫合糸痕が残りません

4）欠点
① コストがかかります（そのため，現在はテープを使用することが多く，以前ほど用いられません）
② どの施設にも常備しているわけではありません
③ 術後出血，滲出液，皮脂の多い症例では接着剤が剥がれやすく，使用が困難です

> ⚠️ **注意**
> ① 塗布時に創内に接着剤が流れ込んで硬化すると，それが障害物となって皮膚癒合の妨げとなり，遷延治癒や幅広い瘢痕形成の原因となりますので，塗布時に創縁を密着させておくことが前提です
> ② 緊張の強い創では，これのみでは離開する可能性があります．その場合は，皮下縫合で死腔をなくし，真皮縫合で創面を密着させた後に使用します

I-§2-1 浅い創の縫合

ポイント
① 接着剤塗布後の創面へのガーゼの貼布は，圧迫などのために用いる以外は特に用いなくても結構です
② 頭部での使用も可能です

4　外科テープなどの応用

浅く緊張のない創では，創をテープで固定する場合があります．この場合，縫合の手間が省け，しかも縫合糸痕を残さないので便利です．

memo
① テープを貼付する部の皮膚に，安息香チンキ（ベンゾインチンキ）を塗布しておくとテープの付きがよくなります．また，皮膚のかぶれの予防にもなるといわれています．
② 貼付時は，創を長軸方向に引っ張るようにすると，創縁はぴったりと合いやすくなります．
③ テープは，お互い屋根瓦状に少しずつ重なるようにして貼ると，剥がすときに全体として剥がしやすくなります（図20）．
④ 傷の創縁が収縮して丸まり，下床に癒着していると，そのままテープで創縁を寄せようとしても創縁が中心に寄り切れず，創縁同士が密着しないことがあります．この場合は，下床に癒着した創縁を先の細い鑷子などで剥がして寄せるようにします．そのとき，再出血してテープが貼りにくくなるので，創縁にガーゼを薄く当て，指で創縁をできるだけぴたりと合わせた状態にし，そのまま数分間圧迫して止血を図り，テープを貼付します．

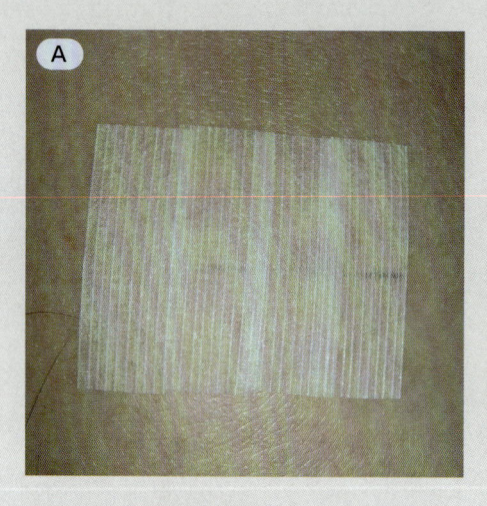

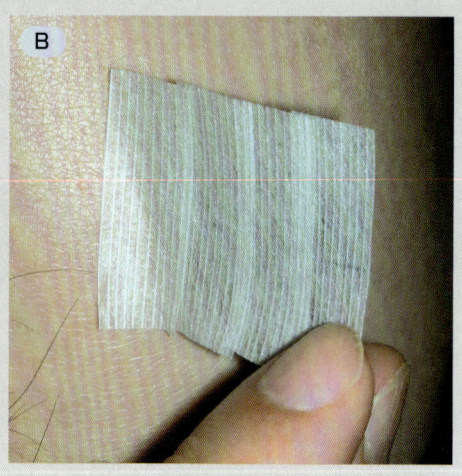

図20　テープの貼り方
テープの端を屋根瓦状に重ねて貼ると，剥がすときにまとめて剥がせます

注意
① 創からの出血があるような場合に何層にも重ね貼りをすると，テープの下に血液がたまってしまうことがあります．このような場合はテープとテープの間隔を少し開けておきます
② 頸部，その他で皮膚が捻れた位置のままでテープを貼ると，体位を元に戻したときテープに緊張が加わり，水疱やびらん形成の原因となります

1）外科テープの特徴

創閉鎖に用いられる外科テープは滅菌されており，丈夫で接着力が強く，ゴム手袋を着けていても扱いやすくなっています．さらに微小孔を有するため，少量であれば滲出液や血液が下にたまりにくいといった特徴があります．

一般に，ステリストリップ®などのsurgical micropore tapeが用いられています．テープの幅にも数種類があり，使いやすさと固定力を加味した場合，細いものよりも1/2インチくらいのものが使いやすいでしょう．

2）適用

① 創縁の離開が少なく，出血が止まっており，緊張なく創縁をぴたりと合わせられるような創の閉鎖
② 縫合糸痕を残しそうな縫合創（縫合後，1〜2日でテープに替えます）
③ このほか，創部の安静のため縫合糸による縫合と併用したり，縫合後数カ月間，創部にかかる緊張を緩和するために使用したりします

3）使用法

　テープがしっかりくっつくように，テープを貼付する部位の皮膚は水分や血液などをよく拭き取っておきます．出血がある場合はしばらく圧迫して止血します．創を長軸方向に引っ張りつつ，創の片側の皮膚にテープが傷と直角になるように貼り，できるだけ皺にならないように注意しながら創縁同士が密着するように貼布します（図21）．

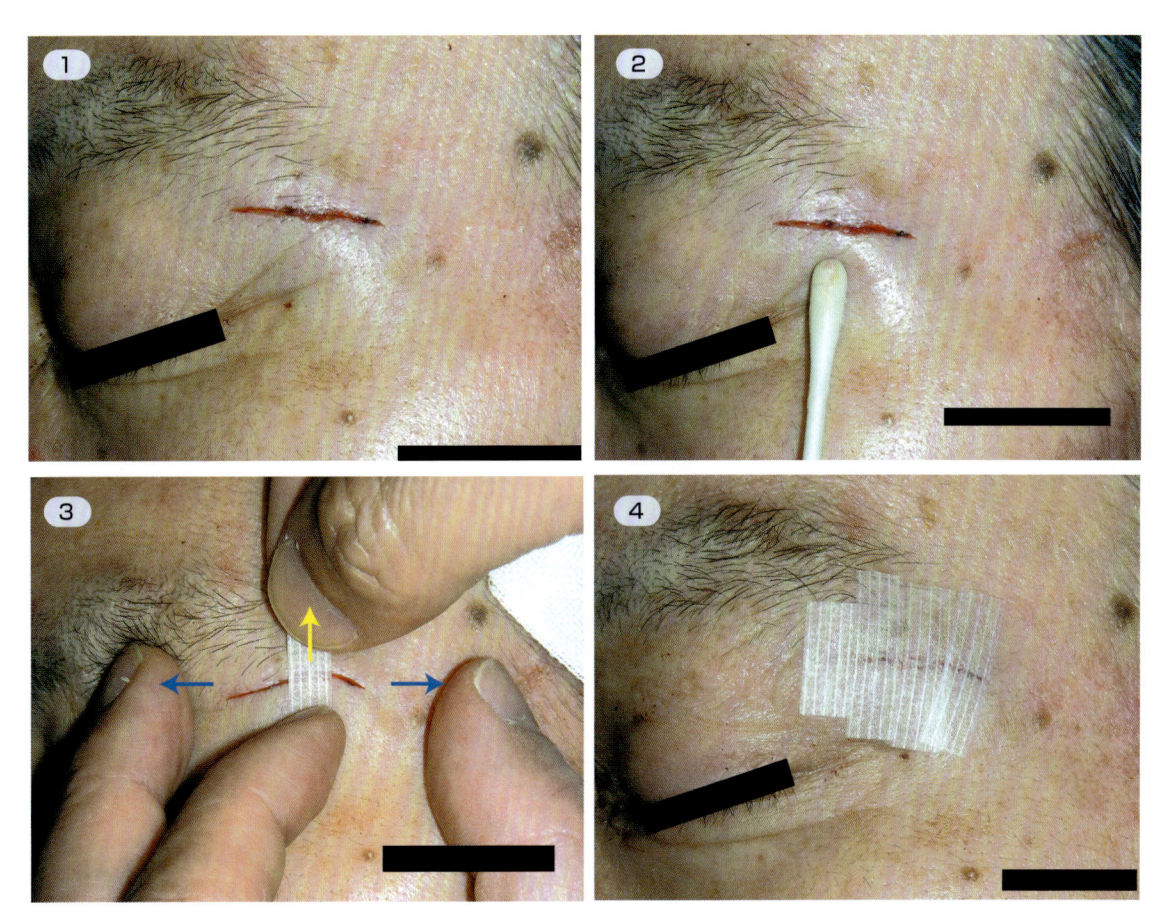

図21　テープの貼り方
1）左上眼瞼の浅い傷．緊張や出血はありません．2）周囲に安息香チンキを塗布します．3）創の両端に緊張を加えます（→）．創と垂直に，まず創の片側にテープを貼り，引っ張りながら（→）もう一方の創縁にテープを貼ります．4）貼布終了です

4）テープの除去

① テープを剥がす時期は抜糸の時期に準じますが，汚染や接触性皮膚炎などがなければさらに長期に継続します
② テープを剥がすとき，テープは両端から創部に向かって剥がし，最後は創の長軸方向に剥がします（図22）．さもないと創縁や縫合糸が引っ張られ，創を離開させてしまう場合があります．テープを剥がす前日にテープの上全体に軟膏を塗布しておくと剥がれやすくなります

5）利点

① 縫合の時間を省くことができます
② コストが余りかかりません
③ 患者さんに局所麻酔などの苦痛を与えません
④ 抜糸の手間が省けます
⑤ 縫合糸痕を残しません

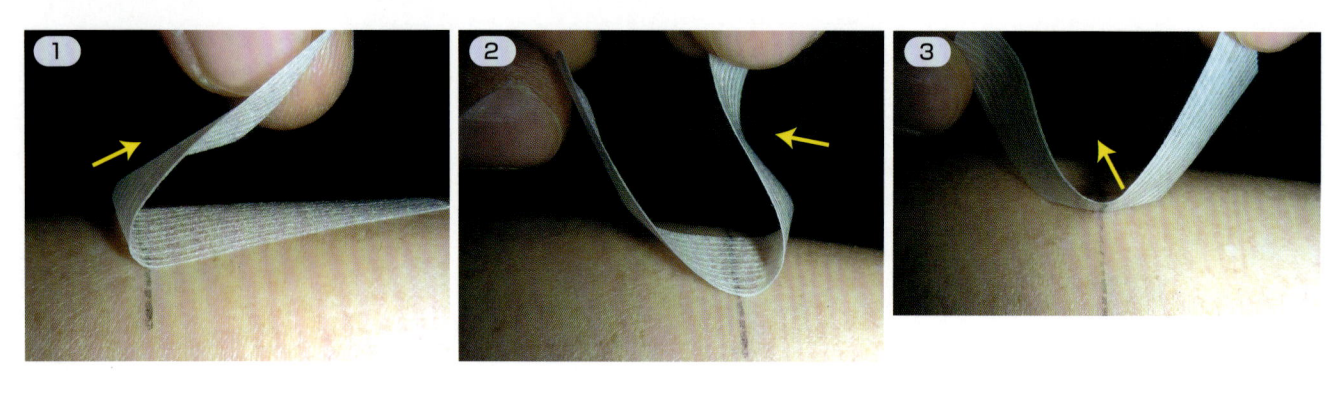

図22　テープの剥がし方
テープを剥がすときは，傷が開く方向へは引っ張らないようにします

6）欠点
① まれに，接触性皮膚炎を起こします
② 一般のテープと同様，引っ張って緊張を強くして貼ると，水疱・びらんを形成しやすくなります
③ 出血が続いている創や毛の深い部の創では，しっかりした固定が得られません

7）一般的な注意
テープの上にガーゼを当て，圧迫しておきます．テープが浮いていないか心配な場合は，翌日チェックし，緩んでいる場合は貼り直します．乳幼児の下顎部や外陰部など，よだれや尿で濡れやすい部位は翌日には剥がれてしまっていることが多いので適応は慎重に行います．また，幼児は自分で剥がしてしまう場合もあるので注意が必要です．

5　さまざまな形（皮弁など）の創の縫合

1）斜めの創の縫合
創縁が斜めに切れている場合は，厚くなっている創縁を薄くなっている創縁よりも多めに掴むようにします（図23）．

2）3点縫合
皮弁，特に三角の皮弁の先端は血行が不安定で，縫合によっては血流が悪くなります．また，縫合により三角弁の部分を正確に合わせるのは困難なため，皮弁の先端では皮下のみに糸を通す特別な縫合法があります（図24）．

3）皮弁の縫合法
皮弁の側では皮膚に糸を出さず，皮下に糸を通す垂直マットレス縫合法があります（図25，26）．

4）ドッグイヤ（dog ear）の修正
ドッグイヤとは，縫合創端の皮膚がだぶついて盛り上がっているものをいいます．ある程度のものは自然とよくなりますが，程度が強いと長く残り，特に顔では目立ちます．縫合直後に目立つ場合は修正が必要です．

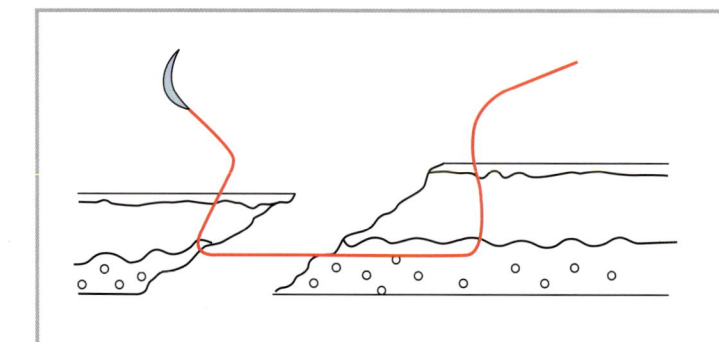

図23　斜めの創の縫合
厚くなっている創縁を薄くなっている創縁よりも多めに掴むようにします

I-§2-1 浅い創の縫合

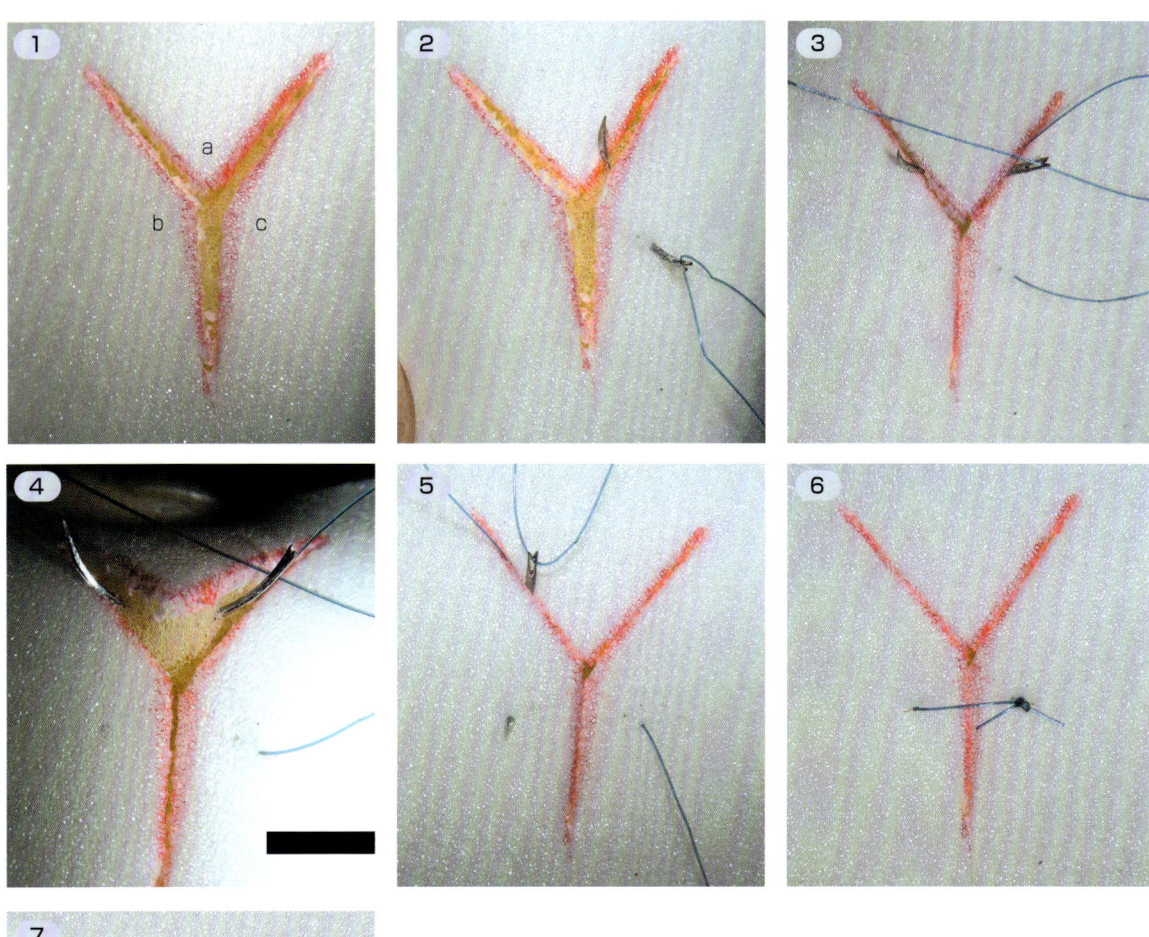

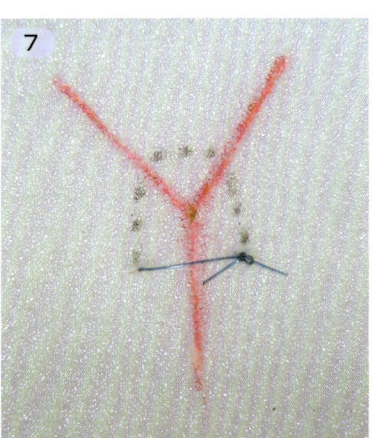

図24　3点縫合
1）a, b, cの3つの頂点を合わせるような縫合法です．2）まず，角度の大きな皮弁の1つに糸を通します．3）最も小さな三角弁は，血行のことを考えて，皮下のみに糸を通します．4）3の皮下の様子です．5）最後の皮弁に糸を通します．6）縫合終了時です．7）皮下の縫合糸を点線で示してあります

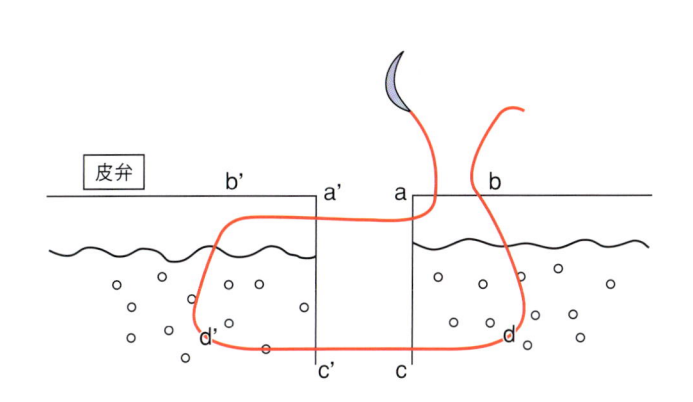

図25　皮弁の縫合
皮弁の血流を考えて，皮弁の皮膚表面に糸を出さない垂直マットレス縫合を行うことがあります

I-§2-1 浅い創の縫合

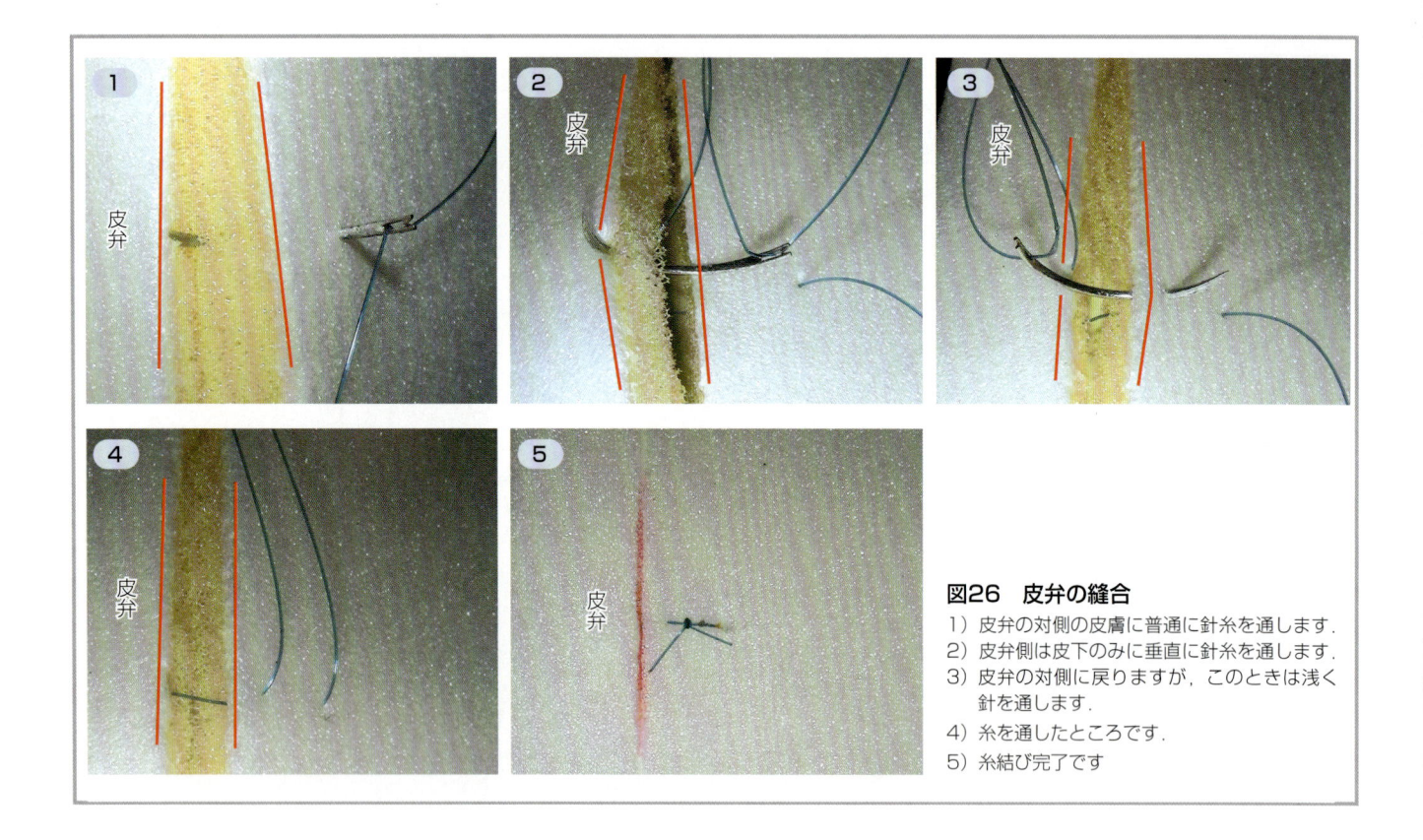

図26　皮弁の縫合
1）皮弁の対側の皮膚に普通に針糸を通します．
2）皮弁側は皮下のみに垂直に針糸を通します．
3）皮弁の対側に戻りますが，このときは浅く針を通します．
4）糸を通したところです．
5）糸結び完了です

❶ ドッグイヤとは

　皮膚を紡錘形に切除して縫合する場合，両端の切除角度が一般に30度を超すと縫合後に両側の縫合端が皮面から盛り上がります．これは，正面から見た犬の顔の耳に似ているところから，ドッグイヤと呼ばれます．小さいものはピッグイヤ（pig ear）と呼ぶ場合もあります．また，皮膚欠損のない創でも，縫合時に両側の創縁の長さをうまく揃えることができなくてゆがんだまま縫合し，最後に片方が余った場合，その余った皮膚はドッグイヤとなります（図27）．後者のドッグイヤの場合は，縫合し直せばドッグイヤを残しません．しかし，縫合前にはじめから両側の創縁に長さの違いが出ないように，数カ所仮留めを行っておきます．ドッグイヤは小さいものは数カ月で消失することもありますが，残った場合特に顔では目立つため，傷を長くしてでも修正しておきます（図28）．

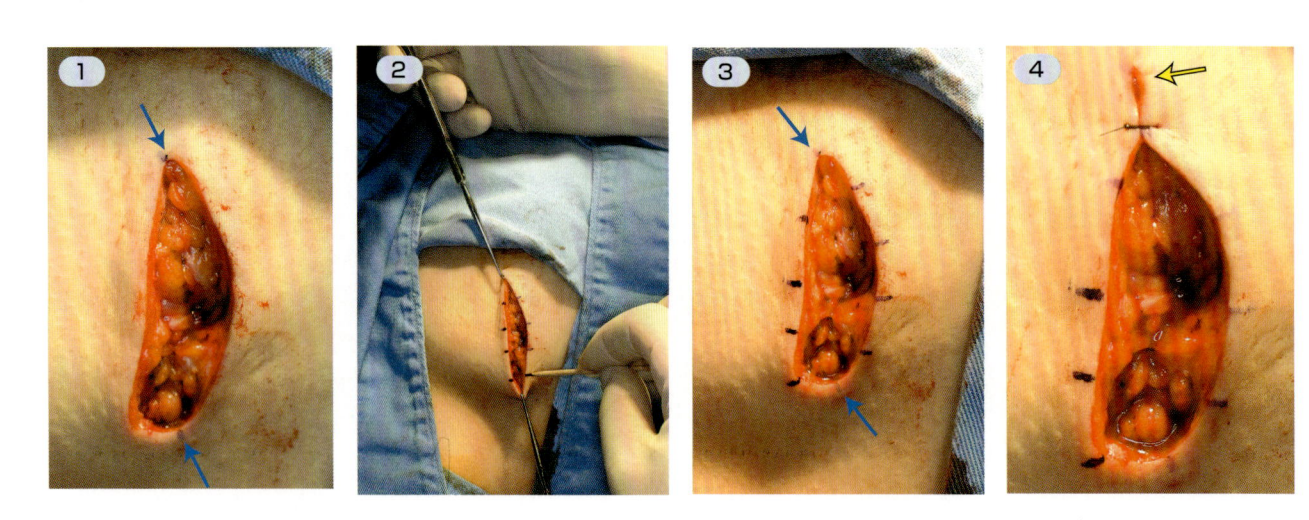

図27　創縁のマーキング
1）創縁は歪んでいることが多いので，2）両端にスキンフックを掛けて緊張を掛け，3）インクでマーキングします．4）ゆがみを考えずにそのまま横に縫合するとドッグイヤ（⟶）を形成します

❷ ドッグイヤの修正

修正にあたっては余剰皮膚を切除することになりますが，傷をまっすぐ延ばすか，または瘢痕拘縮の起こりそうなところではジグザグにします（図29）．いずれにしても傷は延びることになりますので丁寧な操作が必要です．

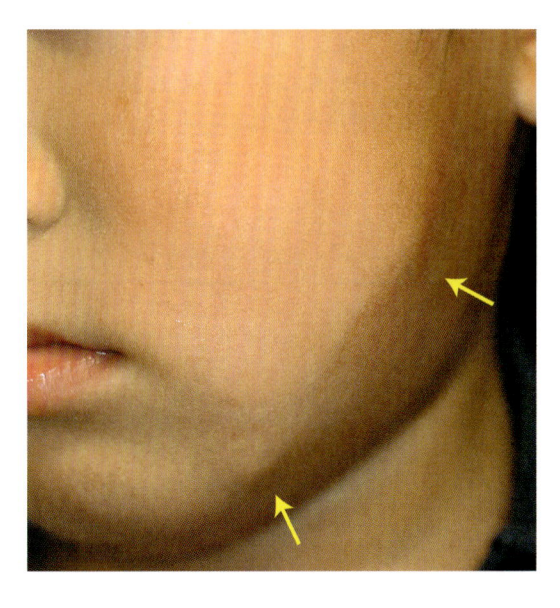

図28　ドッグイヤ
大きなドッグイヤは残ります．特に，頬部下部や下顎部では残りやすくなります

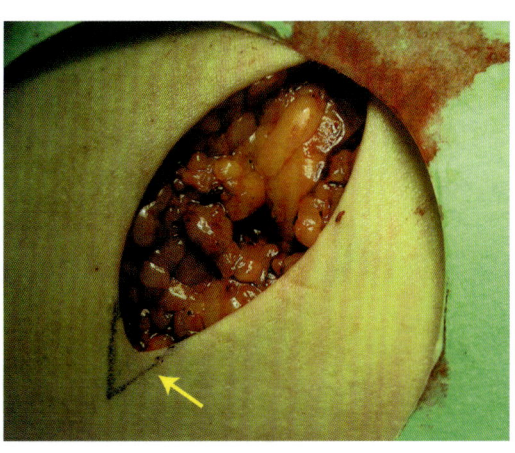

図29　ドッグイヤの修正法
ドッグイヤの修正は，実際には縫合が終了した後に行いますが，その場合，一般的には図の（→）の部分に相当する皮膚を切除することになります

> **ポイント** 複雑な形の創や血行が不安定な皮弁などの場合，通常の縫合法では創縁が合わせにくく，また，皮膚の血行を悪くすることがあります．これらのことを考慮しながらそれぞれの創に合った縫合を行います

PART I 縫合　　　　　　　　　§2.実践

2 深い創の縫合

吉本信也

> *深い創の閉鎖でも第1期癒合をめざします．そのためには汚染創を新鮮にし，死腔をなくし，血腫や感染を防ぎます．さらには真皮縫合にて創縁にかかる緊張をとり，その場に適した皮膚の縫合法を用いて創縁の適合を図ります．

1 皮下縫合

　深い創では皮膚および皮下の各層が断裂し，幅広い創面を形成しています．皮下縫合の目的は，断裂した各層を解剖学的に再現するとともに，死腔をなくして血腫形成を予防し，最終的に1次治癒をめざすことにあります．

1）深い創の問題点

　一般に，傷が深く長いと傷の開きの程度も大きく，創縁にかかる緊張も大きくなります．このような場合，皮膚表面だけの縫合では創が離開しやすく，また皮下に死腔を残して血腫を形成したり，そこが感染創となったりする可能性があります．血腫を形成すると創縁にかかる緊張がさらに強くなり，創縁の壊死や創の離開をきたしやすくなります．また皮下の瘢痕形成も大となります．さらに血腫は細菌の培地となりやすいため，感染を起こしやすくなります．感染を起こした場合は創を開放せざるを得なくなり，2次治癒を強いられることになります．これらはいずれも創傷治癒過程（Part I -§1-2参照）に支障をきたし，醜い幅の広い瘢痕や変形，肥厚性瘢痕，ケロイドなどの原因となります．

2）皮下縫合の意義

　皮下縫合により，筋膜も含め断裂した各層の組織を解剖学的に正常の位置に戻すとともに，死腔発生を予防したり，創縁にかかる緊張を弱くしたりします．また術後の皮膚の陥凹変形を防ぎます．この結果として，創傷治癒は円滑に行われ，最終的にきれいな瘢痕で治癒します（図1）．

3）縫合糸と縫合

　皮下縫合に使用する縫合糸も異物ですから細いものに越したことはありませんが，部位や創の状態，創縁にかかる緊張の強さなどによって，適宜選択します．一般的には，顔面では4-0〜6-0，四肢，躯幹では3-0〜5-0のモノフィラメントの縫合糸が使用されています．皮下で縫合された糸は抜糸しないため，異物として体内に残ります．感染のおそれがあるときは，合成吸収糸で早期に融ける糸を使用した方が無難です．

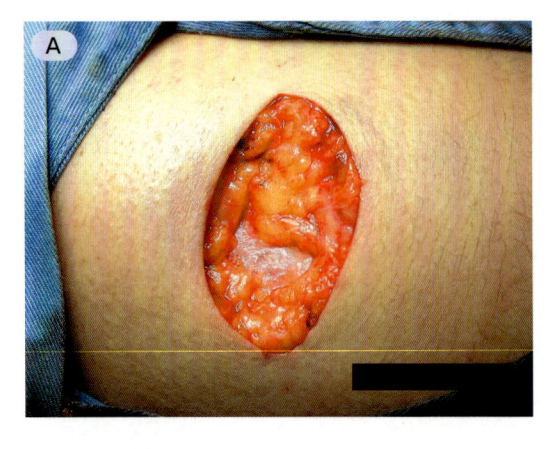

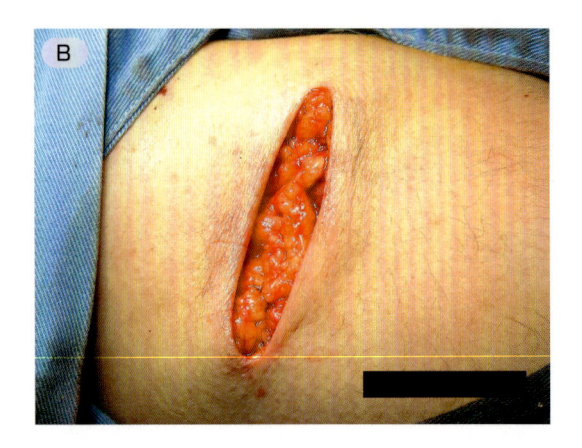

図1　皮下縫合
皮下脂肪の欠損があります（A）．このまま皮膚のみ縫合すると死腔や皮膚の陥凹変形をきたします．その予防のために皮下縫合を行います（B）

縫合にあたっては断裂した同じ層の組織同士を縫合します．浅い層では，糸の結び目が層の奥にくるような縫合を行います（「2．真皮縫合」参照）．死腔が残る場合や出血のおそれがある場合はドレーンを留置します．

> **注意**
> ① 皮下縫合糸も異物となりますので，縫合糸の断端はできるだけ短く切っておきます．糸が解けるのが心配なら，5回ほど結紮した後，結び目ぎりぎりで切ります
> ② 脂肪組織は弱く，断裂しやすいので，十分な量を糸ですくって寄せます
> ③ 深い部分の縫合では，周囲の神経や大きな血管その他の重要な組織を傷つけたり巻き込んだりしないように注意が必要です

2　真皮縫合

真皮縫合は，創縁にかかる緊張をなくし，抜糸後の創離開を防いだり，きれいな瘢痕に仕上げたりするのに重要な手技です．

1）真皮縫合の目的・意義

縫合した創部の瘢痕が赤いうちはまだ瘢痕は落ち着いておらず，この間，瘢痕に緊張がかかると瘢痕の幅は広くなりやすく，肥厚性瘢痕やケロイドも発生しやすくなります．特に最初の3カ月はその傾向が大です．そのため，術後少なくとも数カ月間は創部にかかる緊張を最小限に抑えた方が最終的な傷はきれいになります．緊張を取るには縫合した糸を長期に残しておけばいいのでしょうが，縫合糸痕が残ったり縫合糸膿瘍を形成したり，また見かけが悪かったりで実際的ではありません．そこで，強いしっかりした組織である真皮を創の中で縫合し，抜糸の必要のない皮下に埋没させた糸によって創縁の緊張を長期に渡って抑えようというのが真皮縫合です．これによって皮膚縫合を緊張のない（少ない）状態で行うことができます．

2）利点

① 幅の狭いきれいな瘢痕に仕上げることが可能です
② 皮膚縫合を強く結ぶ必要がないため，縫合糸痕が残りにくくなります
③ 真皮縫合で創縁の緊張を取り，創縁を正確に合わせることができれば，皮膚縫合は必要なく，テープ固定や接着剤の使用で済みます
④ 早期に抜糸を行った場合でも，創の離開の心配はほとんどありません

3）真皮縫合の適応・非適応

❶ 適応

真皮縫合は，次に述べるごく一部の非適応を除いて，ほとんどの創に適応があります．また，浅い傷といえども，創の離開が大きく比較的緊張が強い場合は，細い糸で真皮縫合を行った方がいいでしょう．

❷ 非適応

① 手掌・足底：縫合糸の持続的な刺激で胼胝や鶏眼を形成します
② 頭皮：真皮縫合にて真皮の血流はある程度悪くなりますが，頭部では毛根周囲の血流を減少させたり，毛根を損傷したりして脱毛が起こります
③ 皮脂腺が多い外鼻，特に鼻尖・鼻翼部：皮脂腺の多い部位では縫合糸膿瘍をつくりやすくなります．もし真皮縫合を行う場合は，真皮のもっとも深いところに細めの糸を掛けるようにします

4）真皮縫合に使用する糸

使用する縫合糸の太さに関しては，細い糸に越したことはありませんが，部位や傷の状態，創縁にかかる緊張の強さなどによって適宜選択します．一般的には，顔面では4-0～6-0，四肢，躯幹では3-0～5-0のモノフィラメントの非吸収性合成糸や抗張力の半減期が長い（数カ月）吸収性合成糸が用いられます．真皮の浅い部位や肌の白い症例，真皮の薄い場所・症例（乳幼児の真皮も含めて）では縫合糸の色が表面から透けて見えますので，透明な糸を使用した方が無難です．ただし，透明な糸は抜糸する必要が生じたときに見えにくいという欠点があります．

I-§2-2 深い創の縫合

5) 真皮縫合の実際

糸の結び目が皮膚表面側に来るように縫合を行うと，術後，糸の断端が皮膚から露出しやすいので，以下のように結び目は創縁の奥に来るようにします（図2〜4）．

① まず，皮膚縫合とは逆に創の深い部分から浅い方に向かって真皮に針を通します
② 次に，対側創縁の浅い方から深い方に向かって真皮に針を通すようにします

このようにすると糸の結び目は創の奥に来ます．

脂肪組織は脆い組織であるため，真皮にしっかりと糸を掛けることが必要です．また，糸を掛ける場所や深さ，縫合の数なども創の場所や大きさ，創縁にかかる緊張，血流などを考慮して決めます．最終的に残る瘢痕の程度は真皮縫合のでき如何によるところが大です．この糸は抜糸しないため，非吸収糸は異物として体内に残ります．

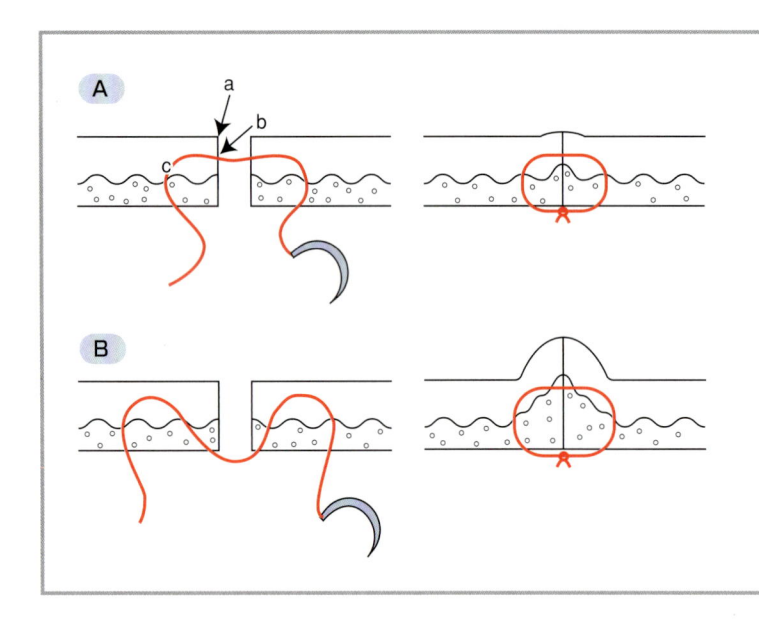

図2 真皮縫合
a-bおよびb-cが大きいほど縫合後の創縁の盛り上がりは大きくなります（B）．b-cが大きくても，a-bが小さければ盛り上がりはそれほど大きくなりません（A）．一般に，緊張が強い場合などは盛り上げを大きくします．a-bが小さすぎると，後で糸が露出することがあります

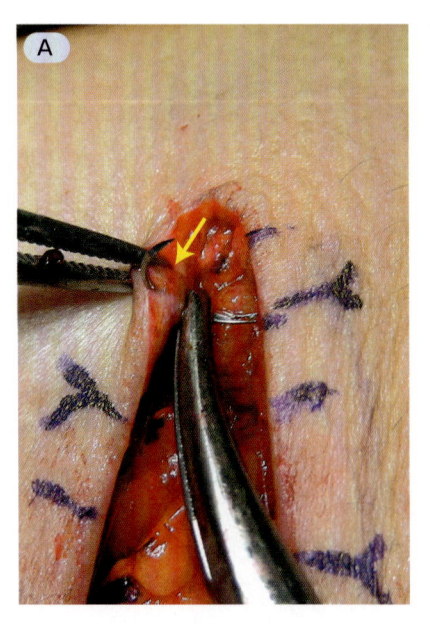

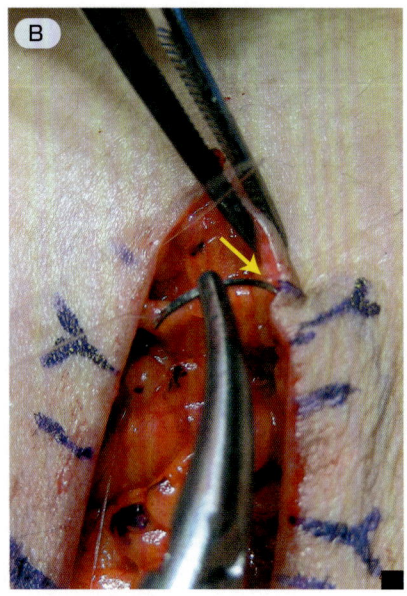

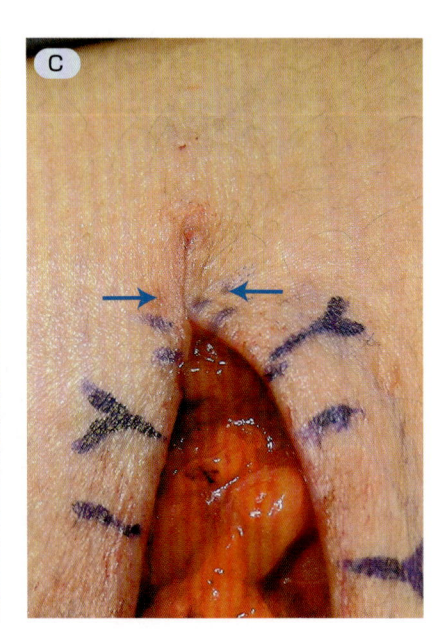

図3 真皮縫合（創縁の盛り上げを小さくする場合の縫合）
針を出す位置（A），刺入する位置（B）は真皮の浅い部位です（→），C）結紮したところです

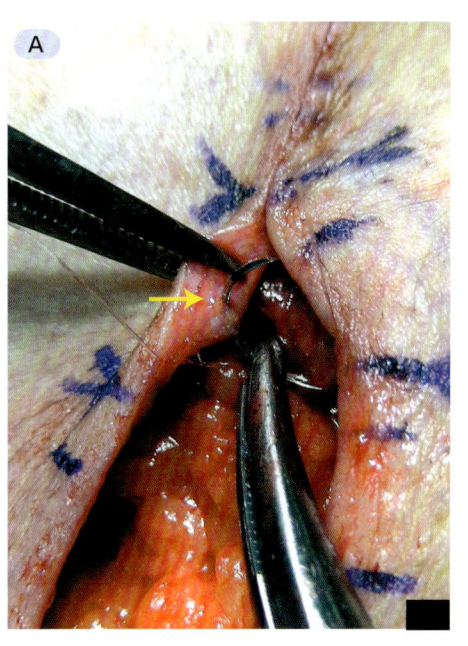

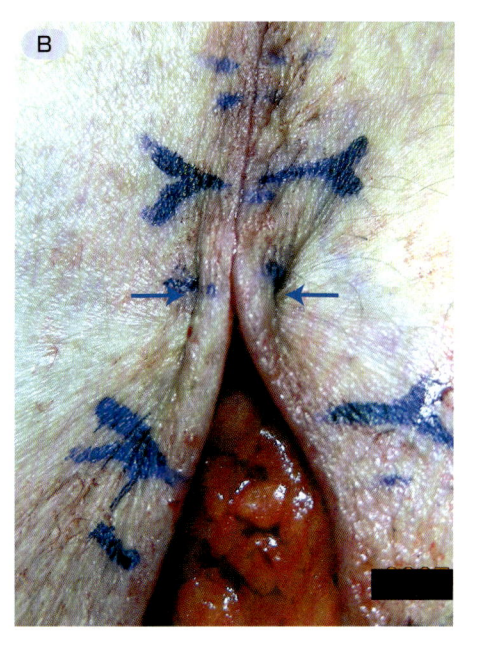

図4 真皮縫合（創縁の盛り上げを少し大きくする場合の縫合）
針を掛けている深さに注意してください（→）

> **memo**
> ① 眼瞼は皮膚が非常に薄く，縫合糸が表面から触れたり糸の色が透けて見えたりするので，一般に真皮縫合は行わないといわれています．しかし，瞼縁に近い部分以外では，透明な7-0の合成糸（できれば吸収糸）で真皮縫合を行うと，その分，より細い瘢痕となります．
> ② 手掌・足底でも7-0か6-0の細い糸，できれば吸収糸を真皮の一番深い部分のみに掛けて，短く切っておけば胼胝や鶏眼は形成しません．
> ③ 四肢などの緊張の強い創縁では，真皮縫合による減張もすぐに効果が弱くなりますので，そのような場合は真皮縫合により創縁を強く盛り上げることがあります．真皮に掛ける糸の部位によって，創縁の盛り上がり方が違ってきます．創縁から奥に糸を掛けるほど，盛り上がりは強くなります．

6）一般的な注意点

① 創縁の血行が悪い場合は，真皮に大きく糸を掛けたり，密に真皮縫合を行ったりするとますます創縁の血行が悪くなりますので，糸は大きく掛けないようにし，数も少なくします

② 創部の緊張が強い場所では，真皮を大きくすくって真皮縫合が外れないようにします．逆に緊張が強すぎる場合は，真皮縫合によって創縁の血行が悪くなりますので，①と同じことがいえます

③ 真皮縫合の糸を結ぶときに，浅い部分の組織を縫合糸で巻き込むことが多く，実際は結び目の断端は奥に引っ込まず，浅い部分に残って表皮側を向いていることがよくあります．このときは，糸の断端を鑷子などでつまんで，断端が奥を向くように調節します

④ 糸は異物であり，また皮膚から露出しやすいので断端は長く残さないようにします．そのためには，糸は4～5回結んで，結び目ぎりぎりで切るようにした方がいいでしょう

⑤ 糸をあまり浅くかけたりすると，皮膚の表面から糸の断端が顔を出したり，皮膚に結節をつくったりすることがあります（図5, 6）．表皮に近い方では，真皮層の中間くらいの深さに糸を通すようにします

⑥ 真皮縫合の糸が出てきた場合は，できるだけ残さないようにして抜糸します．化膿している場合は，抜糸により数カ月でほとんど瘢痕も残さずきれいになります（図7）

I - §2-2 深い創の縫合

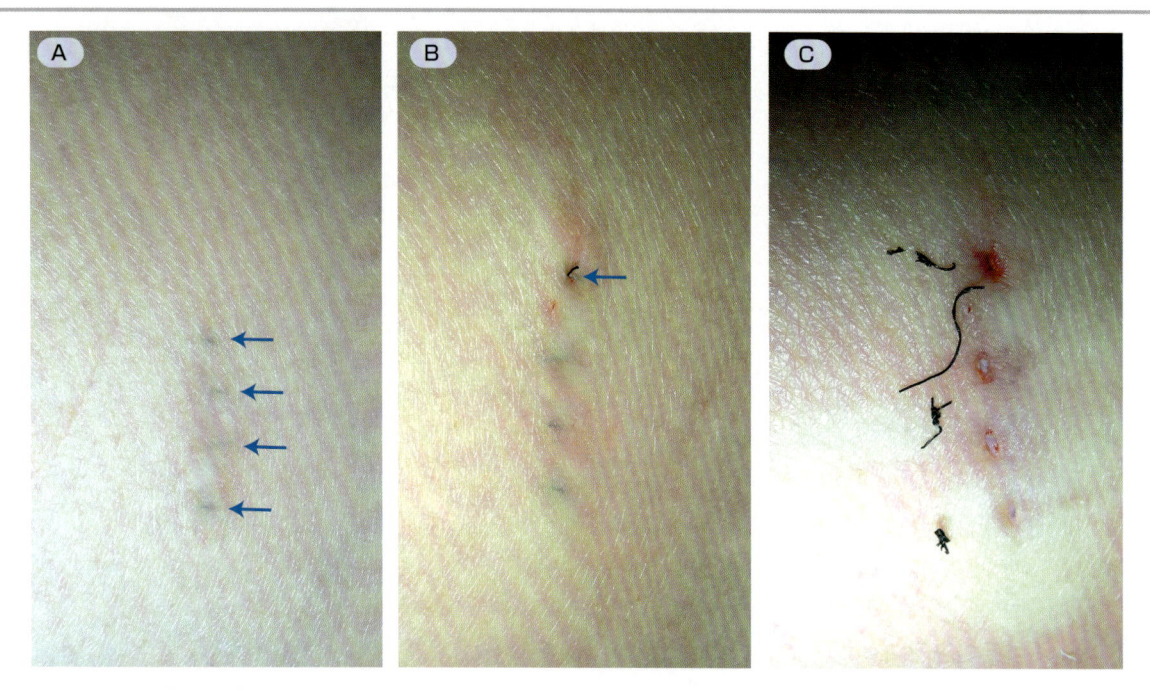

図5 真皮縫合糸の透見
色の白い人や皮膚の薄い場合など，目立ちますので抜糸が必要となる場合があります．A）真皮縫合を行った糸が，皮下に青く透見されます．B）局所麻酔下に，18Gの注射針で透見される糸の部分を小さく切開し，先の細い鑷子で糸を引き出します．C）すべて抜糸したところです

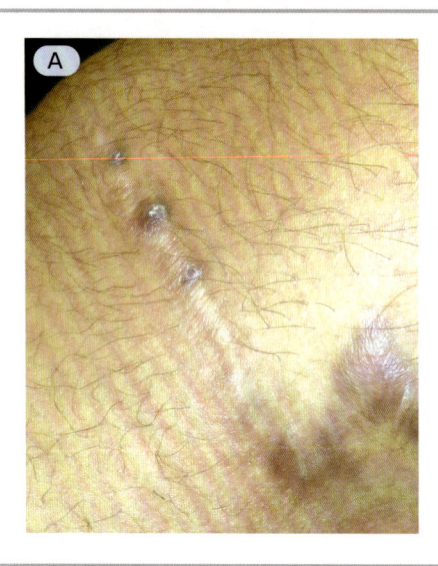

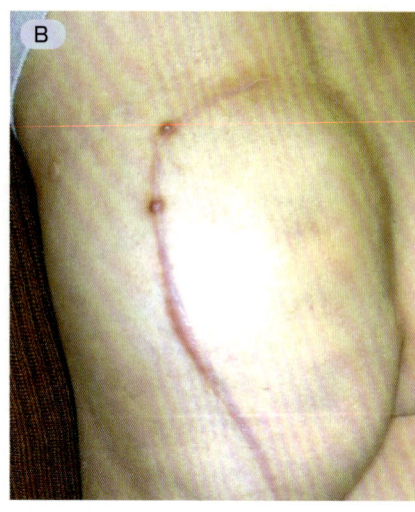

図6 真皮縫合の埋没糸による丘疹
真皮縫合が浅いと異物肉芽腫による丘疹を生じ，ときに化膿することがあります．ただし，抜糸すれば新たな瘢痕をほとんど残さず治癒します

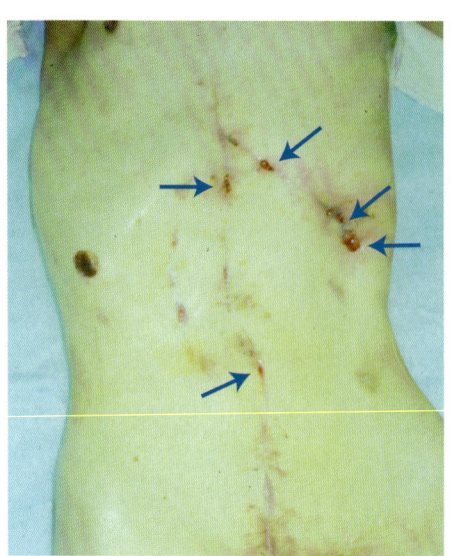

図7 腹部縫合糸膿瘍（→）
矢印の部分は皮下縫合糸への感染が存在するため創は閉鎖されず，肉芽の増生がみられます．矢印以外の発赤部は感染した縫合糸を摘出した数日後で，肉芽が消退しつつあります

3　垂直マットレス縫合

創の正確な接着が得られにくい場合や死腔を少なくしたいときに用います．

1）垂直マットレス縫合の意義・目的
① 創の正確な接着が得られます
② 創面の接着面積を大きくして死腔を少なくします

　皮膚が薄い部分の縫合や，深い創で創縁に深く糸をかけるときなどは創縁同士が正確に合わず，一方の創縁が対側の創縁の下に潜り込んで重なり合うことがあります．創面と表皮を接着させても両者は癒合しないため，表皮に重なっていた部分は抜糸後，創面のまま残り，創離開や遷延治癒，幅広い瘢痕，肥厚性瘢痕の一因となります．また深い創では，このような場合は垂直マットレス縫合を行って，創縁を合わせるようにします．

2）垂直マットレス縫合の実際（図8，9）
① 通常の結節縫合の要領で，皮膚にまず大きく深く糸を通します
② 次に，同じ部位で①とは逆方向に，同じ針で小さく浅く皮膚をすくって元の側に戻り，糸を結びます

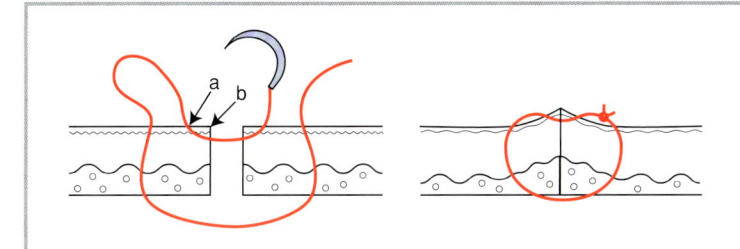

図8　垂直マットレス縫合
a–bの距離が小さい方が，創縁は合いやすくなります

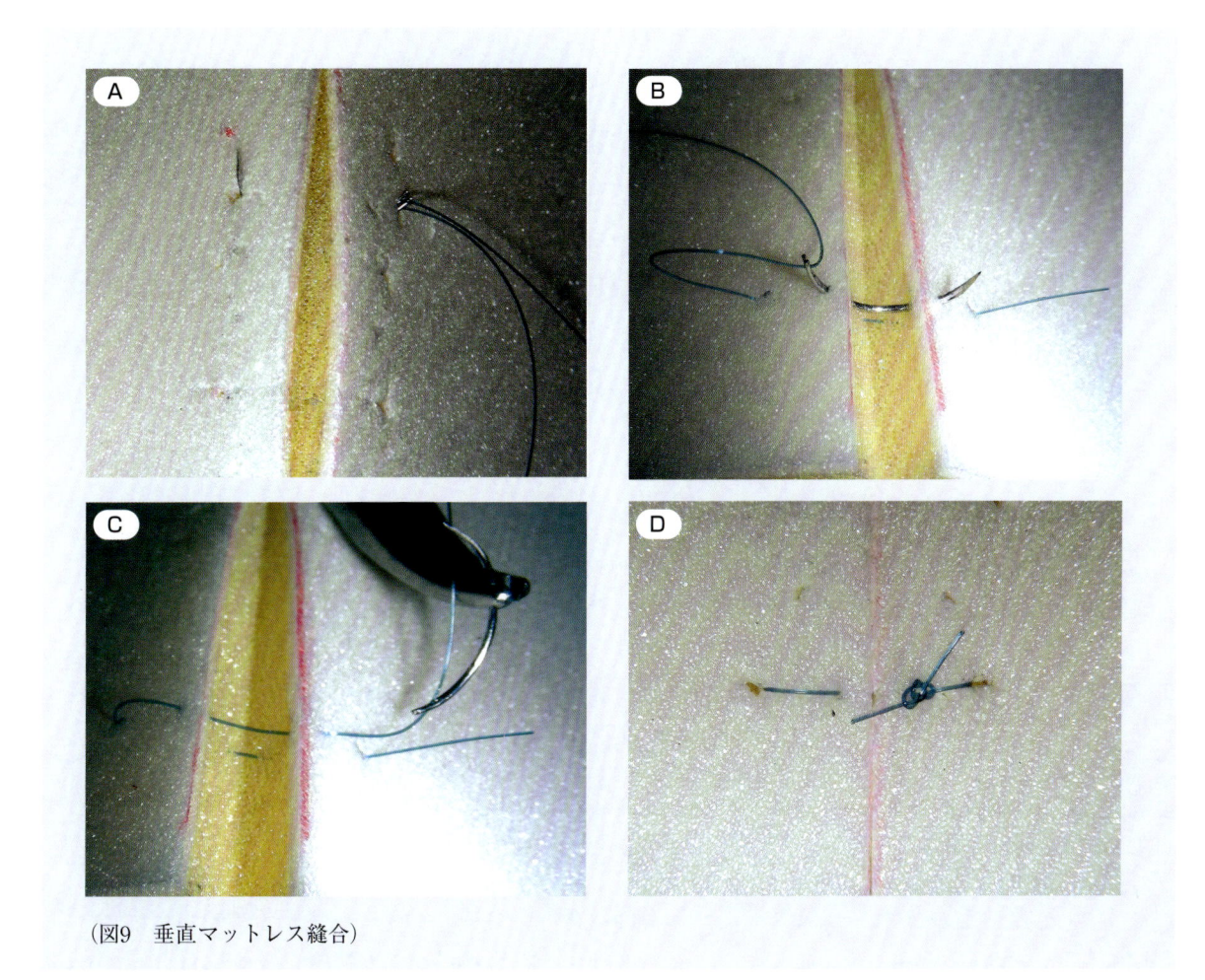

（図9　垂直マットレス縫合）

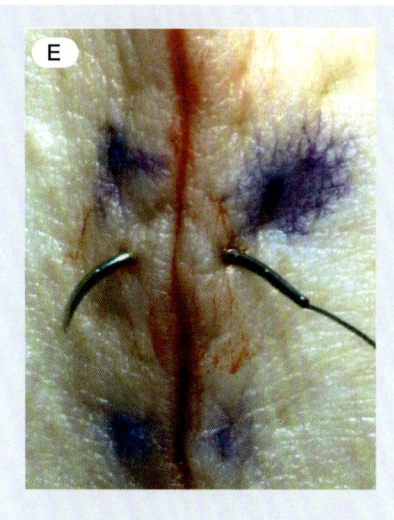

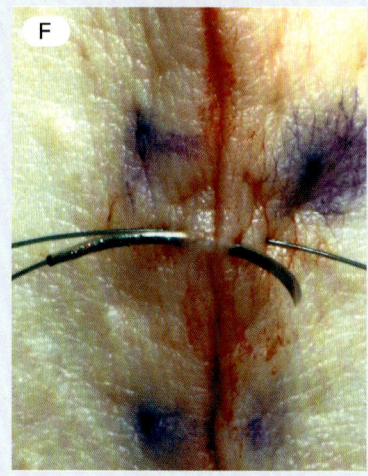

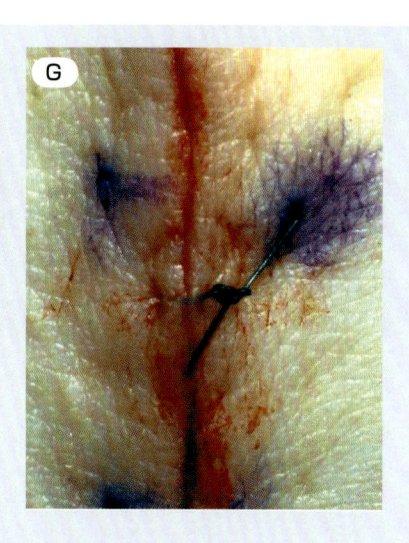

図9 垂直マットレス縫合
A) 皮膚に大きく深く針を通します．B) 皮膚の浅い部分に小さく針を通して折り返します．C) 針を抜いたところです．D) 縫合を終了したところです．E) ～G) 実際の縫合です

3) 欠点
① 密に行うと皮膚の血行障害を起こしやすくなります
② 縫合糸痕が目立ちやすくなります
③ 縫合がやや面倒です

4) 一般的な注意
　血流などの問題でマットレス縫合は密に行うべきではないので，縫合部と縫合部の間の創縁がぴったりとくっついていない部位は，細い糸で小さく緩く単一結節縫合を加えておきます．また，単一結節縫合のみでは創縁を合わせにくい場合，その部分のみにマットレス縫合を加えたりします．

> ⚠ **注意**　特に血行の悪い場所や緊張の強い場所などでは，マットレス縫合に限らず，創縁に大きく糸を掛けて強く結んだり，密に縫合したりすると，創はよくくっついて離開も少ないと考えがちですが，これでは逆に創縁の血行が悪くなり，皮膚の壊死を起こして創は離開してしまいます．緊張の強いところでは逆に糸は大きく掛け過ぎないようにし，糸結びにあたっては両側の創面が合わさったらそれ以上は締め上げないようにします．そして糸が緩まないように5回くらい結んでおきます

PART I 縫合

§2. 実践

3 汚染創の縫合

吉本信也

> *汚染創では，感染防止のために洗浄，異物の除去，デブリードマン，ドレーン留置，抗生物質の投与などを行います．これらの処置でも感染の可能性が強いと思われる場合は，いったん開放創のままとし，2次縫合を行います．破傷風の予防も重要です．

1 創の洗浄

　汚染創は，そのままでは感染を生じる可能性が大ですが，すでに感染を起こしている感染創とは区別されるものです．汚染創の初期治療の目的は，創の感染予防を行い，同時に創の閉鎖を可能にすることです．その第1段階として，創の洗浄が行われます．

1）感染の発生
　感染の発生には，**細菌数，細菌の毒性，創の環境，宿主の状態**など，4つの因子が存在します．
- ① 細菌の数と毒性：臨床的に感染が成立するには，一般に，組織1gあたり10^5個の細菌数（閾値細菌数）が必要といわれています．この数は細菌の種類によって異なり，緑膿菌などでは多量の細菌数を必要とし，溶血連鎖球菌やガス壊疽菌などは，比較的少量で感染が成立します．
- ② 創の環境：創の環境では，まず組織の血行状態，すなわち酸素の供給量が感染発生に関係してきます．血腫や遊離ヘモグロビンの存在は，細菌に対する栄養素と鉄の供給源となり，少量の細菌数で感染が成立します．また異物や壊死組織は，細菌が白血球などから逃れる場所となります．創内に死腔が存在すると血腫を形成します．
- ③ 宿主の状態：宿主の状態としては，患者さんの免疫機能が関係してきます．糖尿病や肝疾患などの基礎疾患の存在，栄養不良やショック，低酸素状態，低体温，ステロイドの使用などは免疫機能を低下させます．

　汚染創の閉鎖にあたっては，これらの感染を助長する因子を除去することが重要です．

2）洗浄の目的・意義
　洗浄は，創内の凝血塊や壊死組織，異物，細菌数などを減少させ，それにより感染の危険性を抑えるのに重要であり，汚染創処置の第1段階として行われます．

3）洗浄液
　洗浄液としてはポピドンヨード（イソジン液®）加生理食塩水などの消毒液も用いられますが，洗浄液に抗生物質を混ぜたり，消毒液を用いたりする必要はなく，生理食塩水のみでよいといわれています．洗浄液の組成よりもむしろ**注がれる洗浄液の圧が感染予防には重要**です．また，流水による洗浄効果という面から，水道水でもよいという意見もあり，生理食塩水がない場所での応急的な処置として用いることもできます．

> **memo**
> ① 受傷後3時間以上経過すると，創内では細菌が組織と強く結合し，biofilmに包まれたコロニーを形成するといわれています．そのため，6~8時間以上経過した創に対しては，高圧水流による洗浄が有効といわれています．
> ② 消毒液は創傷内に使用された場合，線維芽細胞や上皮細胞にダメージを与え，創傷治癒を遅らせるという意見があります．また，蒸留水も組織破壊が強いといわれています．
> ③ 洗浄液の量の目安は，傷1cmあたり50 mL以上といわれています．

4）洗浄の方法
　創周囲の皮膚を消毒し，局所麻酔を行った後，大量の生理食塩水で創周囲の皮膚からはじめ，創内の隅々の壊死組織や凝血塊，小さな異物を洗い流します．このとき，注射器などを用いてある程度勢いをつけて生

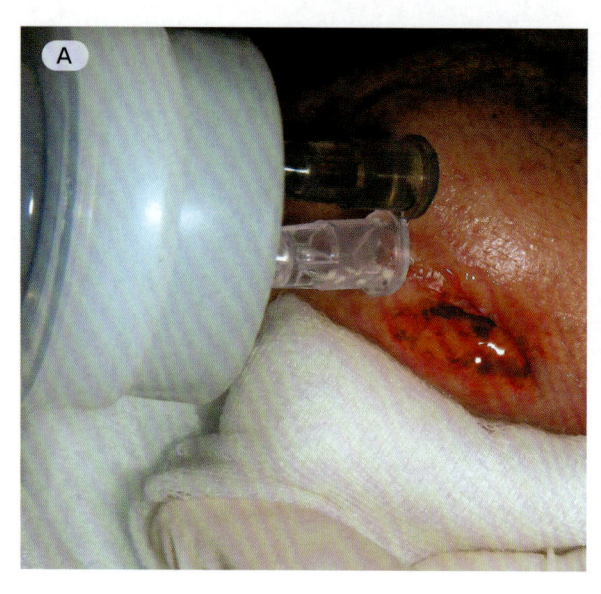

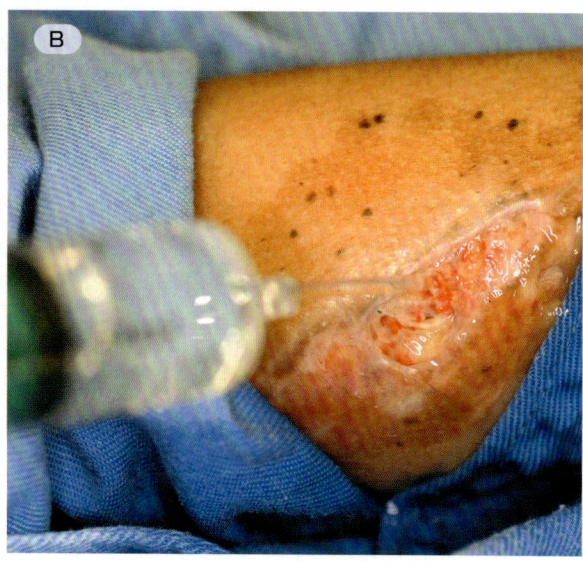

図1　創の洗浄
小さな傷の洗浄には，点滴用の生理食塩水のプラスチックボトルに刺した18Gの針（A）や注射器（B）から生理食塩水を射出します．大きな創には500 mLの生理食塩水ボトルから直接生理食塩水を注ぎます

理食塩水を噴射します．それでも除去できない異物などは，洗浄しながらガーゼやブラシなどを用いて愛護的に拭き取ります．大きな傷では，生理食塩水のボトルの口から直接，創面に生理食塩水を流しながら洗浄します（図1）．傷口が狭く，深く筋膜まで達しているような汚染された創は洗浄や異物の除去などが行いにくいため，場合によっては創を延長して洗浄を行います．

2　デブリードマン

　創洗浄によっても除去できない異物や壊死組織，挫滅された組織，汚染のひどい組織は感染源となりやすいので，可及的に除去します．その適応や方法に関しては後の項（**PartⅠ-§2-5参照**）で述べます．

3　異物の除去

　細かい土砂や木片など，創内の異物は感染源となるため，可及的に除去します．

1）異物の除去法

　創周囲を消毒し，局所麻酔を行った後，大きな異物は鑷子などで除去します（図2）．小さな異物は洗浄により丁寧に愛護的に除去します．それでも除去できないようなものは先の細かい鑷子などで摘み取ったり，鋏などを用いて周囲の組織とともに切除したりします．ただし，**正常組織の犠牲は最小限にし，神経や血管，そのほかの重要な組織を損傷しないよう注意します．**

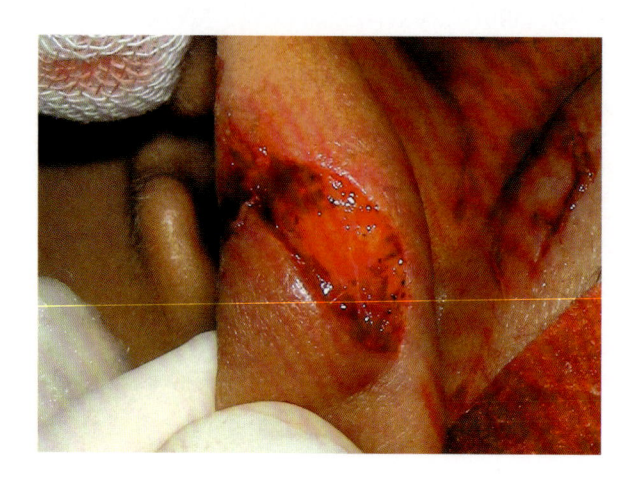

図2　耳輪挫創内の異物
道路で転んでできた傷には砂などがついています．生理食塩水で洗浄した後，取れないものは鑷子などで摘み取ります．無数にあるときは鋏でデブリードマンを行います

2）残存異物

　組織内に入り込んだ小さな異物まですべて除去することは困難です．また，透明な小ガラス片は見つけにくく，車のフロントガラス損傷では創内に多数遺残することがあります．遺残した場合，症状もなくそのまま気づかれない場合も多くあり，数カ月して周囲組織の腫れや瘢痕の硬結が消褪した頃に皮下に硬く触れたり，痛みや皮下出血の原因となったりすることがあります（図3）．浅い場合は皮膚から露出したり，自然と排出されたりすることもあります．縫合後，いったん創が順調に回復した後，10日前後で創部に炎症をきたし，瘻孔を形成した場合は異物の残存が疑われます．

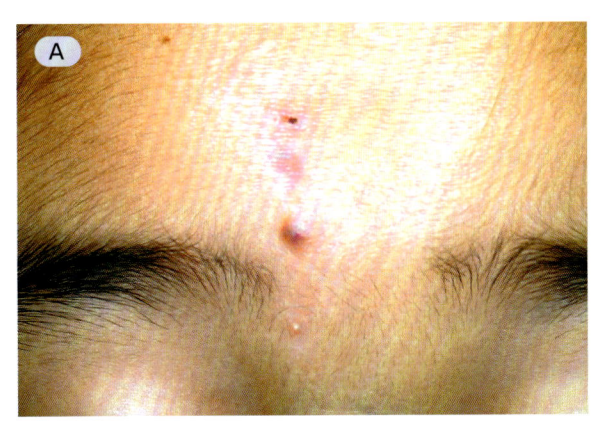

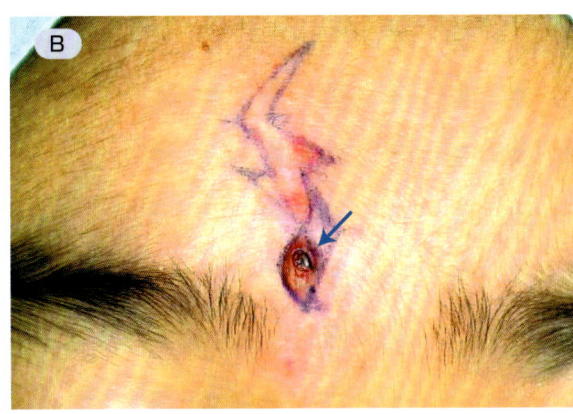

図3　異物の露出
異物は初療時にはわかりにくく，後で出てくることがあります（→）

> **memo**
> ① 外傷では，多数の異物が存在したり（図4），傷は細かくても奥に大きな異物が存在したりすることもあります．また，X線に写らない異物もありますので，受傷機転で異物の存在が疑われるときは，単純X線，CT，MRIなどで確かめておきます．
> ② 残存する金属片の種類によっては，術後，難治性の大きな皮下硬結や皮膚潰瘍などを生じることがありますので，このような場合もX線検査が必要です．

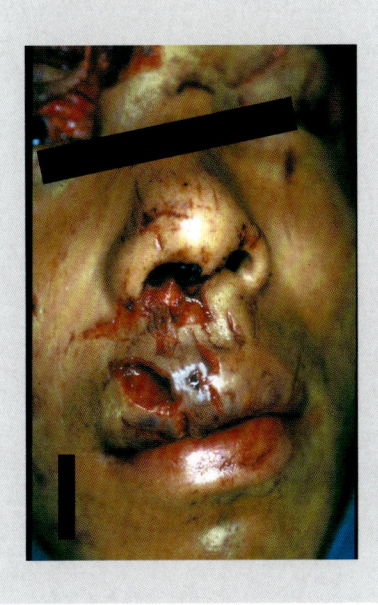

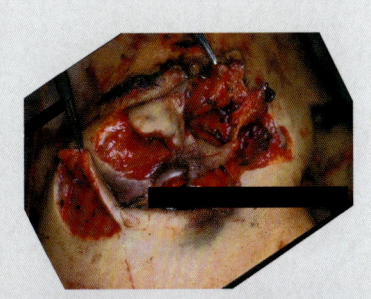

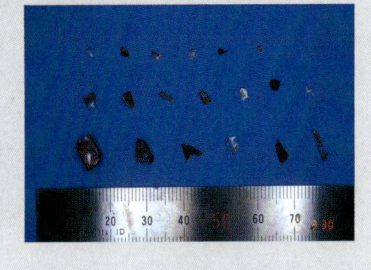

図4　フロントガラスによる損傷
創内には，多数のガラス片（創内の黒く見えるもの）が存在しました

> **⚠ 注 意**　擦過創における真皮浅層の泥やタールなどは自然と皮膚の表面から排出されますが，真皮深層に存在するものは排出されず，刺青（外傷性刺青，図5）として残ります．外傷性刺青の治療は容易ではなく，この予防のためには，初療時の歯ブラシなどを用いてのブラッシングによる異物の除去が重要です．

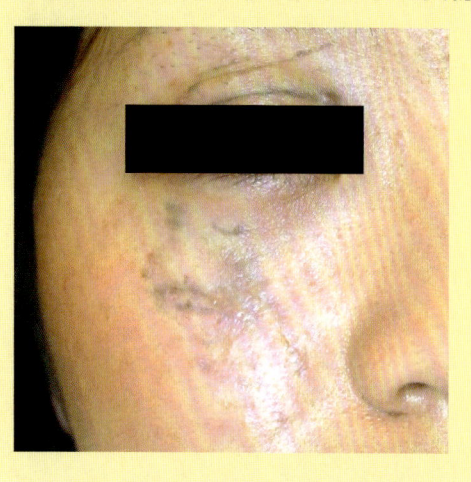

図5　外傷性刺青
初療時に真皮深層の細かな土砂を除去しておかないと外傷性刺青が残ります

4　1次縫合と2次縫合

　異物除去，洗浄，デブリードマンなどで創の清浄化が得られたと判断された場合は，そのまま1次縫合を行います．感染の可能性が強い場合は創を開放のままとし，後に2次縫合を行います．

1）1次縫合

　汚染創であっても，受傷後6〜8時間以内（golden hour, golden time）で，異物除去や洗浄，ブラッシング，デブリードマンなどにより創の清浄化が得られ，感染の可能性が低いと判断されたらそのまま一期的に創閉鎖を行います（1次縫合，一時閉鎖）．創は各層ごとに行って死腔を残さないようにします．術後，血腫を形成すると，血腫は細菌の培地となるため，異物の存在する創ではますます感染創となりやすくなります．血腫や漿液腫の予防のためにペンローズドレーンや閉鎖吸引ドレーンを留置して排液を促し，創部を圧迫しておきます（図6）．異物の除去と洗浄，血腫の予防により感染の機会はかなり少なくなります．

　非吸収糸は異物となり，感染源となりやすいので，感染が心配な創で皮下縫合や真皮縫合を行う場合は，早期に吸収されるモノフィラメントの吸収糸を用いた方が無難です．

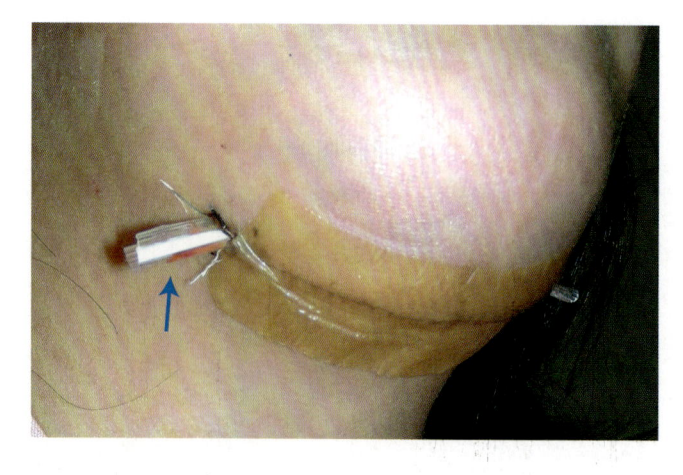

図6　ドレーン留置
出血の可能性がある場合はドレーンを留置し，血腫を予防します（→）

> **⚠注意**
> ① 挫滅創では，縫合後1～2日で浮腫・腫脹が強くなり，創縁にかかる緊張が強くなります．そのため，創縁皮膚の壊死をきたす場合がありますので，元々緊張の強い創では密な，大きな縫合は行わず間隔を開けた疎な縫合を行ったり，開放創のままとしたりすることがあります
> ② ペンローズドレーンは術後数日のうちに創内に埋もれることがあります．創から長めに出して，糸で確実に固定しておきます．術後，固定の糸だけでドレーンが見当たらないときなどは，ドレーンが埋まっている可能性が大です．いきなり抜糸せずに糸の部分の奥を検索してみましょう．ペンローズドレーンを細く切って使用する場合は，X線不透過部を含めた部分を使用するのがよいでしょう

2）2次縫合

　時間のたった汚染創や洗浄などの処置が不十分な汚染創，高度の汚染創など，術後に感染の可能性が高いと考えられる場合や，創縁の緊張が高く，術後に創の離開や創縁皮膚の壊死などをきたす可能性の高い創では，いったん開放創のままとして創の清浄化を待ち，1週前後に改めて洗浄・デブリードマンを行って創を縫合閉鎖します（2次縫合，delayed primary suture）．縫合閉鎖が困難な場合は，そのまま開放創とし，肉芽形成と上皮化を待ちます（2次閉鎖）．この間は，シルバーサルファダイアジンクリーム（ゲーベンクリーム®）などの塗布により壊死組織の除去および感染の制御を行います．

5　抗生物質

　外傷の創に対する予防的抗生物質の投与に関しては賛否両論がありますが，汚染創に関しては投与してもよいと考えられます．

1）投与する抗生物質

　創部の細菌培養を行い，その感受性検査の結果で投与する抗生物質の種類を考慮しますが，最初はペニシリン系やセファロスポリン系で広域スペクトラムの抗生物質を投与します．その後は，感受性検査の結果で必要があれば変更します．

2）投与期間

　受傷時に侵入した細菌による感染は，一般に，翌々日くらいから症状（発赤，腫脹，持続する自発痛，強い圧痛など）が出現し，その翌日に排膿がみられるということが多いので，感染が心配な場合は予防的に3～4日間の抗生物質の内服（場合によっては静脈内投与）を行います．

6　破傷風

　破傷風は，急性の強直性痙攣を主症状とし，ときに死に至る感染症であり，予防が大事です．

1）破傷風とは

　破傷風とは，嫌気性菌である破傷風菌が産生する神経毒素（神経伝達物質の阻害）による急性の強直性痙攣を主症状とする感染症です．破傷風菌は，グラム陽性桿菌で，土壌中に広く分布し，芽胞の形で存在します．多くは傷（半数は下肢）から侵入しますが，その場合，適切な処置で予防可能です．潜伏期は3～21日で，10日前後が多く，発症が早いほど重症になるといわれています．初期の症状は，受傷肢の違和感や緊張感，全身倦怠，肩凝り，咽頭痛などで，1～2日（ときに1週間）持続します．日本での発生頻度は年間50～100人で，英国や米国よりも高くなっています．

2）破傷風対策

　洗浄，異物除去，デブリードマンなどによる適切な創傷処置と，予防的な免疫療法（表）の2つが重要です．

　免疫に関しては，3回の破傷風トキソイドの接種以後，5～10年は適切な免疫力が持続し，この間，1回の追加接種により同じ期間，免疫維持ができるといわれています（このときは，ブースター効果により，接種後4～5日で必要な免疫力が獲得されます）．日本では小学校6年次に皆，追加接種を受けていますので，

表　破傷風予防のための免疫療法

破傷風 トキソイドの接種歴	創の状況		受傷後6時間以内で，浅く，汚染のない創	受傷後6時間以上，不潔な場所での受傷，深い創，刺創，肉眼的汚染創，組織の血流不全，感染創
不明			トキソイド0.5 mL	トキソイド0.5 mL TIG 250〜500単位
2回以下				
3回以上	最終接種から	10年以上		トキソイド0.5 mL
		10年未満	不要	

高校生〜22, 23歳までは免疫力が維持されているものと考えられます．

　外傷患者に対する免疫療法には，受動免疫と能動免疫（追加免疫）があります．
①能動免疫：破傷風トキソイド0.5 mL皮下注または筋注
②受動免疫：破傷風発症の可能性が高いと考えられる場合は，破傷風ヒト免疫グロブリン（TIG）250単位（汚染が強い場合は500単位，広範囲熱傷を伴う場合は数倍量）の筋注（製剤によっては静注）

> **memo** 破傷風トキソイドと破傷風ヒト免疫グロブリンを併用する場合は，お互い反応しないように異なる針および注射器を使用し，異なった場所へ注入します．

ポイント　汚染創の感染防止には，洗浄，異物の除去，ドレーン留置，圧迫固定が重要です

PART I 縫合

§2.実践

4 特殊な創の縫合

吉本信也

> *ヒトの皮膚は，体の部位によって解剖学的に特徴があります．また，機能的にも美容的にも違いがあります．さらには，場所的な特殊性もあります．これらの違いおよび特徴を理解し，それぞれの創に対処することが重要です．

1 顔

顔面は美容的にも機能的にも重要な部位であり，大事な組織，器官も存在します．それらの修復には細心の注意が必要です．

1）顔面の特徴
① 顔面は目立つ部位であり，美容的に最も重要な部位です．また，さまざまな器官が集まっており，多くの自由縁を形成しています．一般に皮膚に傷を負った場合，創縁はゆがんだ方向に離開します．そのため，創を全体的に見ず，端から順に縫合していくと組織にズレが生じ，後に醜形を残します
② 血行のよい部位です．そのため出血が大ですが，弁状になった皮膚でも血流が保たれ，壊死に陥ることはほとんどありません
③ 限られた組織なので，皮膚の切除により変形が出現しやすくなります

2）局所麻酔薬
局所麻酔薬は，一般に1％（0.5～2％）リドカイン（キシロカイン®）が用いられますが，出血を減らし，また麻酔の作用時間を長くするために10万倍のエピネフリンを加えたものが多く使用されます．

3）縫合上の注意点
顔面では顔面神経や涙小管，耳下腺管などの損傷や骨折の有無を検索します．これらがなければ縫合に移りますが，まず各組織の位置関係を確認し，眉毛，瞼縁，鼻孔縁，赤唇縁など，**自由縁や目印となる部位をまず仮に縫合しておき，これらの組織にズレがないことを確かめます**．目印がないときは，創の両端に単鋭鉤を掛けて両側に強く引き，相対する創縁のゆがみをできるだけ修正してからおのおの対応する部位に印を付けます（図1）．

> **memo**
> ① 一般の創は，golden hour（golden time）といって，受傷後6～8時間以内であれば，感染をきたすことなく1次縫合が可能といわれていますが，血行のよい顔面ではもう少し長くなります．初期に洗浄，デブリードマンなどによる創の清浄化を行っておけば24時間は1次縫合が可能です．
> ② 耳下腺管は，耳珠付近から頬骨弓の約1横指下方を通り，咬筋前縁（上顎第2大臼歯に対面）で頬粘膜に開口します．断裂の診断は，20Gくらいのエラスタ針の外套を開孔部から挿入し，創部から露出するかをみます．
> ③ 顔面神経は耳垂の前面付近の奥に本幹があり，耳下腺の浅葉と深葉の間に入り5本の枝に分かれます．目で上方視させたとき額に皺が寄らなければ側頭枝（前頭枝），目を強く閉じにくければ前頭枝や頬骨枝，ウーッと口唇を突出できなければ頬筋枝，イーッと口角を外下方に引けなければ下顎縁枝の損傷が疑われます．頸枝の切断では変形は目立ちません（図2，3）．
> ④ 顔面神経や涙小管，耳下腺管の損傷は，受傷時に再建しないと，日が経ってからの再建は困難になります．

> ⚠ **注　意**　顔面神経麻痺の有無に関しては，局所麻酔の前に，表情筋の麻痺がないか観察します

真皮縫合（必要に応じて最初に皮下縫合を行います）の後，皮膚縫合を行いますが，**縫合糸痕を残さないように糸は強く結ばないようにします**．縫合糸痕は目立ちますので，大きく強く縫合された創では，早期に小さく縫合し直します（図4）．縫合せずにテープで固定することもあります．縫合後，出血や感染が心配であれ

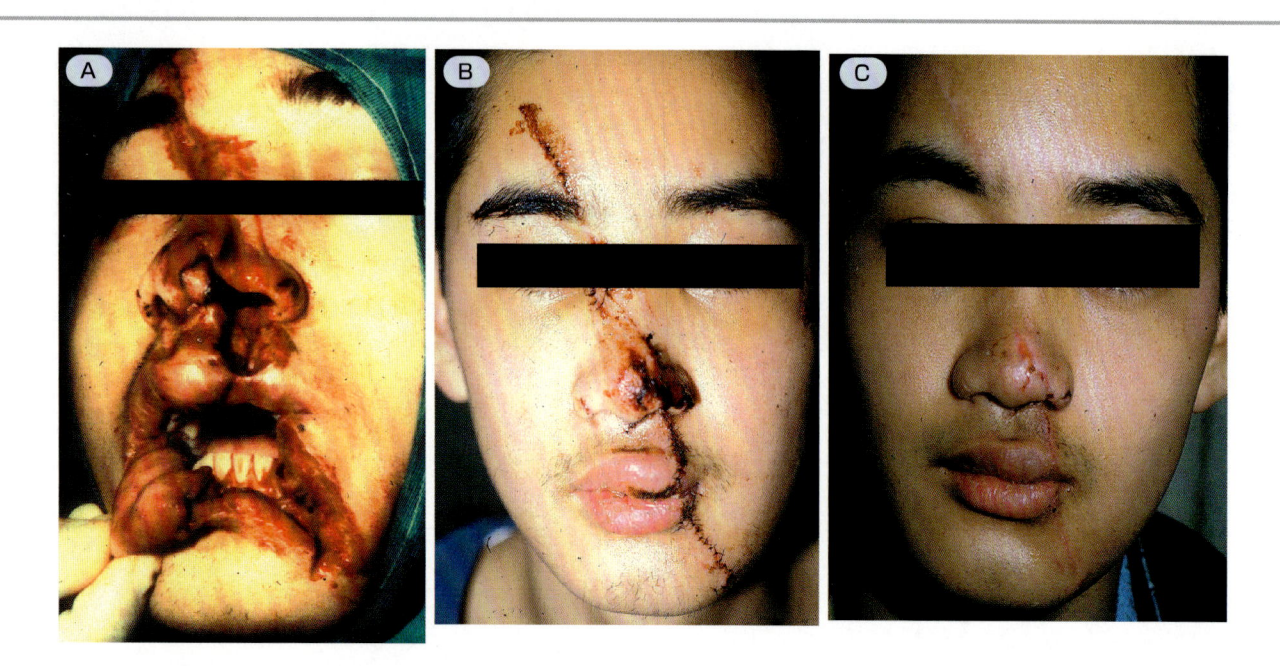

図1　顔面の縫合
顔面では，まず全体を見て，鼻孔縁や赤唇縁など目印となる部分を探し出し，正確に合わせるようにします．A）縫合前　B）縫合直後　C）縫合後3週

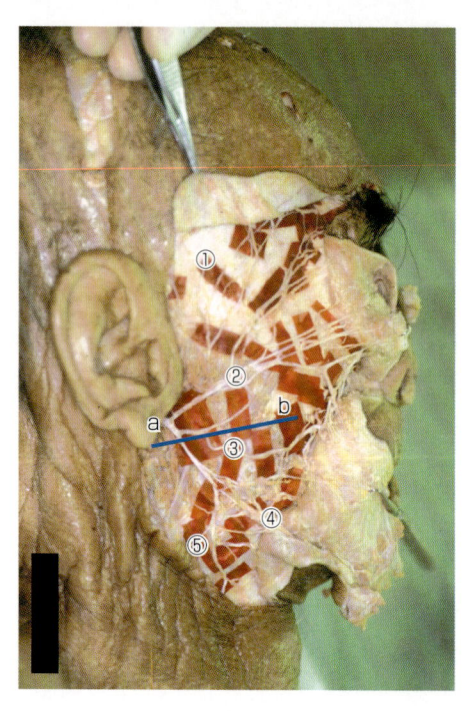

図2　顔面神経と耳下腺管
a) 顔面神経の本幹．b) 耳下腺管．①側頭枝（前頭枝）．②頬骨枝．③頬筋枝．④下顎縁枝．⑤頸枝

ば2～5mm幅の細いペンローズドレーン（小さい傷であれば20G前後のエラスタ針の外套）などを留置して圧迫し，死腔や血腫を予防しておきます．

血行がよいため感染は起こりにくい場所です．

創縁が不整な場合や血行の悪そうな弁状創の場合，単純で治りがよく，きれいな瘢痕にする目的で創縁のトリミングを行うこともあります．しかし，顔面では血行の悪そうな部分も壊死に陥ることは少なく，またわずかな皮膚の不足によっても変形を生じやすいため，**顔面では皮膚のトリミングはできるだけ行わないか，あるいは最小限とします**（図5）．

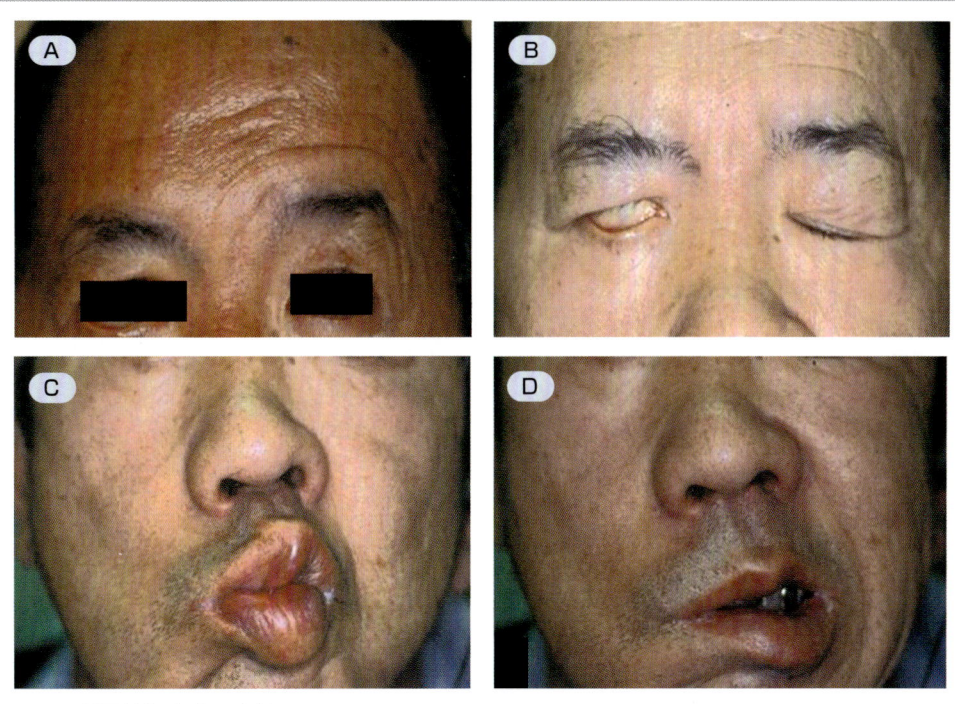

図3 顔面神経麻痺の症状
A）右側頭枝の麻痺．右眉毛の下垂があります．上方視で右の額に皺が寄りません．B）右側頭枝・頬骨枝の麻痺．閉瞼ができず，兎眼がみられます．下眼瞼の外反もあります．C）右頬筋枝の麻痺．口唇をウーッと突出させたときに，患側の突出が悪く，口唇は健側に偏位します．D）右下顎縁枝の麻痺．イーの発音時に右側の下口唇は右下に収縮せず，口唇は健側に偏位します

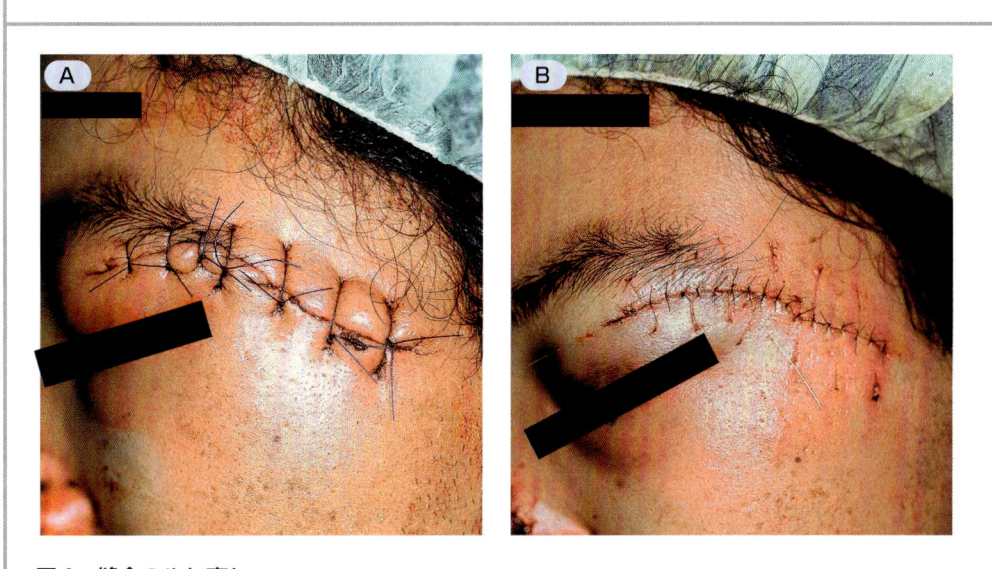

図4 縫合のやり直し
創縁が合っていなかったり，縫合糸痕を残すと思われる場合は，早期に小さく縫合し直します

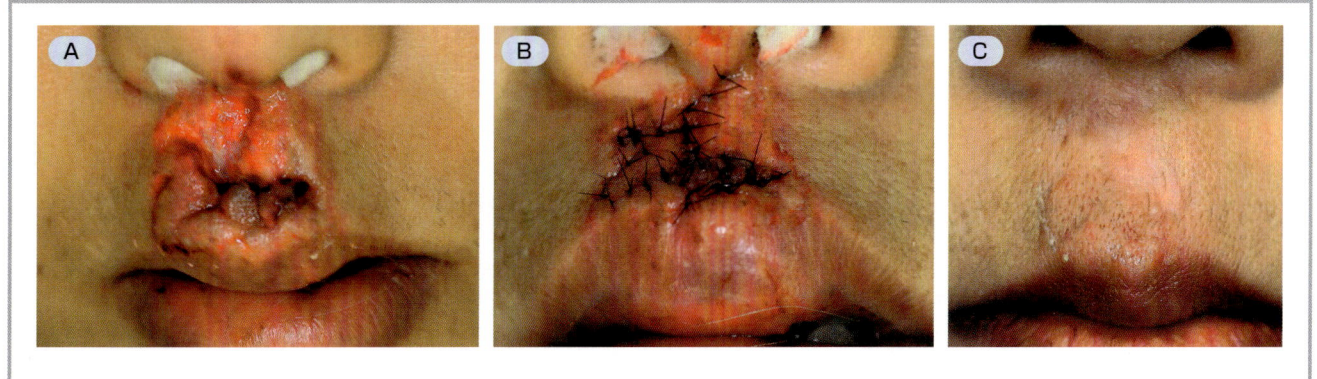

図5 上口唇挫創
顔面では原則としてデブリードマンやトリミングは行いません．皮膚がいくつかの小さな弁状に分かれ，血行も悪そうにみえる場合でも，無理のない状態でできるだけ創を閉鎖します．A）縫合前，B）縫合直後，C）半年後

> **ポイント**
> ① 顔面における創の縫合時には，組織のゆがみがないよう注意します
> ② 顔面では，顔面神経や涙小管，耳下腺管などの重要な組織があります．顔面における外傷では，縫合の前にこれらの損傷および骨折の有無にも注意します

2 眼瞼

　眼瞼の外傷では，眼球損傷にも注意が必要です．眼瞼の縫合に際しては，変形のほか，兎眼や外反をきたさないよう注意します．

1）眼瞼の特徴

　眼瞼は眼窩隔膜によって前葉（皮膚，眼輪筋）と後葉（上眼瞼挙筋，瞼板，結膜）に分けられます．眼瞼部には瞼縁という自由縁があり，また，上方には眉が存在する狭い部位です．眼瞼皮膚の創は，一見皮膚欠損が大きいようにみえても，意外と少ないか，ないことが多くあります．

2）縫合上の注意

① 眉毛にかかる創では，眉毛を剃ると眉毛の位置がわからなくなり，縫合後，眉毛の段差を生じることがあります
② 瞼縁や眉，重瞼線などを目安にまず仮留めし，全体の位置がずれないようにします
③ 局所麻酔薬を注入すると皮膚が膨らんで緊張し，重瞼線などがはっきりしなくなります．また，両創縁の膨らみ方が違って創縁のゆがみ具合がわかりにくくなります．**注射の前にマーキングしておく必要があります**
④ 瞼縁ではグレイライン〔（眼瞼）灰白線：眼瞼の最も縁に沿い，幅約2mmでピンク～灰白色を呈する，まつ毛の生えていない部分〕を目安に仮留め縫合し，その糸を長く残して牽引用にして引っ張ると全体の位置関係がわかりやすくなります
⑤ 眉は縫合にあたってはズレを生じないように注意します（図6）
⑥ 創縁をトリミングしたり，縫合する位置がずれたりすると兎眼や外反を生じやすくなりますので，**創縁のトリミングはできるだけ行わないようにします**
⑦ 眼瞼の全層に至る創では，結膜は7-0の吸収糸やナイロン糸などで，糸が眼球側に出ないようにして結膜下で埋没縫合します．これで結膜の創縁がほぼ合っていれば，結膜を特に縫合する必要はありません
⑧ 瞼板は6-0くらいの吸収糸または非吸収糸で縫合します
⑨ 眼輪筋も同じ糸で縫合します
⑩ 一般に真皮縫合は行う必要はありませんが，7-0ナイロン糸（可能なら透明な糸）または合成吸収糸で縫合できれば，それに越したことはありません．太い色つき糸では，後に色が透けてみえたり，丘疹状にみえたりします
⑪ 眼窩隔膜が破れて眼窩脂肪が脱出していれば還納して閉じておきます．切除すると眼球陥凹をきたします

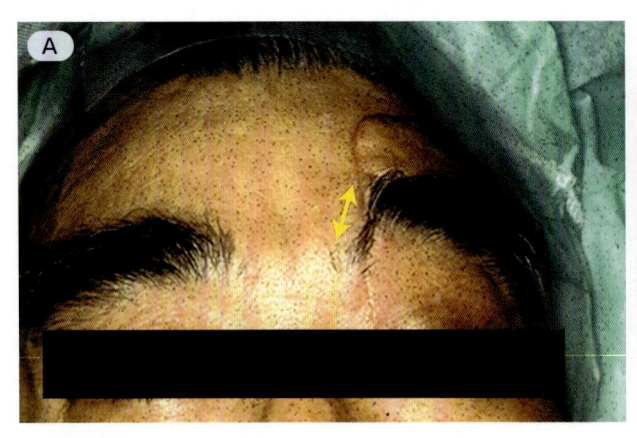

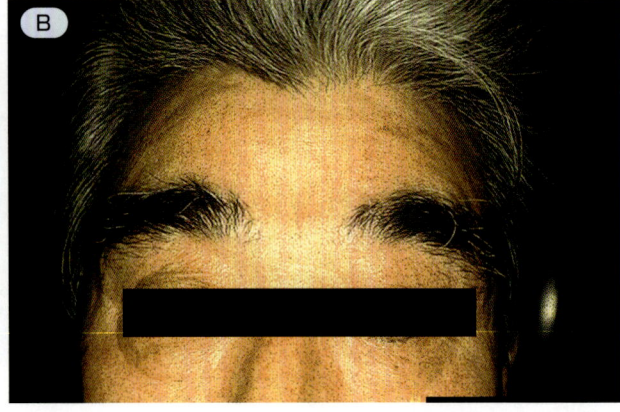

図6　縫合による眉のずれ
左所眼瞼から眉毛の内側部を通り，額に続く瘢痕があります．眉毛は内側部でずれています．Bは瘢痕に沿って切り直し，正常の位置にずらして修正したものです

⑫ 眼瞼挙筋の断裂があれば縫合します
⑬ 内眼角部では，内眼角靱帯と涙小管の断裂に注意します（図7）．内眼角靱帯の裏に涙小管がありますので，両者は同時に損傷していることが多くあります（図8）．内眼角靱帯の損傷があれば，内眼角部は変形して丸くなります．涙小管，特に下涙小管の断裂では後に流涙が起こるので，吻合が必要です．日をおいてからの再建は困難ですので，できれば当日のうちに再建します

> **memo** 涙小管断裂の診断には，上または下涙点から24Gくらいの細いエラスタ針の外套を挿入します．上涙小管のみの断裂では流涙はきたしにくいといわれています．

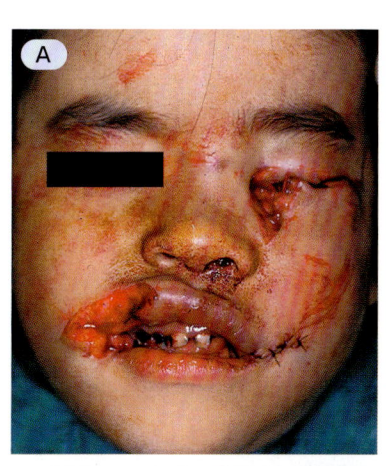

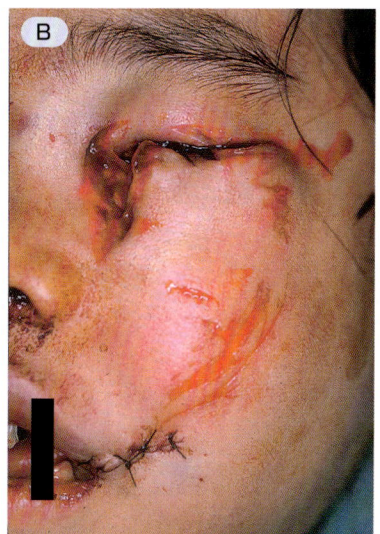

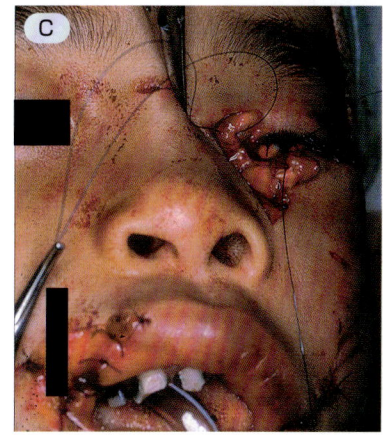

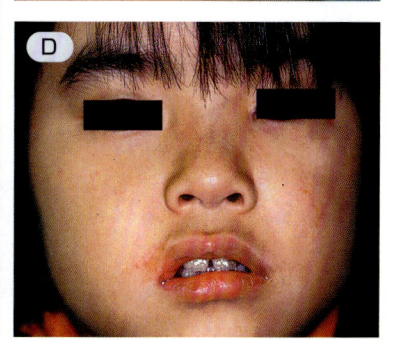

図7 犬咬傷による涙小管断裂
内眼角部の深い創では，内眼角靱帯とその裏側の涙小管の断裂に留意します．A）受傷直後です．B）内眼角部に縦に深い傷があります．C）上涙小管，下涙小管とも断裂しており，断裂したそれぞれの管の末梢側に糸が通してあります．D）術後です．内眼角靱帯を縫合し，下涙小管を吻合してあります

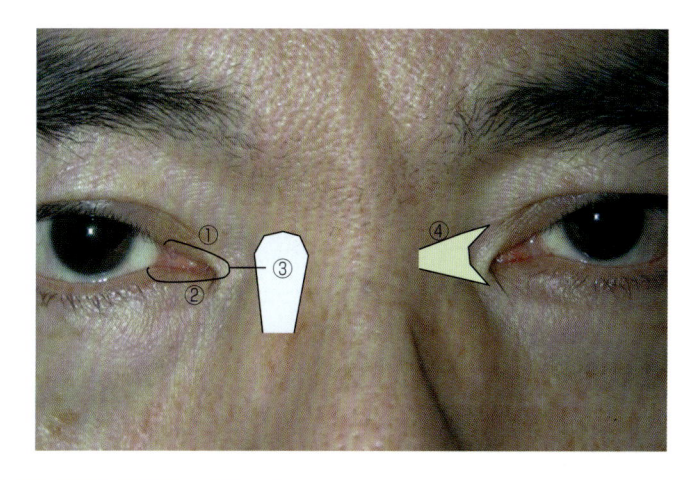

図8 涙小管，内眼角靱帯の位置
①上涙小管，②下涙小管，③涙嚢，④内眼角靱帯．涙小管や涙嚢は，内眼角靱帯の奥にあります

> **ポイント** 眼瞼は眼窩隔膜によって前葉（皮膚，眼輪筋）と後葉（上眼瞼挙筋，瞼板，結膜）に分けられます．縫合にあたっては各層ごとに縫合することが大事であり，組織はできるだけ切除しないようにします

3 鼻翼

鼻翼の縫合にあたっては，鼻孔縁のずれや鼻孔の狭窄をきたさないよう注意します．

1) 鼻翼の特徴

鼻翼は狭い範囲で，鼻孔縁という自由縁が存在します．鼻尖部付近は皮脂腺が多く存在し，可動性が少ない部分です．顔面ですので，血行はよい部位です（図9）．

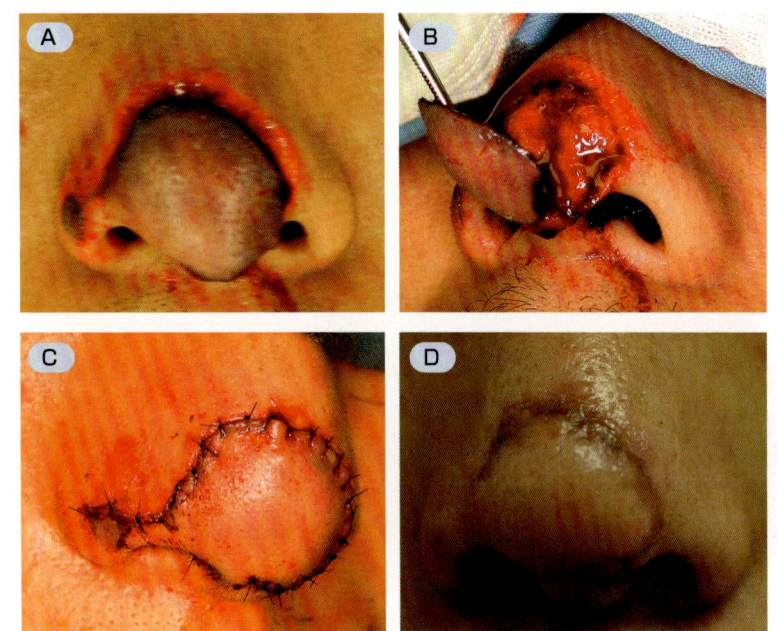

図9 鼻尖部の弁状創
鼻柱を基部として，軟骨上に剥離しています．うっ血がみられますが，皮弁の生着は良好です．細い糸で小さく掛けるようにします．A, B) 鼻尖部の弁状創です．基部が細いため皮弁はうっ血しています．C) 縫合直後です．D) 術後2カ月です．皮弁は生着しています

2) 縫合上の注意

① 鼻孔縁部の創では，解剖学的にゆがみのないように縫合しないと，鼻孔の変形や段差を生じます
② 全層に至る創では，鼻孔の狭窄や変形を起こさないように，まず吸収糸で鼻腔側を正しい位置に縫合します．トリミングはできるだけ行わないようにします
③ 皮脂腺の多い部分ですので，**真皮縫合を浅くかけるとほかの部位に比べて感染を起こしやすくなります．真皮縫合は行わないか深くかけるかします**
④ 軟骨の断裂があれば，6-0，5-0の吸収糸あるいは非吸収糸で縫合しておきます
⑤ 鼻尖部は可動性が小さいため，小範囲の皮膚欠損でも縫合が困難なことがあります．無理に寄せると創の離開を起こしたり，凸凹の変形を残したりします

> **memo** 創治癒が良好な場所ですので，皮膚の小欠損はそのまま縫合しなくても目立たない瘢痕となります．

4 耳

耳介は，皮膚—軟骨—皮膚の3層構造を有し，複雑に凹凸を形成しています．縫合に際しては，変形をきたさないように注意が必要です．

1) 耳の特徴

凹凸が多く，自由縁を有するため，正しい位置に縫合しないと変形を残します．耳介がほとんどちぎれそうになっている場合でも，血行がよいため，ほとんどの場合壊死に陥ることはありません（図10）．切除せずに元に戻して縫合します．耳介の一部が完全に切断されている場合も元に戻して縫合しますが，この場合は生着は困難です．

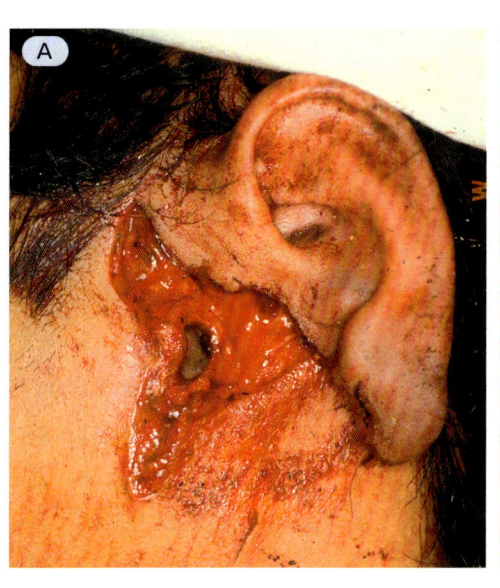

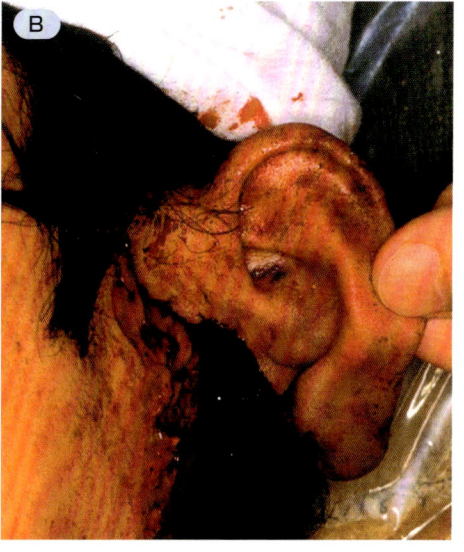

図10 耳介の不全切断
このように一部分のみでつながっているような場合も，壊死することなく全生着が可能です．A) 耳介は上部の皮膚のみで側頭部と連続しています．B) 指で耳介を持ち上げたところ

2) 縫合上の注意
① 耳輪まで切れている場合は，まず耳輪部で正しい位置に仮留めの糸を通し，牽引用とします
② 耳介の凹凸を目安に所々に仮留めを行います
③ 全層で切れている場合は，皮膚―軟骨（あるいは軟骨膜）―皮膚の順に縫合します．軟骨（または軟骨膜）は6-0くらいの細い，できれば透明な吸収糸で縫合しておきます
④ 軟骨はフレームワークとして重要ですので，正しい位置に戻さないと耳介の変形をきたします

> ⚠️ **注意** 術後，耳介の発赤，腫脹，疼痛などがみられたら軟骨膜炎を疑って切開排膿を行い，抗生物質の投与を行います．炎症が長引くと耳介の高度の変形をきたします．方向を考えて切開すれば，傷はほとんど目立たなくなります

5 口唇

口唇も自由縁を有し，かつ赤唇と白唇が存在しますので，不用意な縫合によって目立つ変形を残します（図11）．縫合にあたっては，まず赤唇と白唇の境界部を合わせるようにします．

1) 口唇の特徴

口唇には白唇と赤唇の境界に赤唇縁があり，両側には口角があります．また，赤唇部は自由縁となっていますが，外傷によりこれらには目立つ段差や変形が容易に生じます．口唇は犬咬傷の好発部位でもあります（図12）．

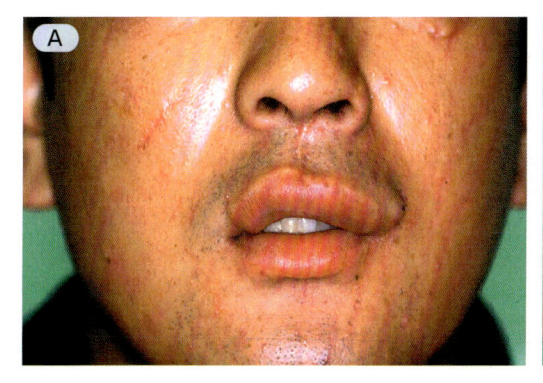

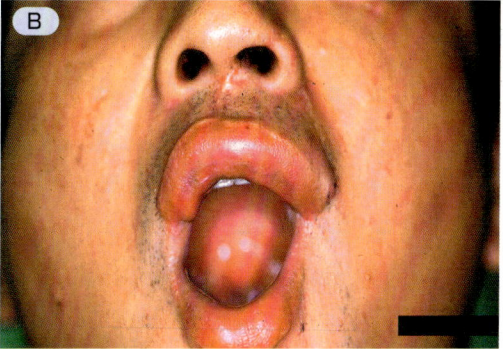

図11 縫合による口唇のずれ
まず，赤唇と白唇の境目（赤唇縁）を合わせるようにしないと，大きな変形を残します．A) 両側の口角部にかかる瘢痕．B) 開口により，両側口角部の変形が目立ちます

I-§2-4 特殊な創の縫合

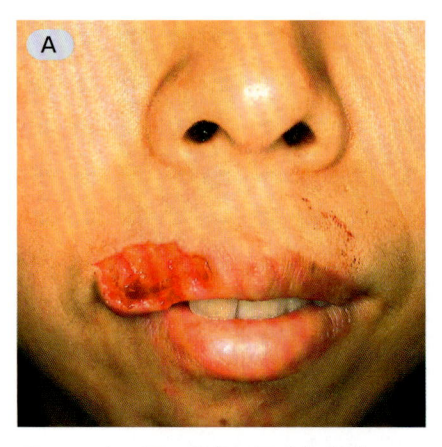

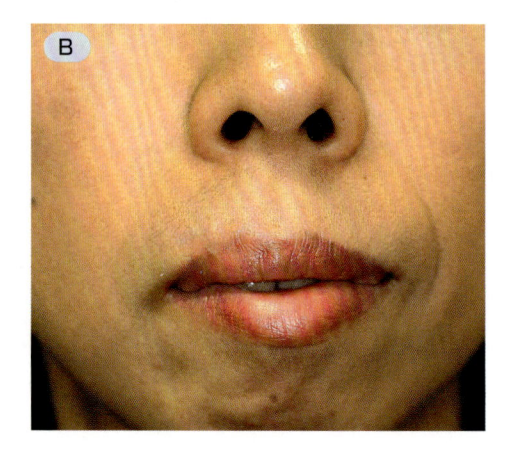

図12　上口唇の皮膚欠損（犬咬創）
上口唇や眼瞼は，欠損が大きそうでも，見た目ほどではないことが多くあります．この症例では，解剖学的にゆがみがこない程度に創を寄せて縫合し，半分ほど残った欠損創は，そのままとしました．Bは1年後です．
上口唇の場合は，無理に縫合せず開放創のままにしておいて，いい結果を得られることが多くあります

> **memo** 犬咬傷などによる口唇の皮膚欠損は，小さなものや大きなものは一期的に縫合処置や再建術を行いますが，2センチ前後の中程度の大きさのものは，一般に開放創のまま処置を行います．創は3週間ほどで閉鎖し，比較的よい結果が得られます．必要があれば，半年以降に再建術を行います．

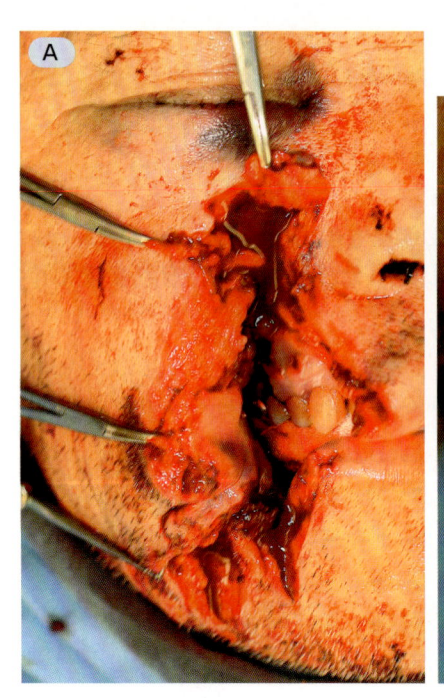

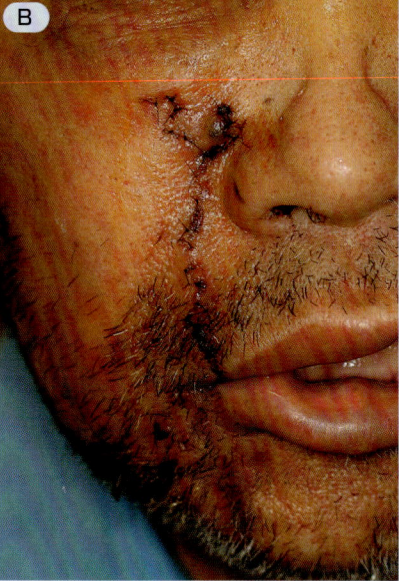

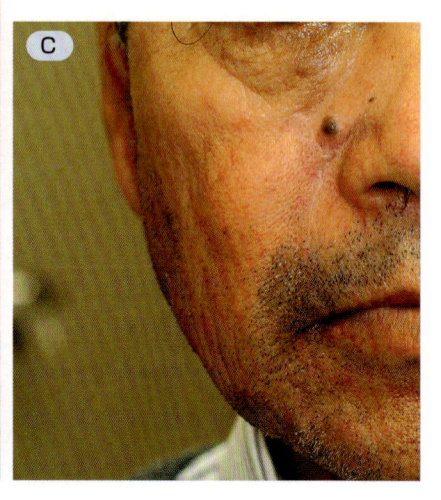

図13　口唇部の縫合
口唇部では，まず赤唇縁など目印となる部分を探し出し，正確に合わせるようにします（Bは縫合後1週間，Cは縫合後8カ月の状態です）

2）縫合上の注意

① 赤唇縁にかかる創では，まず赤唇縁を合わせるように赤唇縁かその1～2 mm離れたところに縫合糸を掛けます（図13）．エピネフリン入りの局所麻酔薬の注射により血管が収縮し，赤唇部が白くなって赤唇と白唇の境目がわかりにくくなりますので，注射の前にマーキングしておきます

② 下口唇では転倒などにより，切歯による貫通創がよく起こります．洗浄の後，皮膚側は5-0か6-0のナイロン糸などで真皮縫合を行い，皮膚は7-0ナイロン糸で縫合します．粘膜側は5-0くらいの吸収糸で，血腫を生じないように疎に縫合します．感染が心配なときは皮膚側にペンローズドレーンを留置します

6 口腔

口腔粘膜は治癒が早く，感染にも比較的強い部位です．早期に融ける合成吸収糸の使用は，抜糸の必要がなく便利です．

1）口腔の特徴

口腔粘膜は治癒が早く，感染にも比較的強い部位です．舌も含めて，1cm前後までの小さな口腔内の傷は，創の離開が少なく，また出血が止まっていれば縫合をしなくてもきれいに治ることがほとんどです（図14）．

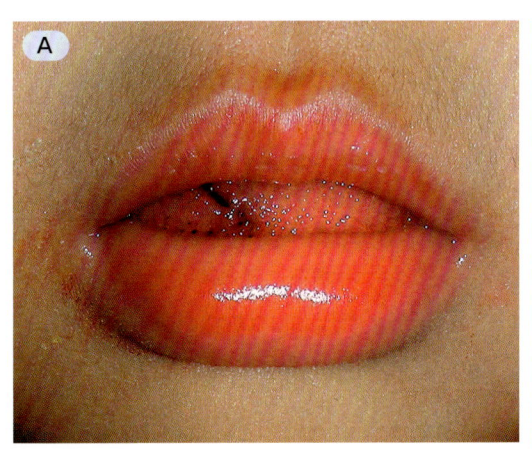

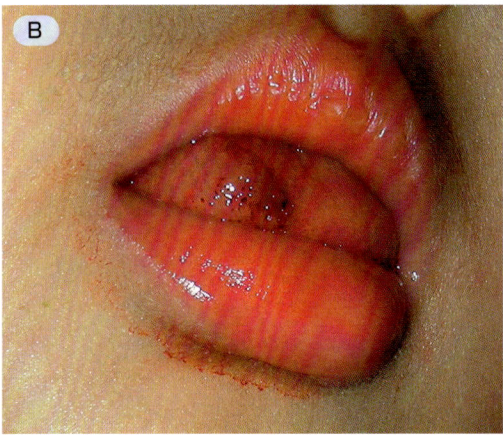

図14 舌挫創
小児の転倒時によくみられます．局所麻酔で口をこじ開けて縫合するのは大変です．1cm前後の傷で，出血も止まっており，傷もそれほど開いていなければ，ある程度深い傷でもそのまま様子をみてもいいでしょう

2）縫合上の注意

① 数週で脱落するような合成吸収糸の使用は抜糸不要であり，便利です．口腔内では一般に5-0くらいの糸（バイクリル®，デキソン®など）が使用されます．モノフィラメントの縫合糸は一般に硬く，断端が粘膜に当たって違和感を訴えることがあります

② 皮下縫合や真皮縫合は不要な場合が多く（もちろん，行えればそれに越したことはありません），そのかわり表面を縫合する糸を深くかけておきます

③ 舌は組織が脆く，糸を強く結ぶと受傷後の腫脹によって組織が切れ，創が離開することがありますので，**4-0くらいの糸を使用し，強く結ばないようにします**

> **memo**
> ① 口腔粘膜の創部や縫合部には数日間は白苔が付着し，あたかも化膿したかのようにみえます．局所の疼痛や腫脹，発熱などにより感染かどうか判断します
> ② 幼児では，転んだときに上口唇小帯が切れることがよくあります．来院時には出血は止まっていることが多く，特に処置をする必要はありません

> ⚠️ **注 意** 口腔内の縫合に際しては，耳下腺管開孔部（上顎第2大臼歯に対応する頬粘膜）を結紮したり針で損傷したりしないよう注意が必要です

7 膝

膝は関節部であり，屈曲により創縁に強い力が加わるため，創の離開や壊死をきたしやすい部位です．

1）膝の特徴

膝は関節部であり，屈曲により創縁に強い力が加わり，また膝の大きな手術の後には強い腫れをきたして

創の離開や壊死をきたしやすい部位です．特に，大きな垂直マットレス縫合（**p71参照**）を加えて糸を締め上げた場合に皮膚の壊死を起こします．抜糸後に離開することもあります．**このように強い緊張がかかるような場所では，特に真皮縫合が有効となります．**

2）縫合上の注意

① 4-0や3-0のナイロン糸または吸収糸で真皮縫合を行います
② 真皮縫合に際しては，**確実に糸が真皮にかかるようにします**．これが不十分なことが抜糸後の創離開の主原因の1つと思われます
③ 真皮縫合も大きく密にかけすぎると皮膚の血行障害を起こし，皮膚の壊死が生じます
④ 膝をついたときに床に当たる部分に太い非吸収糸で真皮縫合を行うと，将来，その部を床に着いたときに痛みの原因となることがあるため，吸収糸を使用します
⑤ 垂直マットレス縫合もよい適応ですが，大きく糸をかけすぎたり，強く密に縫合しすぎたりしないように注意します
⑥ 縫合後はテープ固定にて補強し，3週間くらいは強く膝を曲げないようにします．あるいはシーネなどで固定します
⑦ 抜糸は，真皮縫合が適切に施されていない場合は急がず，2週以後（ときには3週間以上）とします．モノフィラメントの合成糸であれば，長く残してもほとんど問題ありません

8　陰　部

陰部は汚染されやすく，また緊張のかかりやすい部位でもあり，創の閉鎖にあたってはそれらに対する配慮が必要です．

1）陰部の特徴

陰部は尿や便で汚染されやすく，またしゃがんだりしたときに緊張がかかりやすい部位です．さらに蒸れやすい場所でもあります．ただし，創縁が隙間なく閉鎖してあれば，尿や便で汚れても，その都度生理食塩水などで洗浄しておけば特に感染しやすいということはありません．

2）創閉鎖上の注意

① ある程度の緊張がかかってもいいように，皮下縫合や真皮縫合を確実に行います
② 縫合糸による皮膚縫合の代わりに接着剤を用いて膜をつくり，汚染などからの創の保護を図るのもいいでしょう
③ フィルム材で保護するのもいいですが，動いたり蒸れたりする場所ですので剥がれやすいのが難点です．剥がれにくいように安息香チンキなどを使用するのも一法です
④ しゃがんだときに強い緊張がかかる部位では，3週間ほどはしゃがむ動作を禁止します

9　下　腿

下腿は皮膚に余裕がなく，血行も悪い部位です．

1）下腿の特徴

下腿，特に脛骨前面やアキレス腱周囲は皮膚に余裕がなく，また血行もよくありません．そのため縫合創縁は容易に壊死に陥り，離開しやすい部位です．

2）創閉鎖上の注意

① 真皮縫合や皮膚縫合に際して，**糸を大きく密にかけたり，強く結んだりしないようにします**
② 糸結びの強さは，創縁が合えばそれ以上は強く結ばないようにし，緩んだりほどけたりしないように5回くらい結んだ後，上からテープ固定を行っておきます
③ 緊張が強い場合は抜糸は遅らせるようにし，抜糸後はさらにテーピングを1〜2週以上行います
④ 高齢者では下腿の皮膚の剥脱創がよく起こりますが，この場合も同じような処置を行います．血行の悪そうな創では，糸を大きく掛けたり，密に縫合したりしないようにします（図15）

I -§2-4 特殊な創の縫合

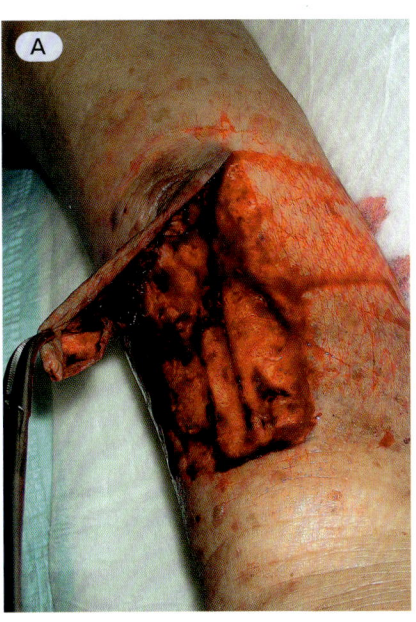

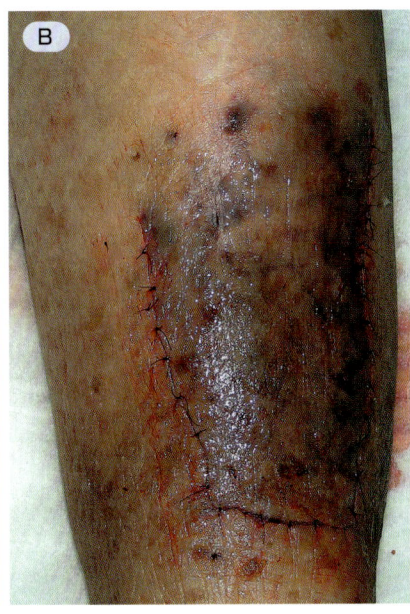

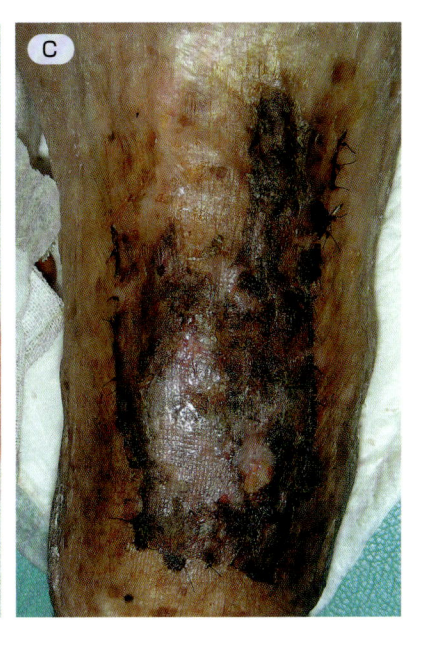

図15 下腿の剥脱創
お年寄りの方は，皮膚が薄く，転倒などで皮膚の剥脱がよく起こります．皮弁の血行を損なわないように，一部細い糸で間隔を開けて小さく縫合し，血腫予防のため軽く圧迫しておきます．一部潰瘍がみられますが，ほとんどの部分は壊死に陥っていません．B）縫合後3日目です．皮弁のうっ血がみられます．C）縫合後1カ月です．ほとんどの部分が表皮のみの壊死ですみました

> ⚠️ **注意** 下腿の縫合創に壊死や離開が多いことはよく知られています．そのためか，一般に見受けられる縫合の誤りは，創縁の離開を防ごうと，創縁から遠くに針糸を通して創縁がかなり盛り上がるくらいに強く縫合してあることです．これではかえって創縁に過度の緊張がかかり，皮膚は循環障害を起こして壊死に陥ります．その結果，創は離開してしまいます

10 足

　足，特に足底は荷重部であり，角質も厚く，創が離開しやすい部位です．

1）足，特に足底の特徴

　足底は荷重部であり，創が離開しやすいという特徴があります．荷重を避けるようにしてもある程度の力はかかりやすく，細い糸で縫合すると組織が切れて創の離開を起こすことがあります．また角質が厚く，縫

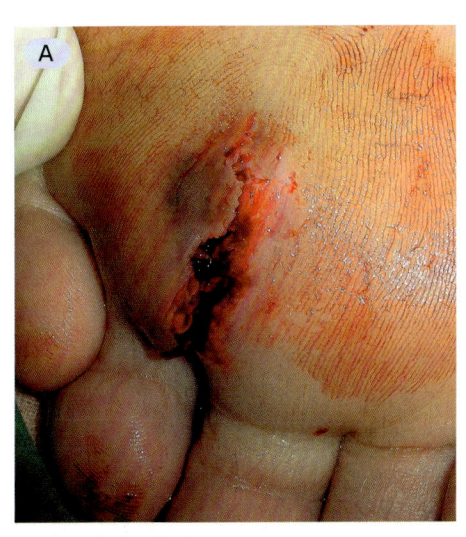

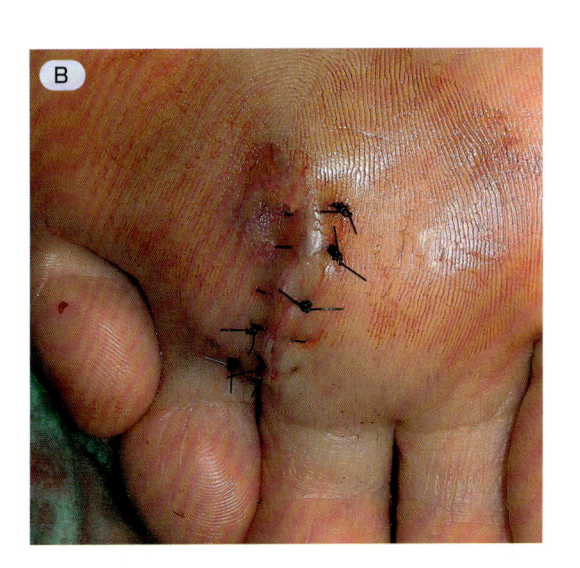

図16 足底の挫創
足底は荷重部で，しかも皮膚が脆いため，創が離開しやすい場所です．皮膚が斜めに切れていることが多くあります（A）．4-0，3-0などの太い合成糸を使用して垂直マットレス縫合などを行います（B）．抜糸は2週以降に行い，その後も1〜2週間は全体重をかけないように指導します

89

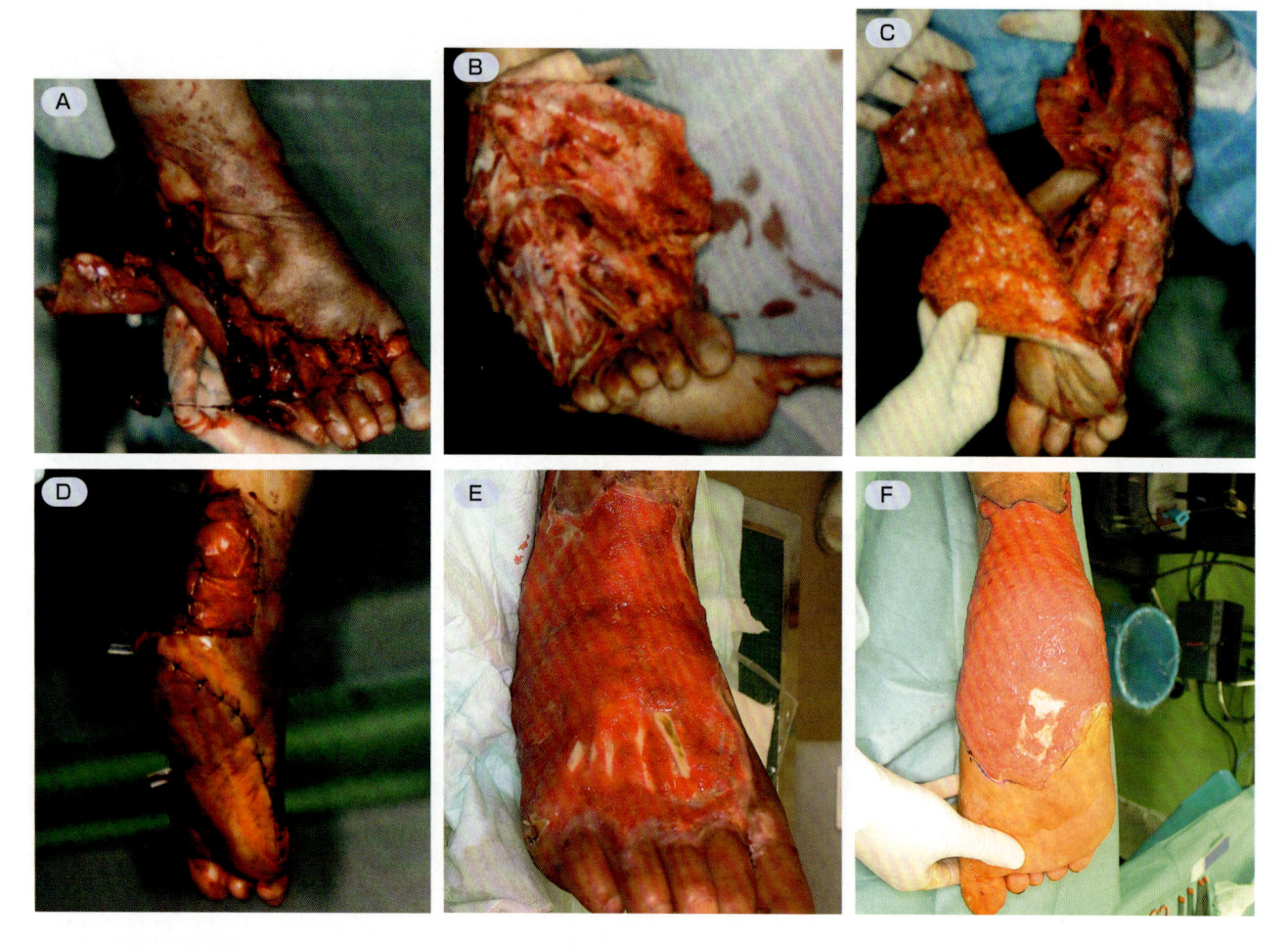

図17 足部の剥脱創
洗浄の後に縫合しましたが，剥脱部はほとんど壊死に陥り，広範な皮膚欠損を生じました．最初は血行がよさそうにみえても数日後には壊死に陥ることが多くあります．A〜C）足底・足背の剥脱創です．D）縫合直後です．E，F）剥脱されていた部分の皮膚はほとんど壊死しました．その後，肉芽が形成されています

合に際して真皮同士が合いにくいということもあります．しかも，足底（手掌も）で真皮縫合を行うと，縫合糸の持続的な刺激でその部に角質増殖を起こし，胼胝や鶏眼を形成してしまうため，一般に真皮縫合は行われません．また，足部を含めた下肢では交通外傷（タイヤによることが多い）などにより剥脱創の起こりやすい部位です．広範な剥脱創では剥脱された皮膚を元に戻しても壊死に陥ることがほとんどです（図17）．そのためはじめから剥脱された皮膚を薄くし，分層植皮することも多くあります．

2）足底の縫合上の注意
① 足底の縫合に関しては，太い4-0や3-0ナイロン糸などで垂直マットレス縫合を行い，さらに上からテープ固定します（図16）．その上にフィルムドレッシングを行うのもいいでしょう
② 真皮縫合を行う場合は，7-0や6-0のモノフィラメントの合成吸収糸を真皮のもっとも深い位置にかけます．糸は短く切っておきます
③ 創が離開しても，治りのいい部分ですので，1cm前後であれば無理に再縫合せずにそのまま処置して，自然閉鎖を待つこともあります

> **ポイント** 足底では真皮が脆く，また，体重がかかりやすい部位です．さらに，鶏眼の発生予防のため真皮縫合を行いませんので，縫合創は離開しやすくなります．しかし，傷はきれいになりやすい部位なので，縫合に際しては，太い糸を大きくかけて垂直マットレス縫合を行います．そのため，密に縫合する必要はありません

> **注意** 角質は死んだ組織なので，縫合しても癒合しません．そのため，抜糸後，角質層は離開し，あたかも創そのものが離開したかのように見えることがありますが，心配はいりません

PART I 縫合

§2.実践

5 デブリードマン（創郭清）

吉本信也

*デブリードマンは，感染の防止や円滑な創傷治癒を得るために行われます．これにより，創はすみやかに治癒し，瘢痕の量も少なくきれいな傷に仕上がります．

1 適 応

　デブリードマンは，第1期癒合をめざす第一歩として新鮮創や陳旧肉芽創などに対して行われます．新鮮創ではすべての創に適応されるわけではありません．むしろ，一般外来においては，適応のある症例は少ないと思われます．また，多かれ少なかれ正常組織の犠牲を伴い，重要な組織の損傷の危険性もありますので，適応を選びます．
　新鮮創では，一般に外科的デブリードマンが行われますが，その適応となるのは以下の組織です．

> ①（皮膚，皮下組織などの）壊死組織
> ② 挫滅組織
> ③ 血行不全で壊死する可能性が非常に高いと思われる組織
> ④ 付着した異物が除去しにくい組織

　陳旧肉芽創では，不良肉芽や壊死物質，線維化した組織などの除去を行います．
　これらの組織は，残すと感染源や創の遷延治癒，目立つ瘢痕などの原因となるため切除します．ただし，顔面・手掌・足底などでは，挫滅が強いと思われる組織や血行が悪いと思われる組織でも，予想以上に生着したりきれいになったりすることがあります．またこれらの部位では，切除により組織が不足すると美容的・機能的に問題を生じやすく，さらに手掌・足底では代用として植皮できるような厚く，強い皮膚がほかにありません（**Part I - §2 - 4 参照**）．そのため，これらの部位ではデブリードマンは原則として行わないようにします．どうしても行う場合は最小限にとどめ，疑わしい組織は残すようにします．

2 方 法

1）新鮮創における外科的デブリードマン
　目的の組織を少しずつ切除していきますが，犠牲を最小限に止めるようにします．
① 麻酔（局所あるいは全身麻酔）を行います．
② 生理食塩水で，創の周囲および創の洗浄を行い，異物を洗い流します．
③ 洗浄でとれない異物を，鑷子や鋏を用いて除去します．
④ 明らかに生存不可能と思われる組織を切除します．
⑤ この間，適宜，洗浄を行いますが，さらに最後に丁寧に洗浄します．

　デブリードマンの最中に，挫滅された組織が生存しうるかどうか，どの範囲まで切除するかの判断法にはいくつかありますが，実際は多くの場合，判断するのは非常に困難です．以下の場合は生存困難です．

> ① 組織断端からの出血がみられない
> ② 組織のうっ血（赤黒っぽい）や虚血（白っぽい）が強い
> ③ 組織を指先で圧迫して退色させ，それを解除したときの色の戻りが4～5秒以上かかる
> ④ 洗浄したとき白くなって浮いている
> ⑤ 皮膚に針を刺しても出血しない

I-§2-5 デブリードマン（創郭清）

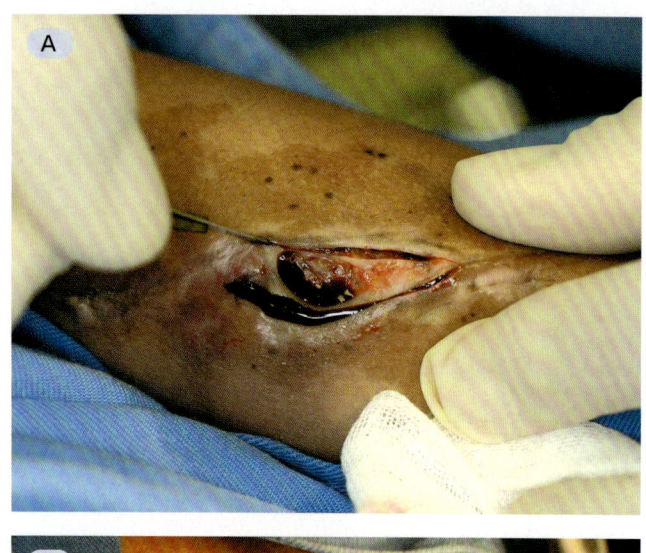

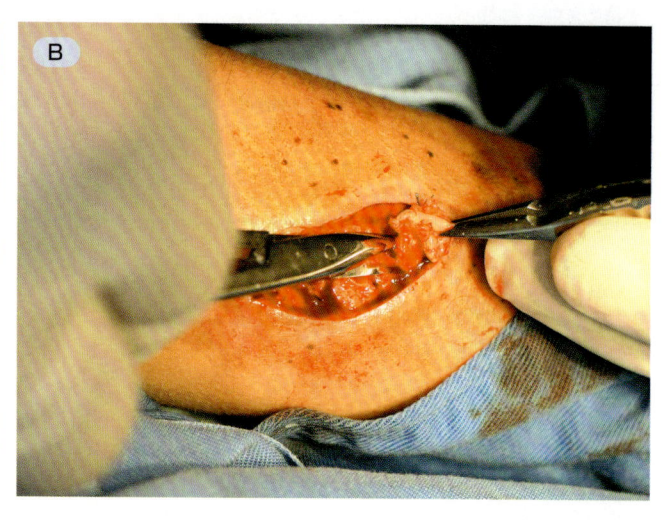

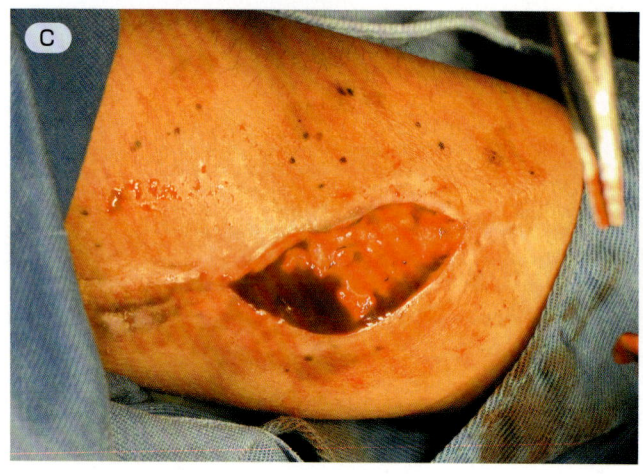

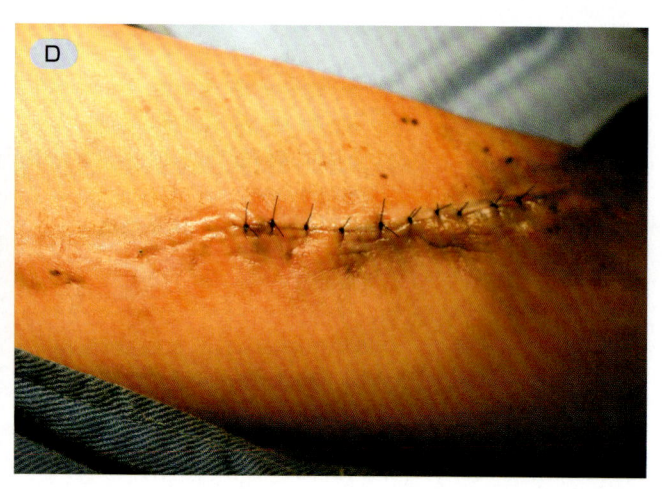

図　陳旧肉芽創のデブリードマン
離開した縫合創を2次的にデブリードマンし，縫合しました．A）創縁の皮膚を必要最小限度含めて切開します．B）血行不良な不良肉芽や壊死組織，線維化した組織を切除しているところです．C）デブリードマンが終了したところです．D）縫合が終了したところです

⑥四肢の広範な剥脱創などに対して止血帯を装着し，上肢で250mmHg，下肢で350mmHgの圧を加えて5分後に解除したとき，発赤がなく白いままの組織

2）陳旧肉芽創に対するデブリードマン

①化学的郭清術（酵素学的郭清術）：壊死組織融解酵素薬を用いる方法．
②顕微鏡的郭清術：生理食塩水で湿らせたガーゼを創部に当て，異物や壊死組織を付着させてガーゼ交換のたびに除去する方法．
③**外科的郭清術**（物理的郭清術，図）：メスや鋏を用いて創や創周囲の不良肉芽や壊死物質，線維化した組織などを除去する方法．

3　注意点

デブリードマンに際しては，直視下に壊死組織のみを切除し，重要な組織を損傷しないよう注意が必要です．

デブリードマンにあたっては，以下のことに留意します．
① 顔面や手掌，足底では原則としてデブリードマンは行いません
② エピネフリン入りの局所麻酔薬を使用した場合，その血管収縮作用により血行の悪い組織と見誤られることがあるので，注意が必要です

③ 血管や神経，そのほかの重要な組織を損傷しないよう留意します．また，これらの臓器は挫滅がみられてもできるだけ温存します
④ 組織の切除により出血しやすいので，十分に止血しながら行います．止血が不十分な場合は，ドレーンの留置および創部の圧迫を行い，血腫を予防します

> **ポイント** 汚染がある程度高度な場合，大きな異物は完全に除去できても小さな異物まですべて除去することは不可能です．このようなときでも，ほとんどの場合は，十分な洗浄と必要に応じてのドレーン留置により，感染を予防することが可能です

PART I 縫合

§2.実践

6 出血のコントロール

吉本信也

*出血は，創の処置をやりにくくすると同時に，生命までも脅かします．創においては，大きな出血があれば，まず止血を行い，処置にあたっては出血の予防が大事です．そのため，さまざまな止血法を身につけ，適宜使い分けるようにします．

1 駆血

出血のコントロールおよび無血野の確保は外科手技を行う際の理想ですが，四肢では，駆血および止血帯の使用によりこれらが可能となります．

> **memo** 止血帯と駆血帯は同じ意味で用いられることがありますが，厳密には止血帯は血流を遮断するために用いるものであり，駆血帯は血液やリンパ液を中枢へ追いやるためのゴムの帯などをいいます．

1）駆血の意義

大きな創や深い創の処置や郭清などを行う場合，創からの出血が多くなったり，出血のため術野の確保が困難になったりします．そのため，神経などの重要な組織を損傷したり，特に小児などでは輸血が必要になるような相対的な大出血をきたしたりすることがあります．このような場合，四肢では空気圧を利用した止血帯（ターニケット）を使用することにより出血を抑え，かつ術野を確保することが可能となります．

2）駆血の実際

上肢では上腕に，下肢では大腿部に止血帯を装着します．駆血帯であるゴムバンド（エスマルヒ）を患肢の末梢から締め上げるように巻き上げていって駆血を行い，止血帯の近くまで巻き上げたところで，止血帯に空気を送り込みます．圧は上肢で200～250 mmHg，下肢で300 mmHg前後です．

3）注意点

①局所麻酔下では，駆血部より末梢に麻酔を効かせていないと駆血の痛み（ターニケットペイン）に耐えられず，駆血を長時間行うことは困難です．

②長時間の阻血により組織に損傷をきたすため，**止血時間は1時間半が目安であり，それよりも長く行う場合は，いったん止血帯を解除し，10分ほど待ってから再度駆血・止血を行います．**

③駆血の解除前は，血管の断端など出血の予想されるところは止血しておきます．駆血を解除すると駆血されていた部分はリバウンド現象で充血し，創部全体から多量の出血をみますので，解除前に創部に生食ガーゼなどを厚めに当てて手や包帯で圧迫し，患肢を10分前後挙上します．充血が収まってきたら圧迫しているガーゼの下を端から少しずつ観察し，出血点があれば順次止血していきます．圧迫を一度に外すと多量の出血をきたします．

④止血帯がない場合は，巻き上げた駆血帯を中枢部で何重かに強く巻いてその上からガーゼなどで縛って留め，末梢側に巻いているエスマルヒを解くことによって，止血帯の代用ができます（図1）．前腕や下腿で止血を行った場合，ここには2本ずつ骨があり，しばらくするとそれらの骨の間の動脈の血行が自然と再開し，出血することがあります．

⑤指趾では，ネラトンカテーテルなどを基部に巻き，解けないようにペアンなどで留めることによって止血します（図2）．

94

Ⅰ-§2-6 出血のコントロール

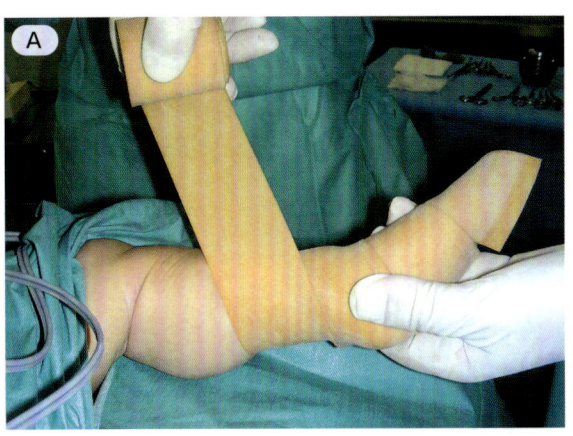

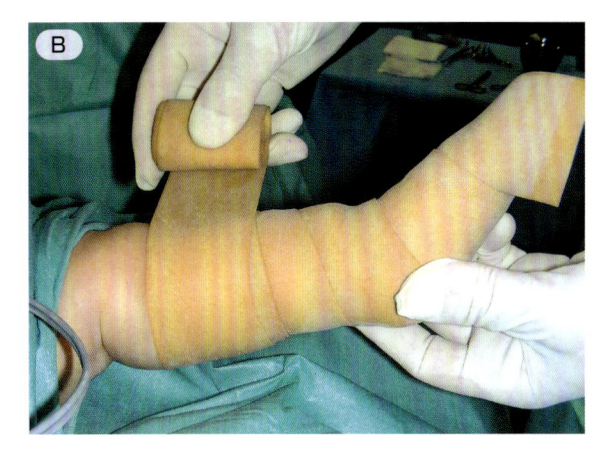

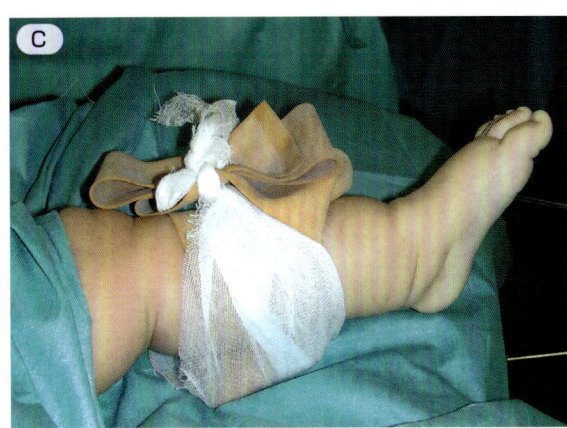

図1 エスマルヒによる止血
駆血したエスマルヒをそのまま止血帯代わりに使用することがあります．A) エスマルヒで駆血します．B) 最後の部分は二重，三重に巻いて緩まないようにします．C) 末梢側のエスマルヒを途中まで解いて，固定します

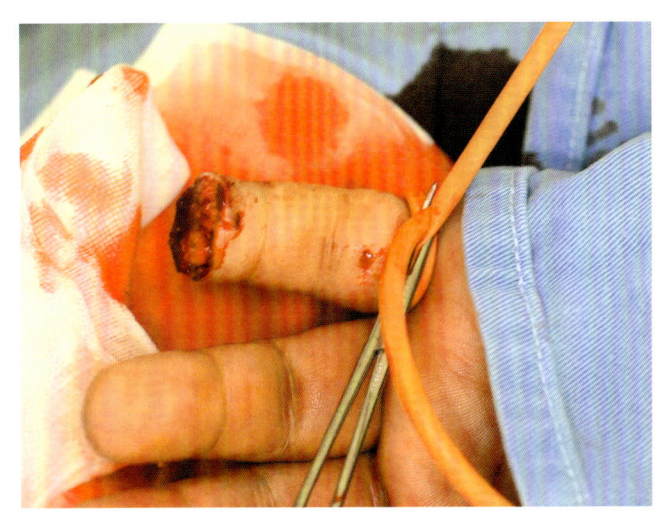

図2 指の止血
指での止血は，基部をゴムバンドなどで圧迫することによって可能です

⚠注意
①下肢で，止血帯代わりに用いた駆血帯を膝の直下に装着して圧を加えたままにしておくと，腓骨頭部で皮下の浅い部分を走る止血帯の空気が抜けたり，止血帯代わりに用いた駆血帯の圧（少なくとも動脈圧以上）が弱かったりすると，止血帯より末梢側は逆にうっ血して出血が多くなります
②腓骨神経を圧迫して麻痺を起こしますので，膝の直下では止血しないよう注意が必要です

2　止血法（圧迫と結紮）

　止血は外科医にとって重要な基本手技であり，瘢痕をきれいに仕上げるためにも重要です．状況に応じていろいろな止血法を使い分けることが必要になります．

1) 止血の重要性

多量の出血は生命を脅かします．また，少量の出血であっても術野の妨げとなり，皮下血腫を形成した場合は創傷治癒を遷延させたり，感染の原因となったりします．さらに，血腫は後に瘢痕となり，美容的にも問題を残します．このような出血をコントロールすることは基本的な外科手技で，肉眼的な出血は完全に止める必要があります．止血法には以下のような方法があります．

2) 止血の実際（図3）

❶圧迫法

出血点が多い場合や不明な場合は，とりあえず乾ガーゼや絞った生食ガーゼなどを当てて，出血が収まるまで手などで数分間圧迫します．このとき，**5,000～10万倍のエピネフリン入りの生理食塩水に浸したガーゼで圧迫すると血管が収縮し，止血しやすくなります**．数分すると小さい血管からの出血は止まりますが，ある程度大きな血管の止血は困難なので，圧迫しているガーゼを端から少しずつずらしながら出血点を1つ1つ確認し，電気凝固や結紮などを行います．

❷結紮法（図3B）

動脈性の出血や切断すべき血管が太く明らかな場合は，モスキートペアン鉗子などの先端で血管を挟み，糸で結紮します．血管の太さや動脈か静脈かによって糸の太さを変えます．一般に6-0～4-0のナイロン糸が用いられますが，ナイロン糸は外れやすいので確実に縛ります．外れやすそうな場合は，結紮糸を針で血管周囲の組織に掛けておいてから結紮したり，絹糸を用いたりします．また，近位側は二重結紮（2カ所での結紮）することもあります．

> **memo** 皮膚や皮下組織の出血に対しては電気メスによる凝固法が多用されますが，比較的大きな動脈や大きな血管，腹腔内など確実な止血が要求される場合は結紮が行われます．

❸結紮縫合法（図3C）

出血点が同定できないときなどに，出血部周囲の組織に針糸を掛けて結紮する方法です．神経や大きな血管などを損傷しないように注意が必要です．

❹圧挫法（図3A）

それほど大きくない血管であれば，術中，出血点をペアン鉗子やコッヘル鉗子で挟んだままにしておきます．しばらくすると止血され，異物である糸も残しませんが，術後の再出血の恐れがあります．

❺捻転法

血管をペアン鉗子で挟み，数回回転させて止血させますが，これのみでは不確実です．

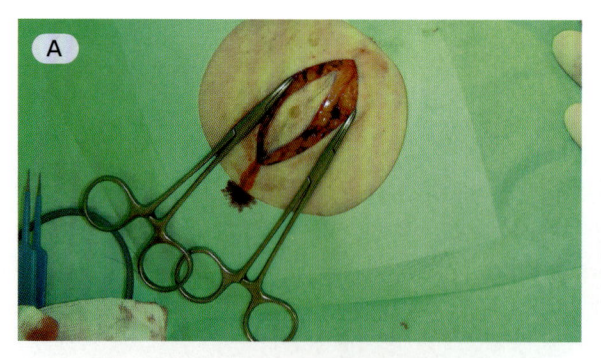

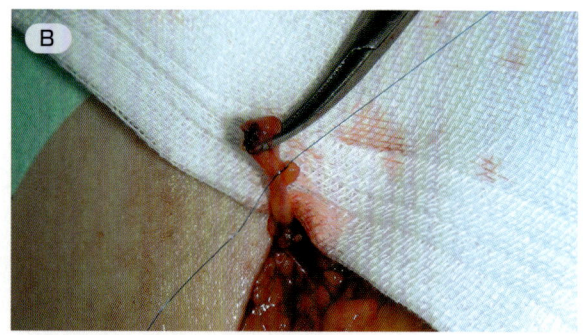

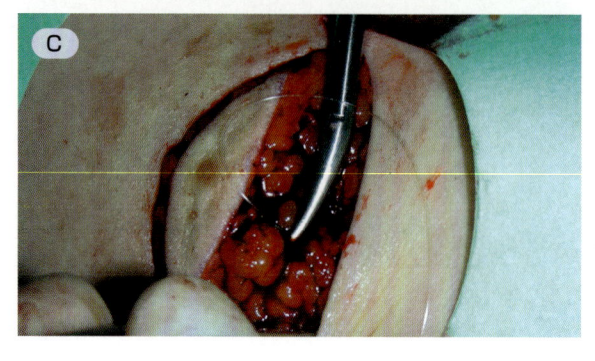

図3 止血法
A）圧挫法．出血部をペアンなどで挟んでおきます．数十分して外すと止血されています．ペアンを回転させて血管を捻転させ，止血を図る捻転止血法もありますが，確実ではありません．B）結紮法．大きな血管を切る場合は結紮します．C）結紮縫合法．出血部が不明な場合などは，出血部の周囲に2～3回，お互い異なった方向に糸を掛け，結紮します

❻電気凝固法（「3．電気メスの使い方」参照）
❼薬剤・材料

　エピネフリン（血管収縮の目的で局所麻酔薬に混和して使用します），血管クリップ（図4），骨蝋（bone wax：骨からの出血部に塗り込んで物理的に止血します），トロンビン®などの凝固因子様作用薬・サージセル®などのセルロース製剤・スポンゼル®などのゼラチン製剤・ボルヒール®などのフィブリノゲン製剤（これらは，創面全体からじわじわと湧いてくるような出血で，圧迫の効かないような創面に対して使用します）（図5）．血液製剤の使用は最少限度にとどめた方がよいでしょう．また，骨蝋は異物で，感染の原因となることがありますので，使用量は必要最少限度とします．

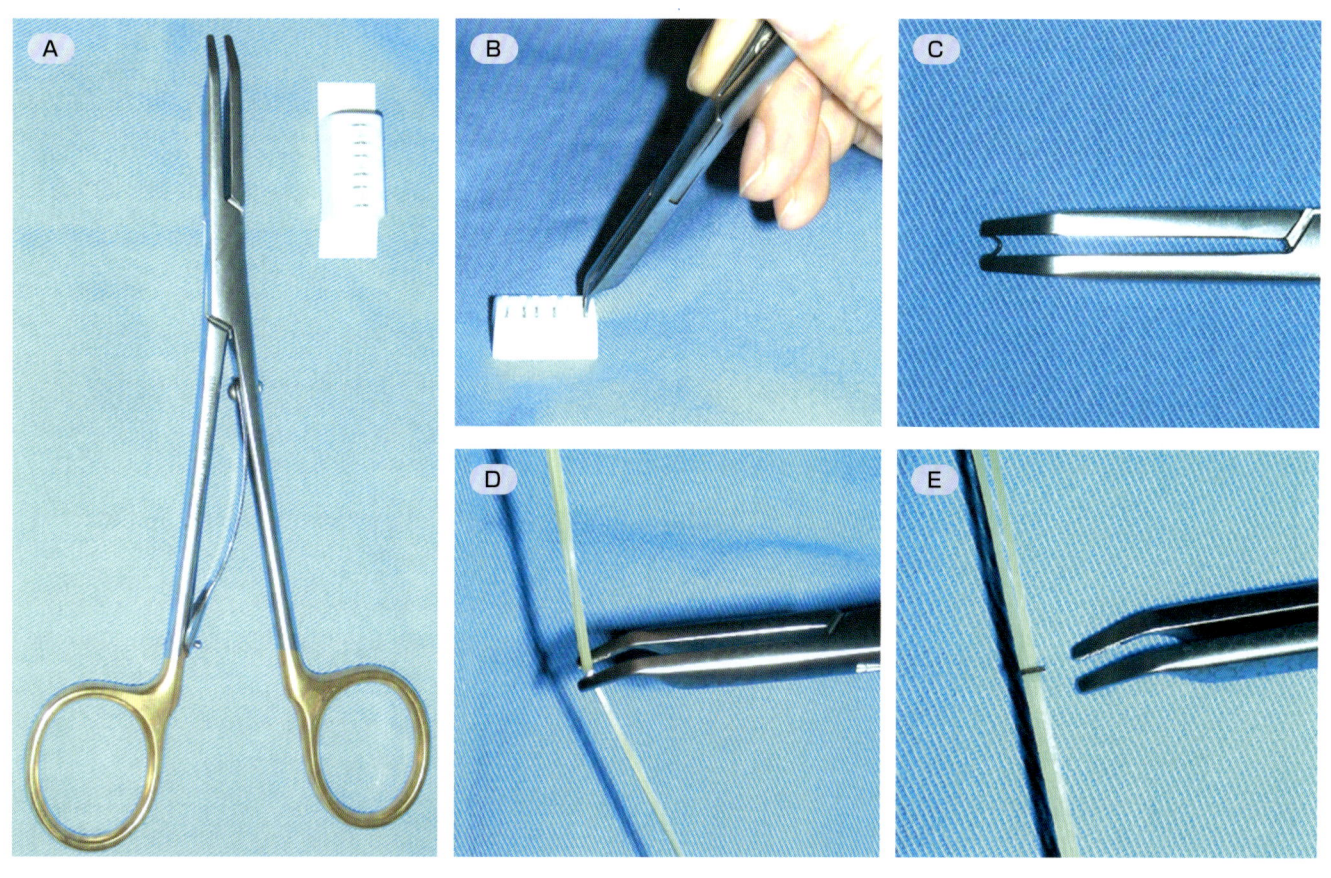

図4　血管クリップによる止血法
A) 鉗子と血管クリップです．B) クリップを鉗子へ装着しているところです．C) 装着されたクリップです．D) クリップで留めているところです．
E) クリップで留めた直後です

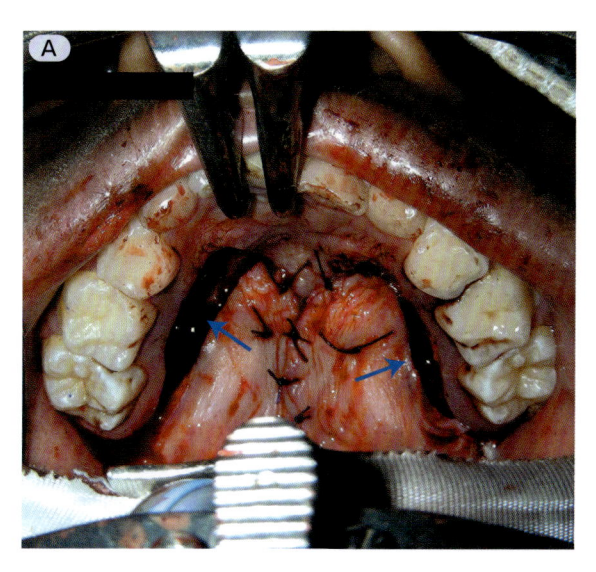

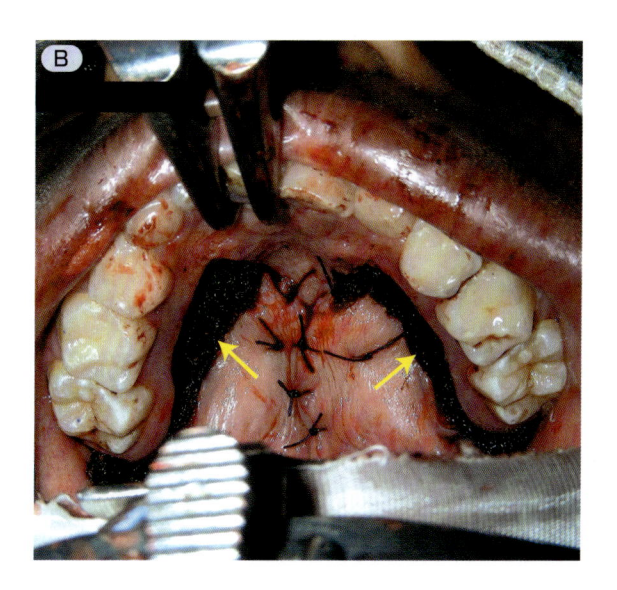

図5　止血材料による止血
骨の露出面（→）で，圧迫の効かない場合などは，創面の保護をかねて止血材料による止血を行うことがあります〔骨露出面へのサージセル®の充填（⇒）〕

❽その他

全身疾患があればその対策を行います．抗凝固薬を使用中であればその減量や中止，凝固薬の投与などを行います．

3）注意点

奥の見えない部位での大出血に対しては慌ててしまい，ついつい盲目的にモスキートペアン鉗子などで摘み，結紮したり電気メスで焼いたりしがちですが，神経など，大事な組織の損傷の危険性が大きくなります．また，このような場合の大出血は，比較的大きな血管の一部が破れて出血していることが多く，**目で確認せずに電気メスなどで焼いても傷口を広げるだけで，さらに出血が増すことが多くあります．**このような場合は，**(エピネフリン加) 生食ガーゼを絞って出血部に確実に圧迫が加わるように創内に充填します．**10分ほどの圧迫で，かなり止血できます．しかし，その部分に再び操作を加えることによって再出血するので，その部位はそのままそっとしておきます．どうしてもその部位に何らかの再操作を加える必要があるときは，まずその周囲の組織をそっと剥離し，**出血点が目で確認できるようにした後，止血します．**閉創時に，止血が不十分と思われたときは，ガーゼなどを厚く当て，伸縮絆創膏や弾力包帯などで圧迫を施したり，ドレーンを留置したりします．

3　電気メスの使い方

細かい血管からの出血や小血管の処理には，電気メスの使用が簡単で便利です．電気メスには，単極（モノポーラ）型電気メスと双極（バイポーラ）型電気メスがあり，皮下の細い動脈くらいの止血なら電気メスで十分です．1人で手術を行う場合はモノポーラ型の使用が便利です．

1）単極（モノポーラ）型電気メス

❶使用法

凝固や切開に使用されます．止血にあたっては凝固モードで使用します．先の細い鑷子などで，余分な組織を挟まないように注意しながら，できるだけ血管の断端のみを挟んで摘み上げます．こうして周囲の組織に熱が及びにくいようにし，助手に，通電しながら電気メスのプローブの先端を鑷子の一部に接触させてもらいます．鑷子の先端に熱が発生し，鑷子で挟んだ組織は凝固されます（図6）．

切開モードを皮下切開に使用すると出血を抑えることができます．この際は，指でスイッチを押しながら電気メスの先端で直接組織を切開していきます．ただし，**周囲の組織も凝固されますので皮膚表面に使用することはできません．**使用によって電気メスの先には焼痂が付着し，絶縁された状態となって電気が流れにくくなりますので，ときどき専用の紙ヤスリなどで焼痂を取り除きながら行います．モノポーラでは，プローブ先端からの電流を逃がすための対極板を体の一部（大腿部など）に貼り付けておく必要があります．

❷注意点

①電気メスの強さは，機械本体の出力をつまみによって調節することで行いますが，出力が強すぎると，

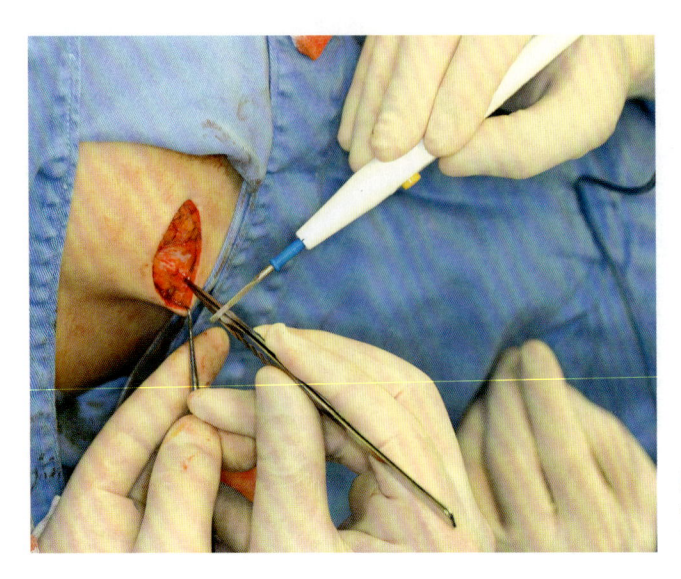

図6　モノポーラ型電気メスによる止血
術者は先の細い鑷子で出血点を挟み，助手にスイッチボタンを押しながら電気メスの先を接触させてもらいます

血管の断端を十分凝固する前に血管が焼き切れてしまい，止血できないことがあります
②ある程度以上大きな動脈や静脈の止血は，電気凝固では不十分なので結紮します
③表皮や神経などの組織に数mm以内の近い部分を凝固する際，特に，電気メスの出力が強い場合は，それらの組織に熱傷や電撃傷を起こしますので注意が必要です
④熱は周囲にも及びますので，大事な組織や神経に接した部分では使用しないようにします
⑤凝固時に，凝固部を挟んでいる鑷子が皮膚などに接していたり，プローブの先が皮膚などの組織に触れたりすると，その部分も凝固されてしまいますので，よく確かめてから凝固します
⑥血管は電気が流れやすく，強く長く通電すると数cm以上凝固されますので，特に皮弁内の血管などは結紮かバイポーラの使用などが安全です
⑦モノポーラ使用時には，心電図などが乱れたりします
⑧心臓ペースメーカーを植え込まれた患者さんでは使用できません

2）双極型（バイポーラ）型電気メス

❶使用法

バイポーラのプローブは鑷子の形になっており，その両電極間に通電されますので，電流の作用範囲が限局されます（図7）．対極板は不要です．凝固したい部分を鑷子の先（両電極）で軽く挟み，フットスイッチを踏むと両電極間に電気が流れて熱が発生し，挟まれた部分は凝固止血されます．**モノポーラと違って周囲に電気が流れにくいため周囲組織の損傷が少なく，顔や手などの手術に向いています．**心臓ペースメーカー使用の患者さんでも使用可能です

❷注意点

バイポーラ鑷子の先端（特に片方の電極）には焼痂が付着しやすく，凝固の効率が悪くなるので頻回に除去する必要があります．

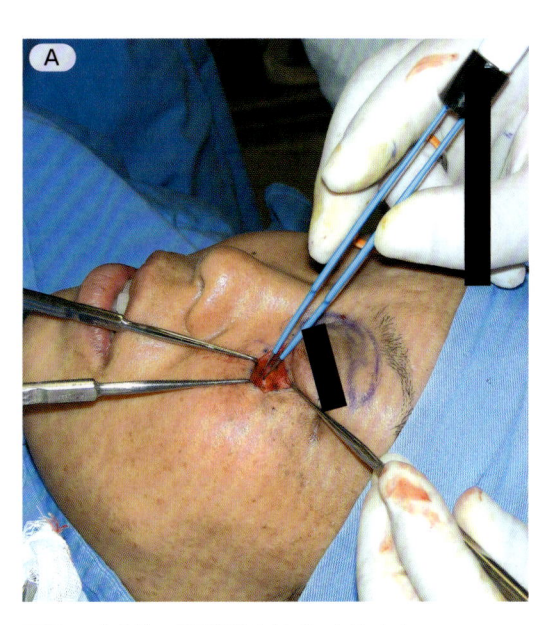

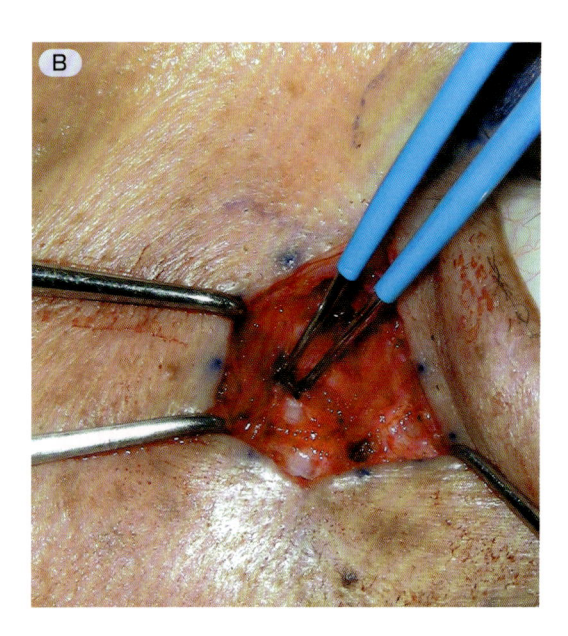

図7　バイポーラ型電気メスによる止血
電気メスの鑷子型プローブの両先端を1〜2mm開き，出血点の両側に当てて，フットスイッチで通電します

> **memo** バイポーラ型電気メスの使用に際しては，鑷子型プローブの両先端で組織を強く挟むと凝固されにくくなります．バイポーラ鑷子の両先端を1〜2mmくらい開けて，凝固したい部分の両端に軽く押し当てるようにするとうまく凝固できます．

⚠️**注意**
①電気メスを直接，皮膚の上に置いておくと，術者や助手の腕などが電気メスのスイッチボタンに触れ，患者さんの皮膚に熱傷を起こすことがあります
②植皮術などでエーテルを使用しているとき，電気メスを使用すると火花で発火し，患者さんに広範な熱傷を起こすことがあります．エーテルなど発火しやすいものの使用時は，電気メスのスイッチは切っておきます

PART I 縫合　§2.実践

7　縫合創の管理

吉本信也

> *創をうまく処理し，きれいに縫合したとしても，その後の管理が十分でないときれいな瘢痕に仕上がらないことがあります．また，さまざまな管理の経過中に思わぬ副損傷を招くことがあります．ここでは縫合創の管理およびその注意点について述べます．

1　ドレッシング

ドレッシングは補助的な処置ではなく，それ自体，治療手技です．創傷管理は，乾燥ドレッシング法と湿潤ドレッシング法があり，湿潤環境下の方がより早い創傷治癒をもたらします．しかし，実際には創傷の場所や経過によって両者を使い分けることがしばしばです．

1）創傷部に対するドレッシングの臨床的意義
① 外界からの保護
② 圧迫
③ 固定
④ 乾燥予防
⑤ 感染防止
⑥ 清浄化（血液，滲出液，膿の吸収）など

2）ドレッシングの問題点
創傷管理は，創を乾燥環境下に管理する乾燥ドレッシング法と湿潤環境下に管理する湿潤ドレッシング法があり，湿潤環境下の方がより早い創傷治癒をもたらします．しかし，湿潤環境下では細菌も繁殖しやすく，術後早期に創をフィルムで密閉した場合，血液や滲出液，それに加えて人によっては汗や皮脂などが貯留し，感染を起こすことがあります．それゆえ，創の部位や肌の質，時期によって両者を使い分けたりします．しかし，創縁が正確に合っていれば，両者に大した差はないと思われます．

3）ドレッシングの実際
施設によってドレッシング法はさまざまですが，以下に一般的と思われる方法を示します（図1）．

> ①創部への（抗生物質加）軟膏の塗布（創の乾燥の予防）
> ②シリコンガーゼなどの貼布（ガーゼの固着防止による安静の確保）
> ③その上へのガーゼ貼布（圧迫のためには厚いガーゼ）
> ④絆創膏固定（圧迫のためには伸縮性の絆創膏）

①②をまとめて，ソフラチュールガーゼ®やアダプティック®などを貼付することもあります．

この方法を，出血や滲出液があり，また感染も起こりやすい最初の3日間前後行い，滲出液や出血がみられなくなったら①③④のみ抜糸まで行うか，または透明なフィルム材に替えるかします．フィルム材に替えた後は，その上から創部を観察し，問題なければそのままとします．

これ以外に，最初から創部に直接，滅菌のサージカルテープを貼付し，その上にガーゼのみを当てるか軟膏を塗布してガーゼを当てる場合もあります．また，フィルム材のみのこともあります．真皮縫合で創縁を正確に合わせられれば皮膚縫合は行わず，サージカルテープやフィルム材を直接貼付することもあります．いずれにしても，感染がないかのチェックが大事です．感染は多いものではありませんが，ときどき遭遇するものです．

血腫や浮腫などの予防のためにはガーゼを厚く当て，圧迫包帯を施します．包帯が巻けないところでは伸

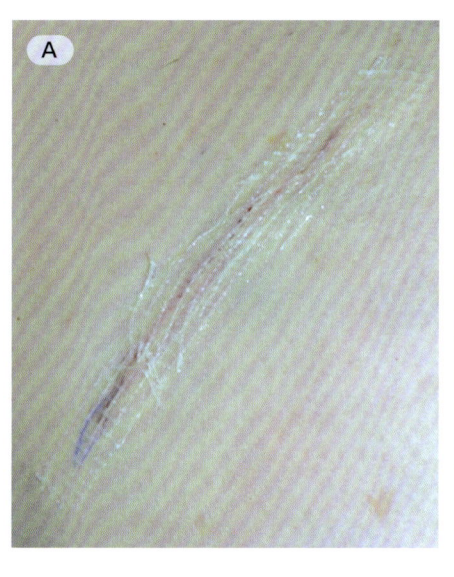

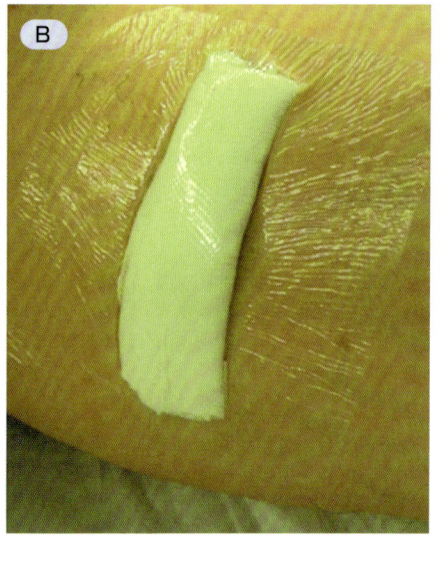

図1 ドレッシングの例
A）縫合創を抗生物質加軟膏を含んだソフラチュールガーゼ®で覆ってあります．B）その上に，圧迫止血のためにガーゼを厚く当て，さらに防水のフィルム剤で覆ってあります

縮性の絆創膏で圧迫します．小さな傷で，しかも感染，血腫などの可能性が少ない場合は，翌日から直接傷を濡らしても構いませんが，念のため，傷に直接，またはガーゼの上からフィルム材を貼付し，水が浸透しないようにして翌日からシャワーや入浴を許可します．フィルム材は，特に問題なければ1週間ほどそのままとします．ただしフィルム材使用にあたっては，汗の多い場所や顔など皮脂の多い場所は，張りっぱなしだとフィルム材の下が湿潤しすぎたり，ふやけたりして常在菌が繁殖し，創感染を起こす場合があるので，術後2～3日目に観察します．汚いようならきれいにして取り替えるか中止します．包帯は強く巻きすぎないようにします．また，絆創膏，特に伸縮性の絆創膏を緊張をかけて貼付した場合には，かぶれに注意します．伸縮性の絆創膏を使用する場合は，絆創膏の両端には緊張がかからないように貼ります．

2 観察

　縫合後の観察は，**特に最初の3～4日が大事です**．この時期に，組織や皮膚の循環不全や出血，血腫，感染，テープかぶれなどが起こります．
　ガーゼ交換（包帯交換）は毎日行って創状態を観察するに越したことはありませんが，皮膚の循環障害や感染，血腫などの恐れがないときは，毎日行う必要はありません．創の安静という観点からは抜糸まで包交をしないで済めばそれに越したことはありません．また，手指の広範な創の術後には指間などに多くのガーゼを当てて浮腫の防止を図りますが，この場合も多くは1～2週間はそのままの状態にしておきます．しかし，**術後，特に最初の3日間にさまざまな合併症が生じやすいので観察が必要です．**

❶創部の循環障害
　弁状創や，創縁の緊張が強く縫合後の循環障害が危惧されるような場合などは，**縫合後数時間，遅くとも翌日に患部の皮膚の虚血やうっ血状態を観察します**．どちらかがみられた場合は，皮膚の色がよくなるまで，緊張の強い部分から順に抜糸していきます．真皮縫合が原因と思われる場合は，それも抜糸します．

❷感染
　創感染はほとんどが縫合後2～3日目に起こるので，この時期に創のチェックをした方が安全です．また，術後，疼痛や発熱がみられるような場合は創のチェックを行います．創部の腫脹や発赤，熱感，創部からの排膿などが認められれば部分的にまたは全体的に抜糸します．そして創を開放して膿を排出します．傷口が小さい場合，皮膚はすぐに閉鎖してしまい，再度膿が溜まりやすいためガーゼドレーンなどを留置します．

❸出血
　出血が予想されるときは術後数時間，遅くとも翌日にはガーゼに出血していないかチェックします．ドレーンを挿入した場合は，出血の量を適宜チェックします．出血量が多く，減少傾向がない場合は創を開いて出血点を確認し止血します．

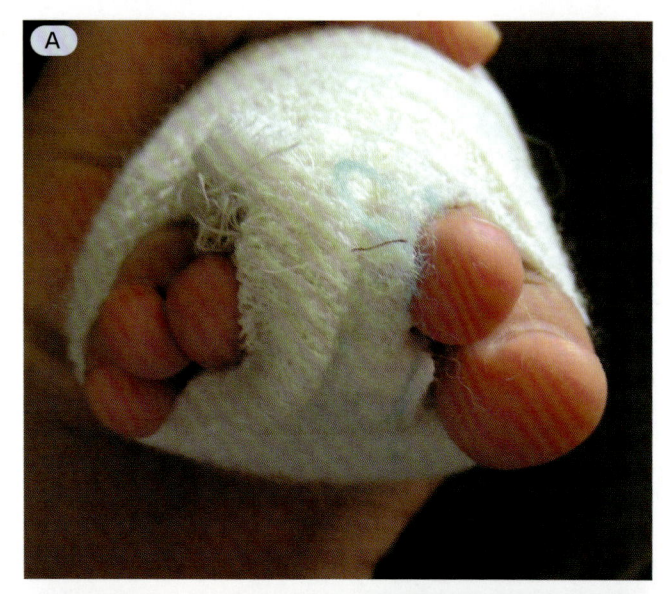

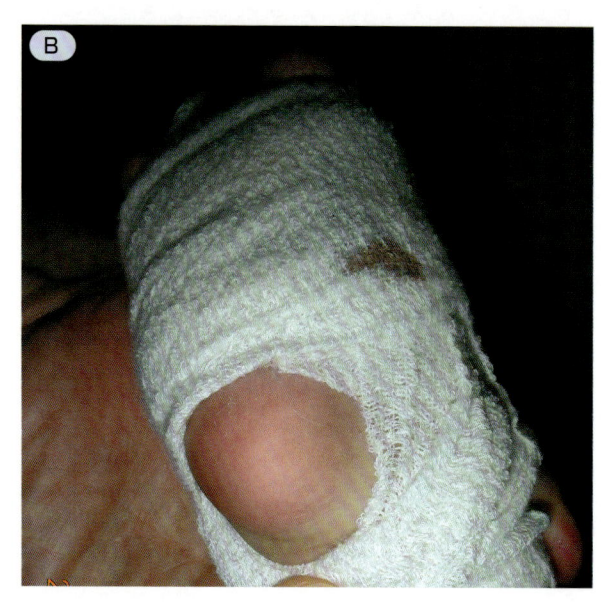

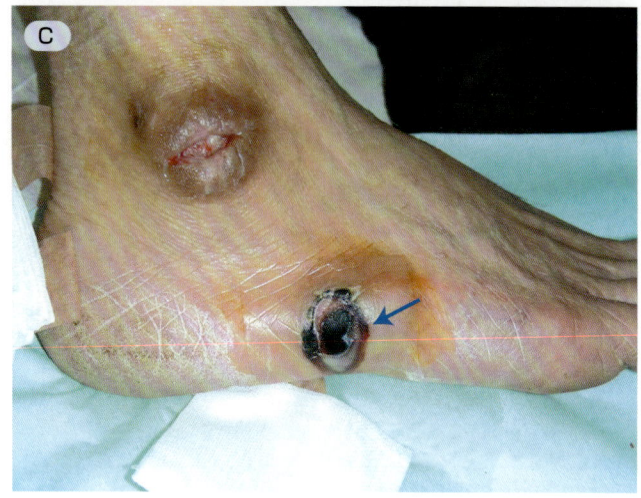

図2　術後の観察
指趾の手術では，術後，血行の状態を観察します．うっ血では指趾が赤紫になり，虚血では白くなります．またシーネ固定などを行った場合は，踵部に褥創ができていないか観察します．A）指趾は，術後，色が観察しやすいようにしておきます．B）シーネを外して踵部の観察を行います．C）ギプスによる褥創．右外果の滑液包炎術後にギプスを巻き，その後，骨の出っ張り部に褥創を生じています（→）

❹神経

　四肢や指趾，顔面などでは，術中は局所麻酔の作用で知覚および運動神経が麻痺しているので，術後数時間して麻酔が切れてから，知覚や運動神経の麻痺がないかをチェックします．

❺指趾

　術直後～数日間は皮膚の色をチェックし，循環障害がないかを観察します（図2A）．循環障害がある場合は包帯を緩め，それでも血行の改善がみられない場合は緊張が強い部分の抜糸を行います．

❻皮膚炎

　絆創膏やテープ，フィルム材などによるかぶれや，緊張を加えて貼ったための水疱・びらんをチェックします．これらに対しては，ステロイドを含んだ軟膏を塗布し，その部位には絆創膏など貼らないようにします．

3　抜　糸

　抜糸は，ある程度の創の癒合が得られた時期，一般に縫合後1週間で行われますが，創の状態や縫合部の特性などを考慮して，その時期を短縮したり延長したりします．

1）抜糸の時期

　抜糸の時期は，縫合糸膿瘍（縫合糸の部分の感染）や縫合糸痕などを考慮した場合は早い時期が望まれますが，抜糸後の創離開や縫合部の安静などを考慮した場合，長いに越したことはありません．一般に，抜糸は縫合後1週間で行われることが多いですが，これは，絹糸は異物反応が強く，1週間以上残しておくと組

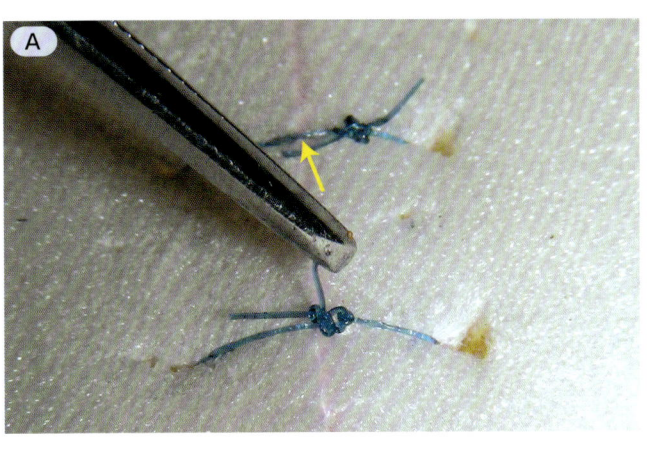

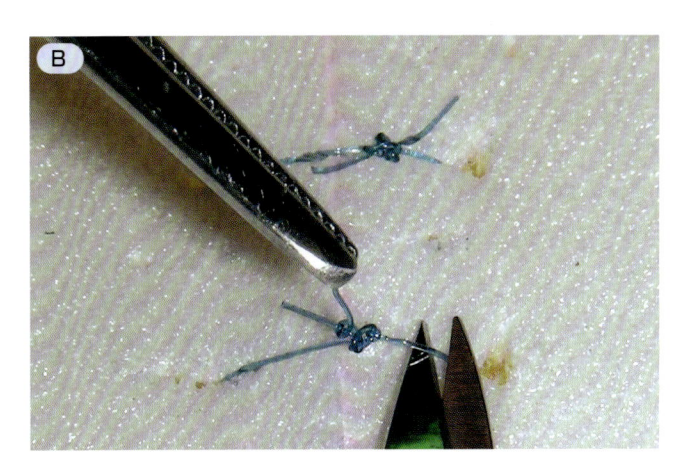

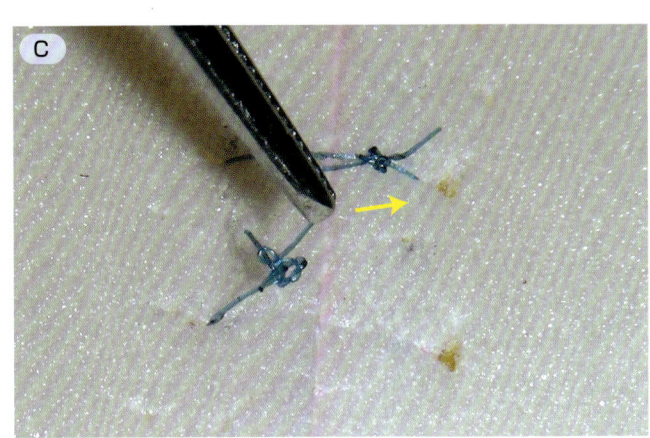

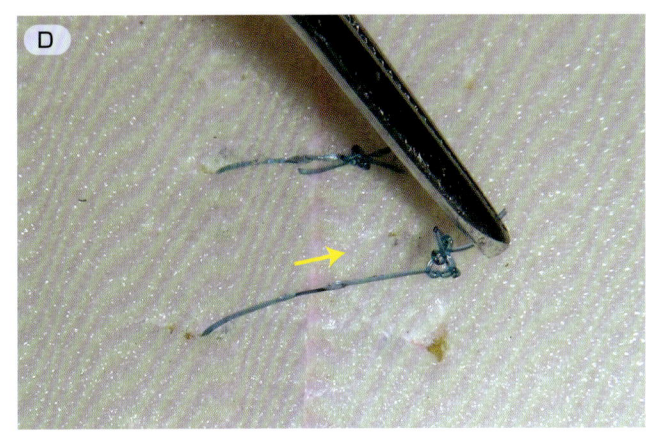

図3 抜糸

抜糸は，糸を引っ張る力によって創が離開しないように，傷の方に引っ張ります．A) 糸を，糸を切る側と反対方向へ軽く引っ張り上げます．B) 引っ張り上げた方向とは逆の糸を，できるだけ皮膚に近いところで切ります．C，D) 切った糸の方向（傷が開かない方向）へ糸を引っ張って抜糸します

織反応による非細菌性の縫合糸膿瘍を形成し，それを放っておくと感染をきたしやすい，ということや，この時期になると縫合創のある程度強い癒合が得られるなどの理由によると思われます．

しかし，最近は組織反応が少ないナイロン糸などのモノフィラメントの合成糸が皮膚縫合に使用されたり，真皮縫合で縫合部の緊張をなくすことなどによって，抜糸の時期は個々の状況に応じて違えたりする場合があります．すなわち，真皮縫合で創縁を全く緊張なく寄せ，それのみで表皮がぴったり合っている状況では，縫合糸痕の残りやすい部位などでは縫合の翌日にでも抜糸し，テープに換えてもかまいません．逆に，緊張が強い部位や関節などの可動部，加重部位，血行不良，ステロイドなどの使用，そのほか，創の癒合が遅いと考えられる場合は抜糸を遅らせます．ナイロン糸などは1カ月以上そのままにしていても感染をきたすことはあまりありません．

2）抜糸の実際（図3）

①抜糸にあたっては，理想的には縫合糸の片方の結び目を軽く引き上げ，皮下に埋もれていた部分の片方の糸を切断します．皮膚から出ている部分で切断すると，糸を抜く際にその皮膚から出ていた部分に付着していた凝血塊などが，糸と一緒に皮下に引き込まれることになり，創が不潔になる可能性があります（実際にはほとんど問題とはなりませんが）．

②切断した糸を抜く場合は，創縁が離開する方向に力をかけないように，糸を切断した側に引っ張ります．

3）注意点

①緊張の強い場合は，一度に全抜糸をしないで半抜糸を行い，原則として，1本おきに抜糸していきます．残りは創の状態を見ながら，1〜数日後に抜糸します．

②抜糸の場合，ある程度緊張があるときは，糸を数本抜いてはテープで固定し，また数本抜いてはテープ固定という手技をくり返していくという方法もあります．

③緊張の強い場所，血流の悪い皮膚などでは，2〜3週間で抜糸しても創が離開することがあります．

I-§2-7 縫合創の管理

> ⚠️ **注意** 抜糸時に糸を切る場合，両側の糸を一緒に切らないよう注意します．誤って一緒に切った場合，それより下の糸は皮下に残り，ピアスと同じ原理で糸の周囲が上皮化し，トンネルを形成して醜状を呈したり，囊腫を形成したりします（図4）
>
> **図4 縫合糸による皮下トンネル**
> 抜糸時に糸の両端を切ってしまって糸が皮下に残ったり，糸を長く残しておくと，ピアスと同じように糸の周辺に上皮が伸びて皮下トンネルを形成したり，囊腫となったりします

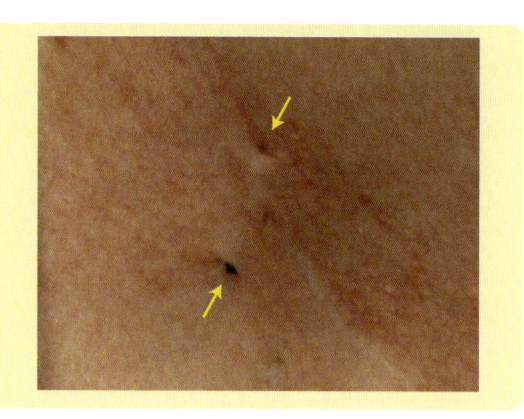

4 創部の安静の確保

縫合後はその部位の安静が必要になってきます．そのため，創のテーピングや関節部のシーネ固定などが行われます．

1）安静の意義

創部の安静は，創部の壊死や離開，浮腫や血腫などを防いだり，さらには肥厚性瘢痕やケロイドを予防し，きれいな瘢痕に仕上げるために重要です．

2）安静の実際

❶テーピング（p60「4．外科テープなどの応用」参照）

縫合創に対するテーピングとは，創を閉鎖したり，離開を防いだりし，また創縁にかかる緊張を軽減してきれいな傷に仕上げるために絆創膏のようなテープを創部に貼って創の安静を図ることをいいます．貼付の期間は，理想的には縫合後，瘢痕が落ち着くまでの1年間（瘢痕が白くなる時期）ですが，実際はいろいろな事情で行えないことが多いので，特に瘢痕の不安定な最初の3カ月間を目標にします．

❷圧迫

動揺が多い部位は，圧迫により創部の安静が得られ，同時に浮腫，血腫などの予防にもなります．伸縮性絆創膏を用いますが，四肢では包帯を巻きます．圧迫は，特に血腫を形成しやすい最初の3日間ほどが重要で，場合によっては1〜2週間継続します．肥厚性瘢痕やケロイドの発生の可能性が高い症例では，その予防のために数カ月間行います．

❸シーネ固定（図5）

関節部では厚めの弾力包帯を使用し，関節の運動を抑制します．関節周囲の傷で縫合部へかかる緊張が強

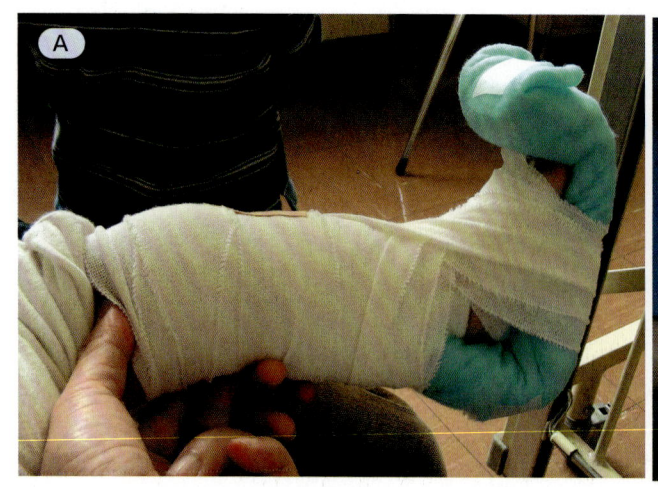

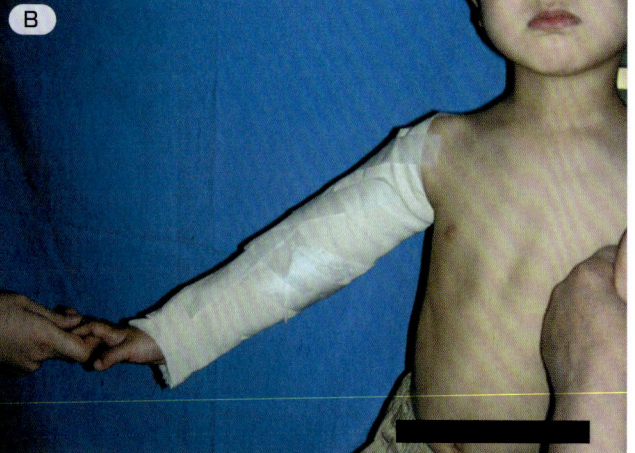

図5 シーネによる術後の安静
創部の安静のためにシーネ固定などを行います．特に乳幼児，小児の四肢ではよく使用されます．A）足関節部の安静のためのシーネ固定です．B）肘関節部の安静のためのシーネ固定です

い場合は，シーネ固定や（ときにはギプス固定）を行います．固定は，創部の緊張がもっとも弱くなる肢位とし，期間は創部の状態や緊張の程度によって調節します．傷のためには長期の固定が理想的ですが，一般的には長くて3週間ほどです．必要なら，その後3カ月ほどは夜のみシーネ固定を行います．一般に高齢者では，関節拘縮の面から長くても1～2週間に止めます．シーネ固定により，踵などに褥創をつくることがあります．観察が必要です（図2 B，C）．

❹患肢挙上

四肢では数日間は患肢挙上とし，創の冷却を行います．

これらのほか，必要に応じてベッド上安静，車椅子，松葉杖の使用なども考慮します．

> ⚠注意　糖尿病や膠原病など末梢循環不全のある患者さんに伸縮性のある包帯を巻く場合，特に痩せて骨が出っ張っている部位などでは，皮膚の圧迫壊死（褥創）を起こすことがありますので，このような部位では包帯は強く巻かないようにし，その後も観察する必要があります

文　献

1) 「形成外科手術書　改訂第4版」（鬼塚卓彌，著），南江堂，2007
2) 「図説臨床形成外科講座1　創傷治癒，組織移植」（添田周吾，塚田貞夫，大浦武彦，編），メジカルビュー社，1987
3) 「Pepars, 14―縫合の基本手技―」（山本有平，編），全日本病院出版会，2007

PART I 縫合

§3.応用

1 閉腹

深谷佳孝, 清水孝徳

> * 開腹・閉腹は,腹腔内の手術を行う外科には基本的な手技です.縫合はやり方を間違えるとただ組織を虚血させることになることを念頭におき,術後の創感染やヘルニアなどを引き起こさない閉腹法を身につける必要があります.

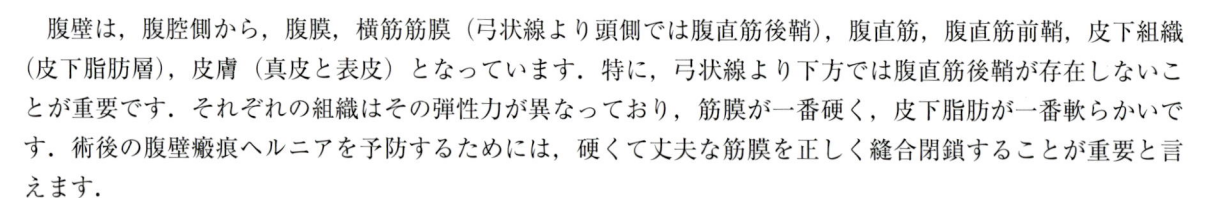

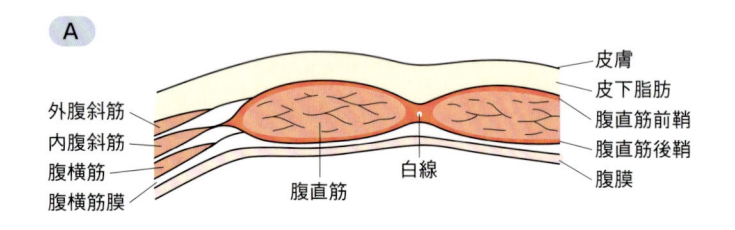

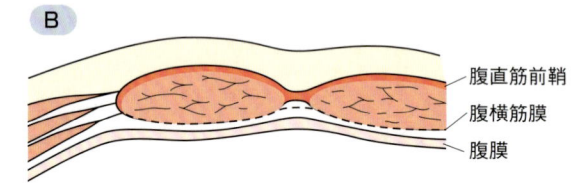

1 腹壁の構造（図1）

　腹壁は,腹腔側から,腹膜,横筋筋膜（弓状線より頭側では腹直筋後鞘）,腹直筋,腹直筋前鞘,皮下組織（皮下脂肪層）,皮膚（真皮と表皮）となっています.特に,弓状線より下方では腹直筋後鞘が存在しないことが重要です.それぞれの組織はその弾性力が異なっており,筋膜が一番硬く,皮下脂肪が一番軟らかいです.術後の腹壁瘢痕ヘルニアを予防するためには,硬くて丈夫な筋膜を正しく縫合閉鎖することが重要と言えます.

図1　腹壁の解剖（横断面）
A) 弓状線より上方
B) 弓状線より下方.腹直筋の前鞘のみで後鞘は存在しない

2 閉腹の実際（図2）

　腹腔内の手術などで必ず必要となる縫合が閉腹です.消化管の手術などにおける閉腹では準清潔手術（消化管を開けた際に便汚染の可能性がある）となるため,汚染創と同じように創感染に対する注意が必要です.皮下縫合の時点で創を十分生理食塩水で洗浄することが皮下膿瘍の予防になります.皮下膿瘍や縫合不全（糸が緩んだり切れたりすること）などは腹壁瘢痕ヘルニアの原因となるので,特に注意が必要です.縫合には層と層を合わせることが重要で,皮下組織までの創では真皮を合わせることが重要でしたが,閉腹においては,筋膜を合わせることが重要です.
　前述したように,腹壁を形成するそれぞれの組織はその弾性力が異なっており,筋膜が一番硬く,皮下脂肪が一番柔らかいです.これらを一緒に結紮すると柔らかい組織は早期に委縮し,糸が緩みやすく,ヘルニアの原因となります.そのためなるべく組織ごとに分けて結紮し縫合することが望ましいです.以下に正中切開を例に実際の閉腹の順番に分けて要点を述べます.

1）腹膜の縫合（図3）

　腹膜の縫合は,まず癒着性イレウスを防ぐ事が重要です.腹膜が欠損していたり,縫合部から他の組織が腹腔側へ飛び出したりしていると,同部位に腹腔内臓器（腸管など）が癒着し,通過障害がおこれば腸閉塞の原因となります.そのため,腹腔側は腹膜のみが消化管に触れるような状態が理想的で,われわれは腹膜（横筋筋膜）のみを外反させながら連続で縫合して,筋肉や糸の腹腔内への露出を最小限にするようにしています.腹膜は薄い組織で手術中に裂いたりしないように愛護的に扱う必要があり,また縫合の際は十分に引き出して欠損なく縫合できるようにします.われわれの場合,腹膜だけの縫合では2-0か3-0のモノフィラメント吸収糸を用いて縫合します.

I-§3-1 閉腹

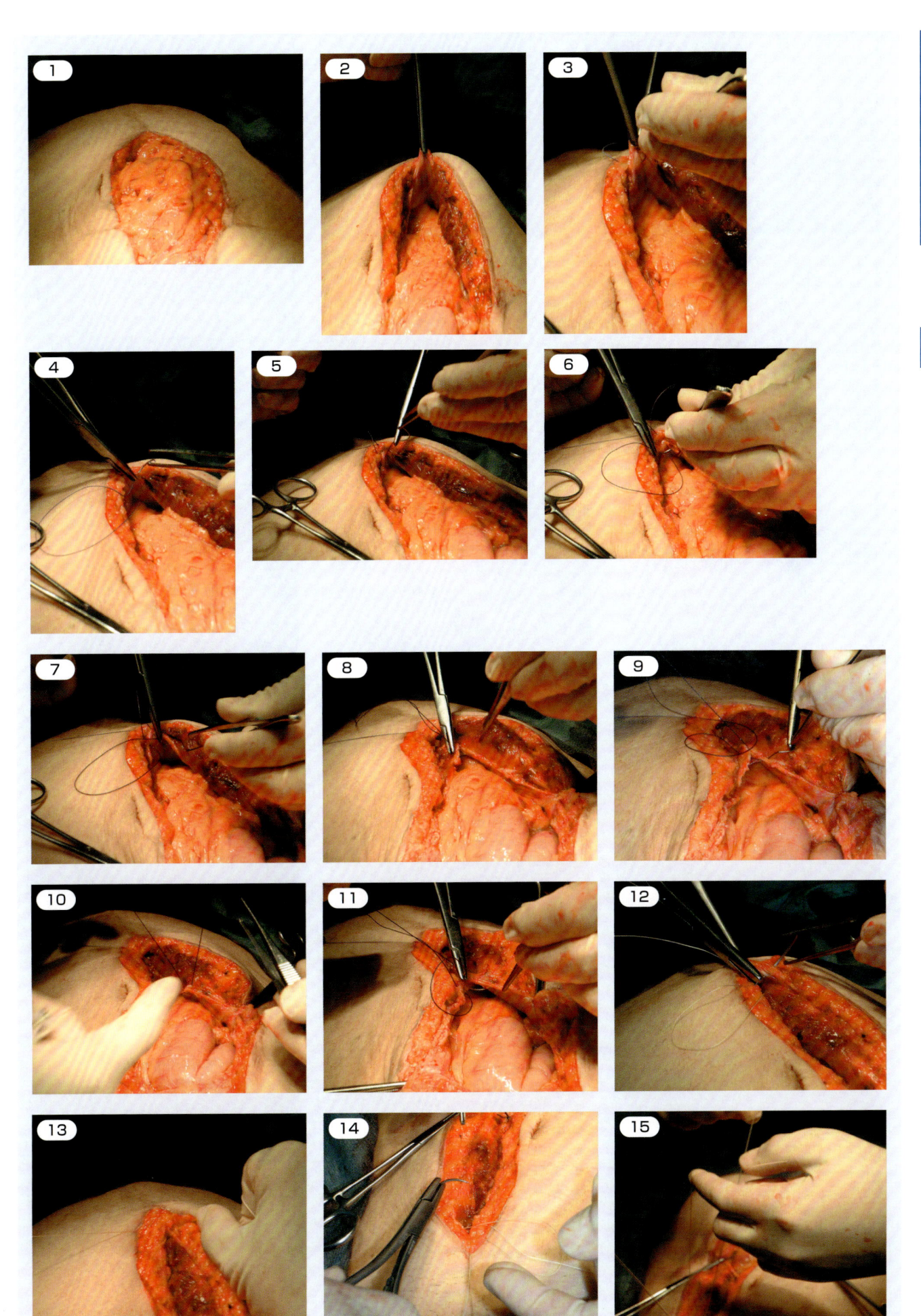

(図2　閉腹の実際)

107

I-§3-1 閉腹

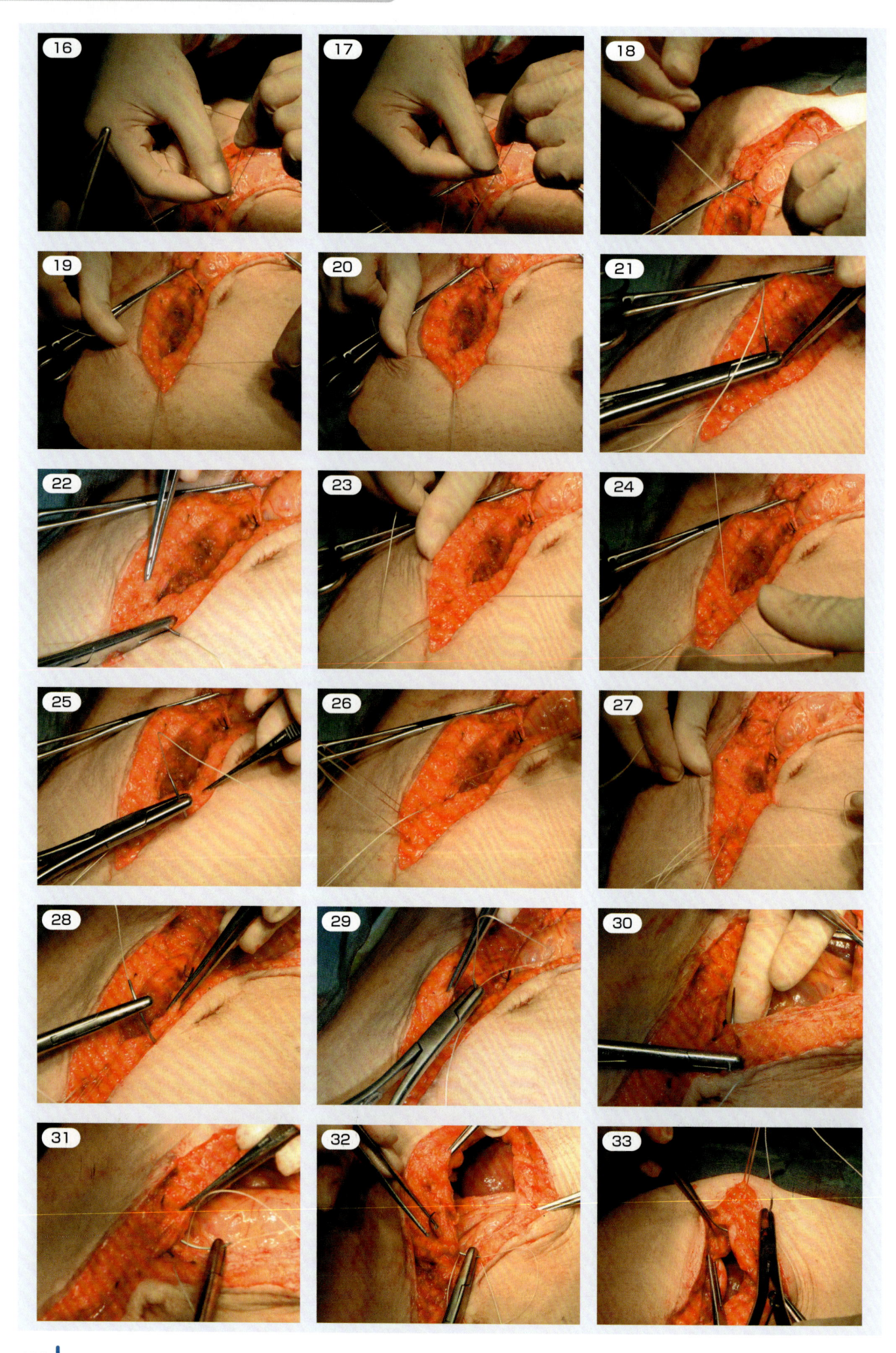

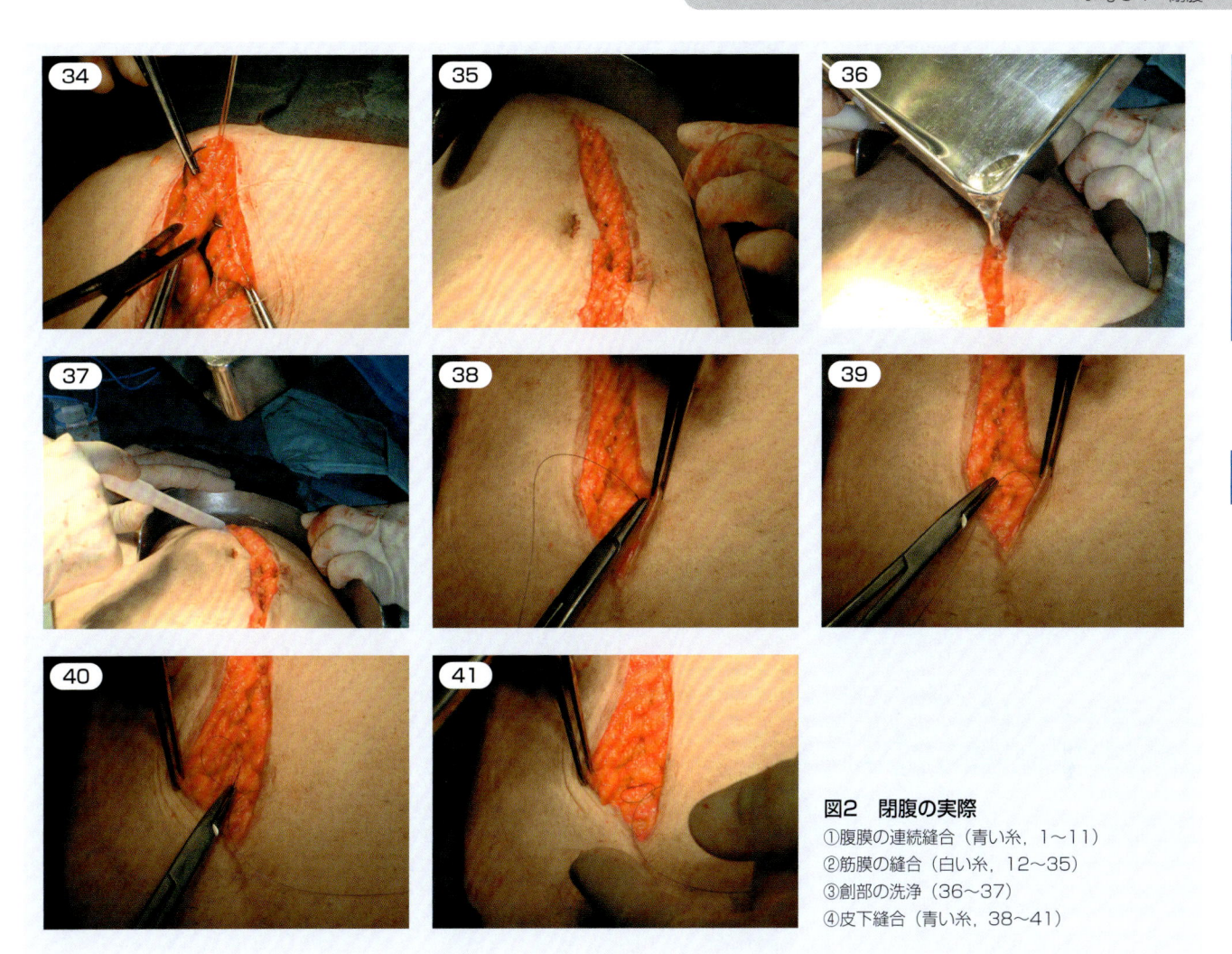

図2 閉腹の実際
①腹膜の連続縫合（青い糸，1〜11）
②筋膜の縫合（白い糸，12〜35）
③創部の洗浄（36〜37）
④皮下縫合（青い糸，38〜41）

2）筋，筋膜の縫合（図4）

　筋，筋膜の縫合では腹壁ヘルニアの予防として，最も重要な支持組織である筋膜の確実な縫合が必要です．腹圧にも負けない強度を保って縫合するには，特に腹直筋の前鞘・後鞘をきちんと拾って縫合するようにします．筋膜の縫合は筋膜と筋肉の剥離が十分でない場合や，高齢で筋膜が弱い場合は，筋組織を一緒に結紮することになりますが，その際腹直筋をたくさん拾うと閉鎖しづらくなり，筋組織が断裂したり，結紮による血流不全で筋組織が壊死したりすることもあるため，なるべく筋組織にかける量を減らすようにします．

　われわれは結紮糸は1-0か0号のモノフィラメント吸収糸を用いています．結紮は外科結紮やロックを用いて緩まないように行う必要があります．また，この縫合は連続で行われる場合と結節で行われる場合がありますが，時に皮下膿瘍などで縫合糸の一部を除去（感染の核となってしまう場合など）することが必要となることがあり，われわれの場合，時間はかかりますが結節縫合を行っています．縫合終了時には，指で創部を触診し，指がすきまに入らず，十分強度を保って閉鎖されていることを確認しておきます．

3）皮下，皮膚の縫合（Part Ⅰ-§1-3参照）

　皮下組織と皮膚を2層に分けて縫合するか，1層で縫合するかは各術者によって異なりますが，皮下膿瘍や創感染などの合併症を防ぐいくつかのポイントがあります．

①死腔を生じないように閉鎖する．そのためには2〜3層に分けた縫合も必要となることがある．
②滲出液が皮下に貯留しないようにする．あまり皮膚縫合の間隔を密に縫合しないことも時に重要である．さらに滲出液が貯留する危険があるときは皮下のドレーンも考慮する．
③皮下の縫合には絹糸は異物反応が強いため，極力使用は避ける．ナイロン糸やモノフィラメント吸収糸がよい．皮膚縫合は抜糸することが前提のため絹糸を使用することもあるが，2週間以上の留置は避けたほうがよく，できれば1週間程度での抜糸がよい．
④皮下脂肪を強く結紮しすぎない．脂肪組織はもろく虚血にも弱いため，強く結紮すると容易に融解壊死

I-§3-1 閉腹

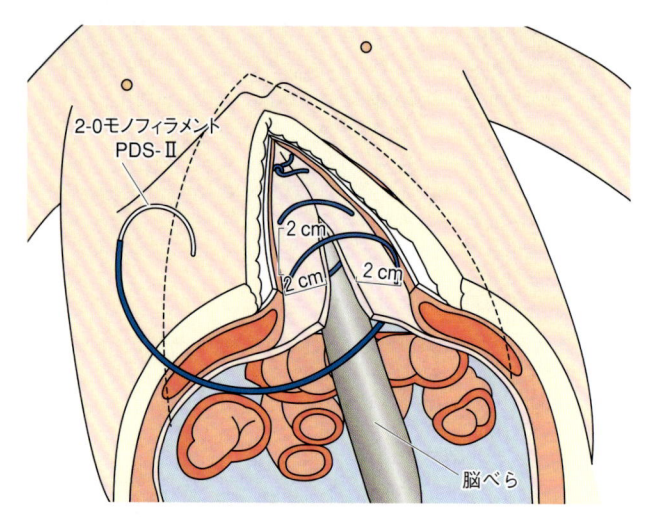

図3 腹膜の縫合
脳べら等を用いて腹腔内臓器を腹壁から圧排しながら縫合することで，腹膜の間に組織や臓器をはさんだり，針で腸管を刺したりするリスクを防げる

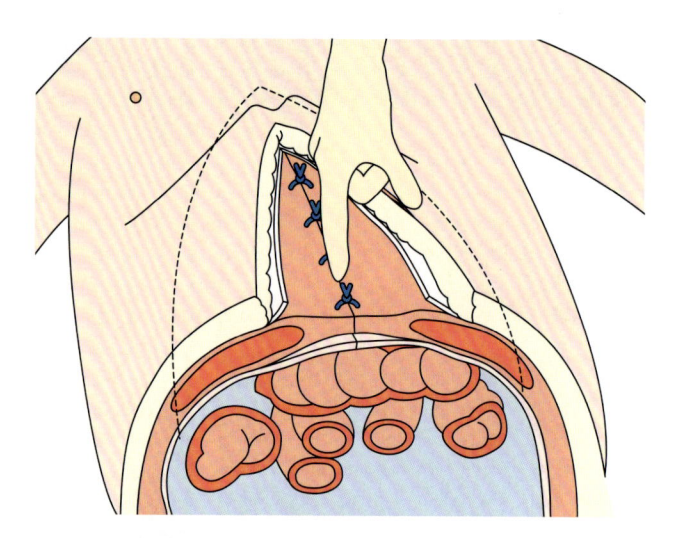

図4 筋膜の縫合
指がすきまに入らないか確認する．われわれは0号モノフィラメント（PDS-Ⅱ）で結節縫合を行っている

し，皮下膿瘍の原因となることがよくある．さらには脂肪組織は乾燥にも弱いため，術中長時間の露出は避けて，生食ガーゼなどで乾燥しないようにする．
⑤皮下縫合の前には生理食塩水で洗浄する．特に消化管手術の場合は準清潔手術のため，よく洗浄する．イソジン®で皮下組織を消毒することもあるが，イソジン®の組織障害性は強く，もし使用するとしても，そのあと十分に生理食塩水で薄めるように洗浄して，イソジン®が皮下に残らないようにする．
⑥皮膚の部分が内反しないようにする．
⑦皮膚を強く締めすぎない．虚血のため，皮膚壊死になることがある．血流が維持されている状態までしか締めてはいけない．

> **ポイント**
> ①閉腹においてはまず解剖を理解し，各層の役割を認識しましょう
> ②各層を縫合するには，血流を保持しつつ縫合しましょう．重要なことは，創が合うまでしっかり緩まないように縫合して，さらに締めすぎないようにすることです
> ③癒着性イレウスの予防には腹膜の確実な縫合，腹壁ヘルニアの予防には筋膜の確実な縫合が重要です

PART I 縫合

§3.応用

2 縫合創の感染

吉本信也，頃安久美子

> *創感染は予防が大事ですが，かなり注意していても起こることがあります．膿瘍形成が見られた場合は，早期に切開・排膿を行い，ドレーンを留置してその後の排膿を促し，感染の沈静化を待ちます．特に最初の数日間は毎日処置を行うとともに，局所および全身状態の観察を行います．

1 創感染の概念

縫合創の感染は多くはありませんが，誰もが経験することだと思われます．外傷における縫合創の感染は，受傷時に外部から埋入された細菌でも起こりますが，もともと汚染創でなくても，皮膚に常在する細菌でも起こります．予防的に抗生物質を投与していても感染が起こることがあります（図1）．顔などで，皮脂の多い部分では数日放っておくと，皮脂や浸出液，血液，汗などが混じり，そこに細菌が繁殖して表皮下や縫合糸部，さらには創全体の感染を引き起こすことがあります．

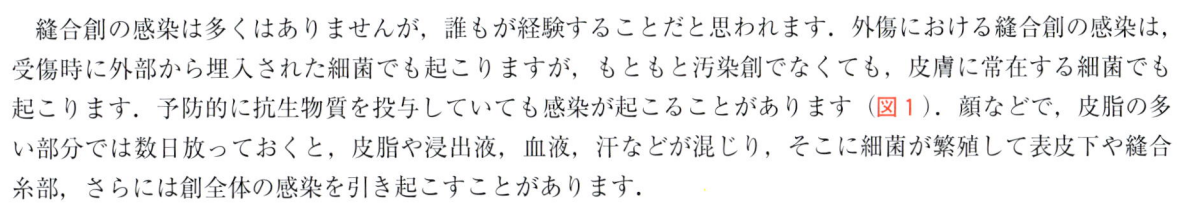

縫合創の感染は，咬創など受傷時に埋入された菌量がよほど多くない限り，菌量の少ない当日，翌日には発熱や炎症症状は現れません．一般に，術後2〜3日目に症状が現れます．2日目に疼痛や発赤が出現し，3日目に排膿が見られるというのが一般的です．そのため，ギプスを巻いてあったり，手の外科術後の浮腫予防などのため圧迫がどうしても必要であったりする場合などを除いて，術後2〜3日で一度創部を観察するとよいでしょう．また，術後数日して熱発した場合も要注意です．植皮術を行った場合，術後2〜3日目に縫合糸部や植皮片の辺縁に小さな膿瘍が見られることがありますが，このような場合，これに気付かずに放っておくと感染が全体に拡がり，数日で植皮片が融解してしまうことがあります．

> **memo** 皮膚常在菌による皮膚表面の感染は，早期に発見し，消毒（生理食塩水による洗浄でも可）や軟膏処置で一般に治癒しますが，創内の感染の改善は困難で，すぐに膿瘍を形成し，多くは切開・排膿が必要となります．

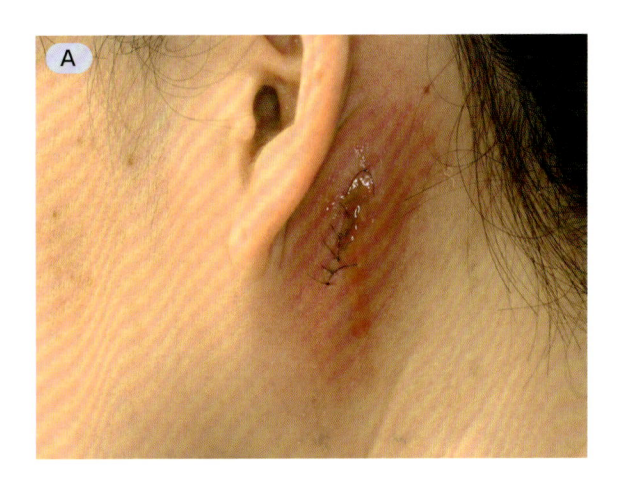

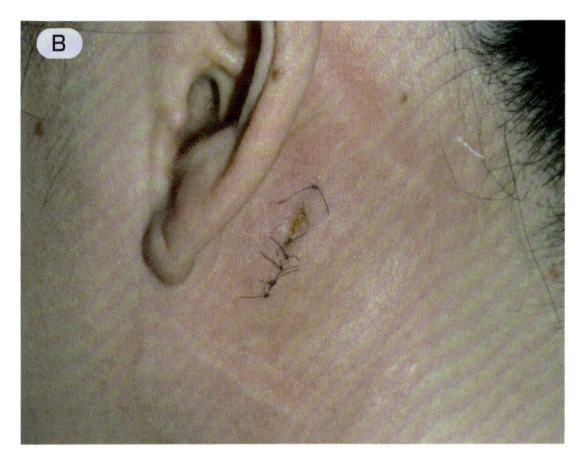

図1 術後の創感染
A）左耳後部嚢腫の摘出後3日目の状態です．創部には発赤，腫脹，疼痛，熱感などの炎症症状があり，縫合部の一部より排膿が見られます
B）数本抜糸した後，込めガーゼドレーンを挿入し，数日間ドレーンの交換を行ったところ炎症は軽減し，排膿もほとんど見られなくなりました

2　皮下膿瘍の管理

　創の観察時に創部の発赤が見られた場合は，抗生物質を投与（または変更）し，創部の安静，冷却を行います．縫合糸周囲や表皮下などに膿瘍や膿疱が見られた場合は，消毒液や滅菌生理食塩水などで膿を洗い流し，抗生物質の入った軟膏を塗布しておきます．そして感染が治まるまで毎日観察します．縫合後数日で形成された波動を触れるような膿瘍は抗生物質でも改善は望めません．疼痛が強く，いずれ自潰しますので早期の切開が必要となります．

> **memo**　縫合創ではなく，粉瘤（アテローマ）が化膿した場合，炎症症状が軽い場合があります．この場合は膿瘍は疼痛が軽く，抗生物質で治癒したり，数週で自然消退する可能性があります．また，膿瘍は，切開してドレーンを挿入すると，数日間は毎日処置のための通院が必要となりますので，できるだけ切開はしたくありません．しかし，痛みと波動の強いものは，早期に切開した方が無難です．

3　創の開放と洗浄

1）創の解放

　皮下に膿瘍が形成されたときは，創部の開放が必要となります（図2）．これは，一般の膿瘍の切開と同じです．一般に，縫合部全体を開放する必要はありませんが，局所麻酔下にまたは無麻酔下に，最も炎症の強そうな部位や傷が目立ちにくそうな部位で縫合糸を数針抜糸します．それから，モスキートペアンなどで創を開き（これをしなくても自然と膿が出てくることがあります），膿を圧出します．膿瘍が大きい場合など，状況によっては，鋭匙などで膿瘍内を掻爬したり，注射筒などを用いて創内を洗浄したりします．

2）排膿

　ペンローズドレーンや込めガーゼドレーンを留置し（図3），ガーゼを多めに当てて弾性絆創膏などで圧迫固定します．数日間は排膿が多いので，その間はドレーンを留置し，毎日膿をそっと圧出し，ガーゼを交換します．その後，排液がほとんど見られなくなったらドレーンの留置はやめます．一般に，ドレーンを留置していた部位の穴は自然と塞がるのを待ちます．ドレーンを抜くのが早かったり，抜去と同時に縫合閉鎖したりすると（ドレーン孔が小さい場合，ドレーン抜去後に皮膚は一般に2～3日で自然と塞がります），皮膚が塞がった後，再び膿瘍を形成します．

3）耳介部の潰瘍

　耳介部の膿瘍は，切開を遠慮して小さくするとなかなか治癒しません．そのうちに軟骨の変形を来しますので，その前に（または初めから）膿瘍部位を全長にわたって切開する必要があります．場合によっては数カ所に切開を加える必要があります．耳介部では皮膚を大きく切開しても，膿瘍が治癒した後の傷は比較的目立ちません．

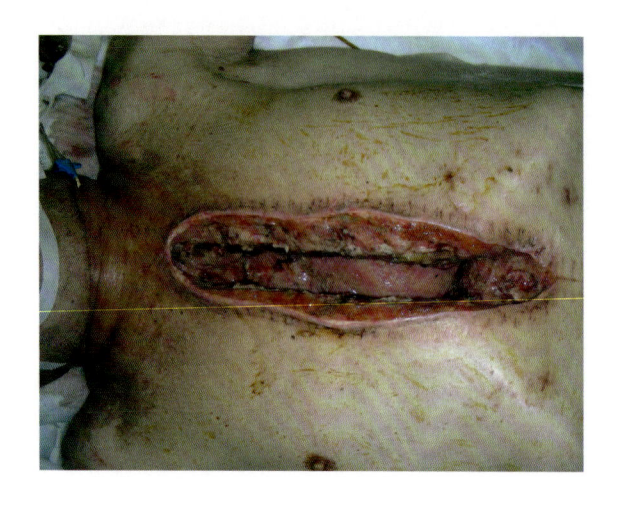

図2　心臓手術後の縦隔炎
創は完全に解放し，毎日洗浄します．感染が落ち着いてきたら，大網や筋肉など血行の良い組織を充填し，創の閉鎖を行います

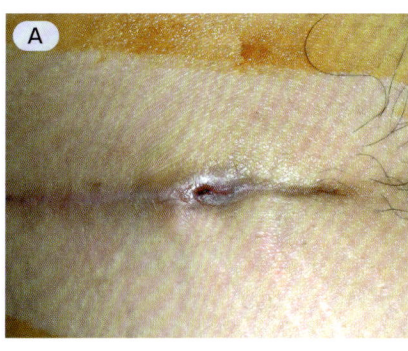

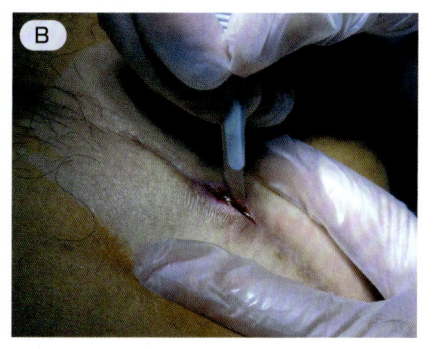

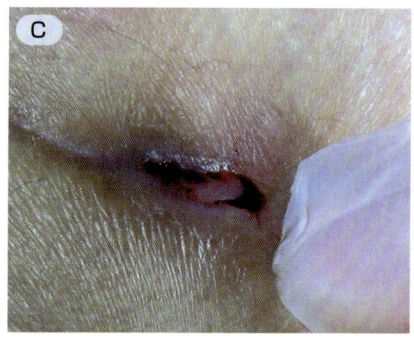

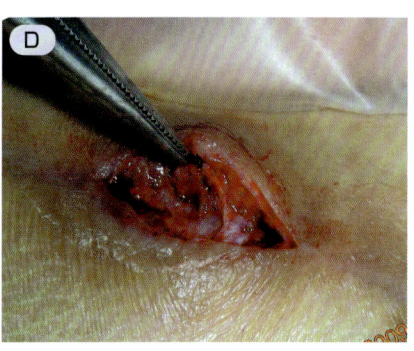

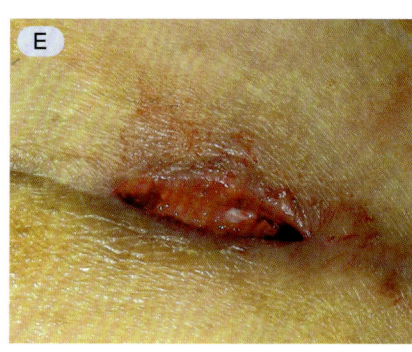

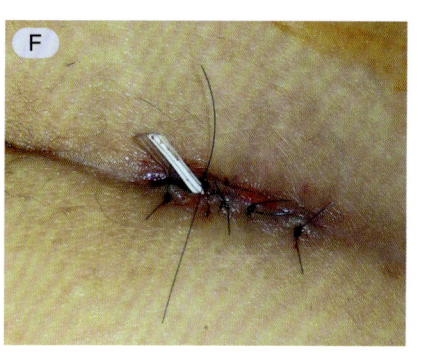

図3 感染創の切開
A）術後の膿瘍と瘻孔形成があります．B）メスによる切開を行いました（複数の縫合糸に対する感染が考えられたため，一般の膿瘍と比べて大きく切開しました）．C）皮下に膿の貯留がみられます．D）真皮縫合を行ったナイロン糸がみられます（3本の糸を抜糸しました）．E）創郭清後の状態です．F）ペンローズドレーンを留置して創を閉鎖しました

> **ポイント**
> ①創感染は予防が大事です．術前・術中の消毒（洗浄）や組織の取り扱い，止血，異物や壊死組織の除去などを丁寧に行い，圧迫できる部位では術後の圧迫を確実にして死腔をなくし，血腫を予防したりすることが大事です．それでも感染が心配な場合はドレーンを留置しておきます
> ②皮膚や皮下組織を強く細かく縫合しすぎたり，電気メスで組織を焼きすぎたりすると組織は壊死に陥って異物（感染源）となりますので人為的に多量の異物を作らないように気をつけます．また，皮下縫合の糸それ自身も異物となりますので，できるだけ短く切っておきます
> ③膿瘍は1度小さく切開して膿を出しただけでは切開部がすぐに塞がり，再度膿が溜まりますので，膿瘍が小さい場合でも数～1mm位切開して，ドレーンを留置しておきます

PART I 縫合　　　　　　　　　　　§3.応用

3　擦過傷の扱い方，外傷性刺青

吉本信也，頃安久美子

> * 擦過傷といっても浅いものから深いもの，汚染されたもの，異物が押し込まれたものなどさまざまです．それぞれの問題点を知り，状況に応じた処置を行う必要があります．

1　擦過傷の概念

　擦過傷はすりむき傷のことをいいます．厳密には，「傷」というのは非解放性損傷，「創」は解放性損傷のことを指しますので，真皮深層や皮下組織に及ぶような深いすりむき傷は擦過創と呼ぶべきですが，一般に，両者は擦過傷と総称されています．

2　異物の除去

　擦過傷は，転んだときなどに顔面や肘，膝など突出した部位に生じやすく，泥やアスファルト（タール）などで汚れたり，埃や細かい砂などの異物が埋入していることが多くあります．汚染のない浅い創では表面を消毒薬または生理食塩水で拭いておくだけでほとんど傷も残さず1週前後で治癒します．しかし，一般に，創面は一様でなく，浅い擦過傷でも，真皮の深層または皮下組織に及ぶ深い汚染された線状創が複数存在していることが多くあります．これらの異物は放っておくと感染源となりやすいだけでなく，真皮の深い部位に存在した場合は，後で外傷性刺青を生じますので，局所麻酔下に創を洗浄し，生理食塩水を含ませたガーゼや柔らかいブラシ，歯ブラシなどで丁寧に愛護的に異物を除去しておきます．それでも除去できないものはメスや細い鋏などで除去します．この時，組織の切除は最小限とします．その後，深い傷の部分はできるだけ縫合しておいたほうが将来の瘢痕の幅も少なくてすみます（図1）．

> **memo**　創部の洗浄に関して，最近，消毒薬も生理食塩水も流水（水道水）も効果には変わりないといわれています．逆に消毒薬は痛みが強く，また，細胞毒性があり，皮膚炎やショックの可能性もあるため，生理食塩水を用いることが勧められています．

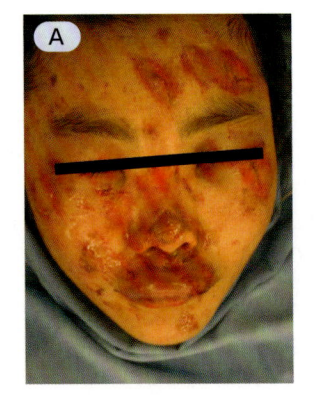

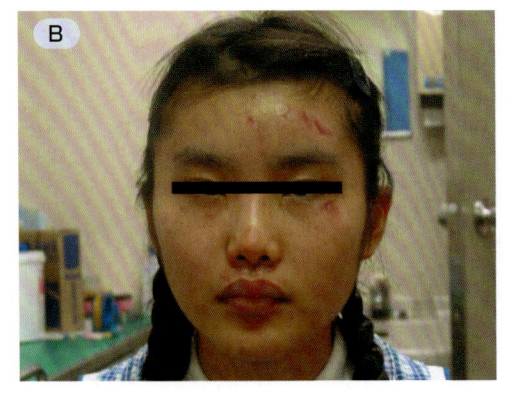

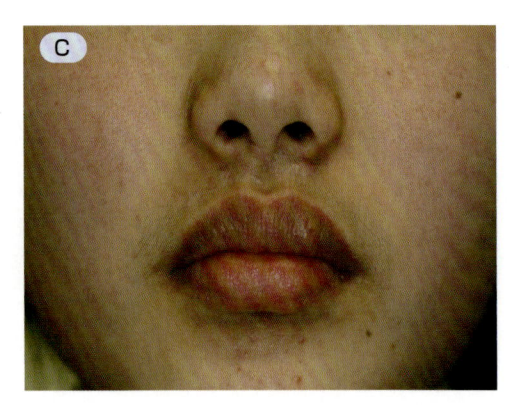

図1　深い擦過傷とその経過
A）顔面に広汎に擦過傷があります．大部分は真皮の浅い層までで，それほど汚染されてはいませんが，所々，真皮深層や皮下組織に達する線状の創があり，異物を伴っています
B）生理食塩水による洗浄と歯ブラシによる異物除去後3週の状態です．浅かった部位はほとんど治癒しています．深かった部分は赤みが残っていますが，外傷性刺青は見られません
C）半年後の状態ですが，上口唇の擦過創の深かった部位には白い瘢痕が残っています

> **memo** 擦過傷で，墨やタール，細かい砂など水に溶けない細かな粒が真皮に付着した場合はその上に上皮が張ってきます．真皮の浅い層であればこれらの異物は自然と外に排出されますが，真皮の深い層であると，入れ墨のように残ります．これを外傷性刺青といいます（図2，3）．上皮が張る前に除去しておかないとその後の治療に難渋しますので，初診時に除去しておきます．

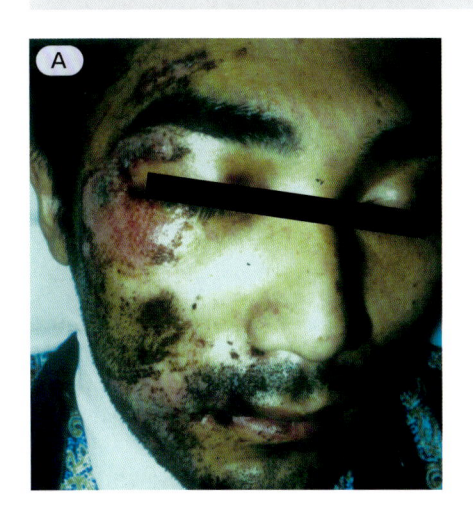

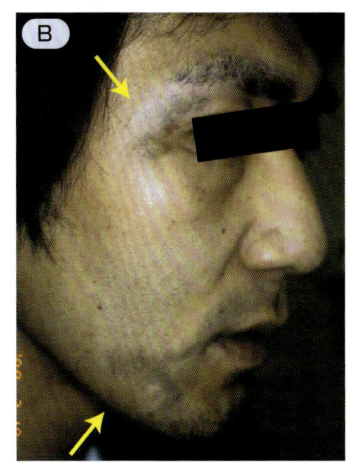

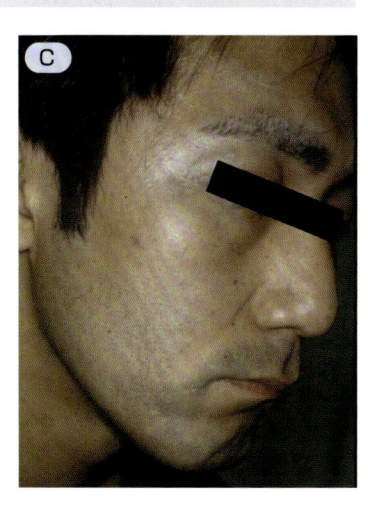

図2　外傷性刺青と治療後
A）擦過傷の受傷後1週の状態です．右上眼瞼外側から外眼角部にかけた部位と右頬部下部に真皮深層に達する汚染された擦過傷（創）が存在します．
B）受傷後6週の状態です．傷が深く，汚染されていた部位に外傷性刺青を生じています．
C）数カ月おきに4回レーザー照射を行った後です．刺青はかなり薄くなっていますが，まだ少し残存しています

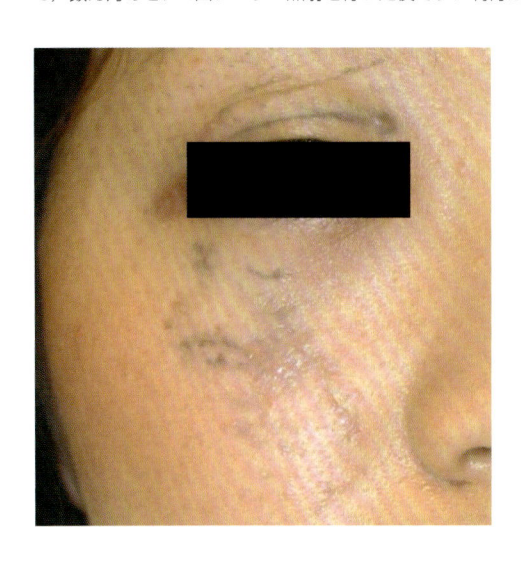

図3　深い擦過傷部の外傷性刺青
擦過傷の深かった線状部に沿って上下眼瞼，頬部に外傷性刺青を生じています．この患者さんでは，数回に分けて切除の予定です

3　創処置

　その後の処置では，ガーゼを貼付すると，張り付いたガーゼを取り替えるたびに痛みが強く，再生した上皮を一緒に剥がしたり，出血したりします．処置法としましては，一般には，創面を乾燥させる方法と湿潤環境に保つ方法とが行われています．創部は，痂皮下治癒といって，ガーゼや軟膏など付けずに放っておくと創面からの浸出液が乾燥して痂皮を形成し，痂皮の下で表皮の再生が起こります（図4）．しかし，乾燥によって創表面の細胞は壊死し，治癒の遷延が起こるとされ，最近では，創傷被覆剤を貼付して創面を湿潤環境に保つ方法が推奨されています（図5）．これらの方法は痛みも少なく管理も楽ですが，痂皮や被覆剤の下に感染を起こすことがありますので，その後の観察は必要です．皮脂の多い顔面では，特に注意が必要です．被覆剤の最初の交換は，一般に，初療後2日目頃に行います．

> **memo** 自転車やバイクで転んだ場合の擦過傷は深いことが多く，真皮上層の壊死を伴っていたりします．この場合は，痂皮を形成してもその下に壊死組織が存在するため，痂皮下に膿瘍を形成する可能性があります．

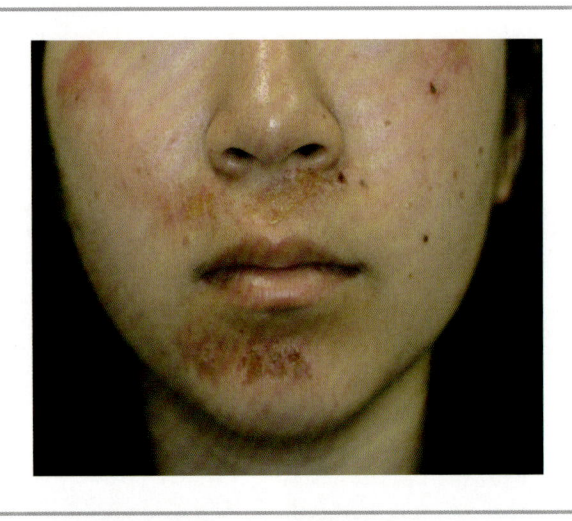

図4　浅い擦過傷の痂皮下治癒
浅い擦過傷は開放創にしておくと，浸出液が乾いて痂皮となり，その下で上皮化が起こります．痂皮は自然脱落を待ちます．

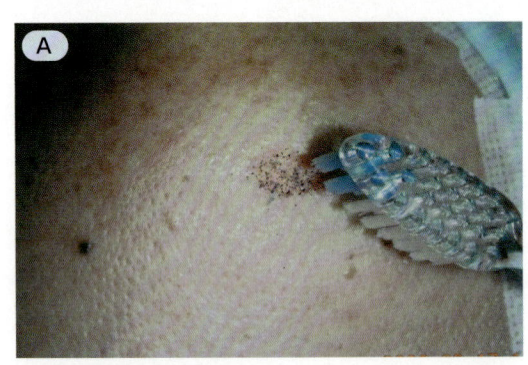

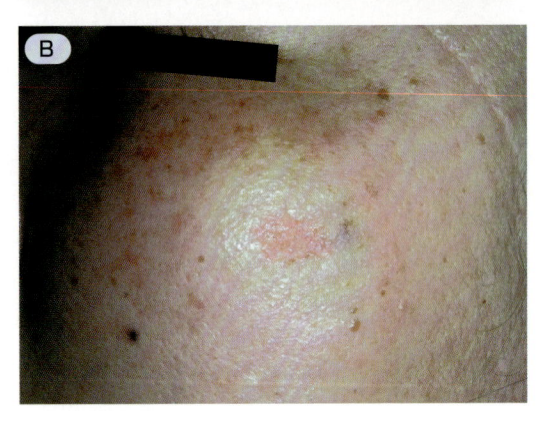

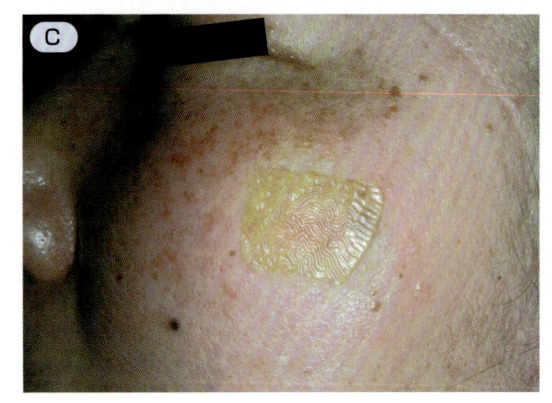

図5　擦過傷の処置
A）歯ブラシにより異物を除去します
B）異物除去後の状態です
C）被覆剤を貼付したところです

> **memo**　擦過傷は，上皮化後しばらく，炎症後の色素沈着を残します．これは，半年前後でほとんどの症例で消失しますが，この間に過度の日焼け（夏に海水浴に行くなど）をするとシミとして残りますので，この間は，できるだけ日焼け止めクリームなどを塗布したりして，紫外線を避けるようにします．もともと色の黒い人に残りやすいようです．

ポイント
①擦過傷の治療には，開放創にする場合（痂皮下治癒）と湿潤環境で上皮化を図る方法があります
②深めの擦過傷に異物が付着している場合は，外傷性刺青となりますので，初療時に完全に除去しておくことが大事です

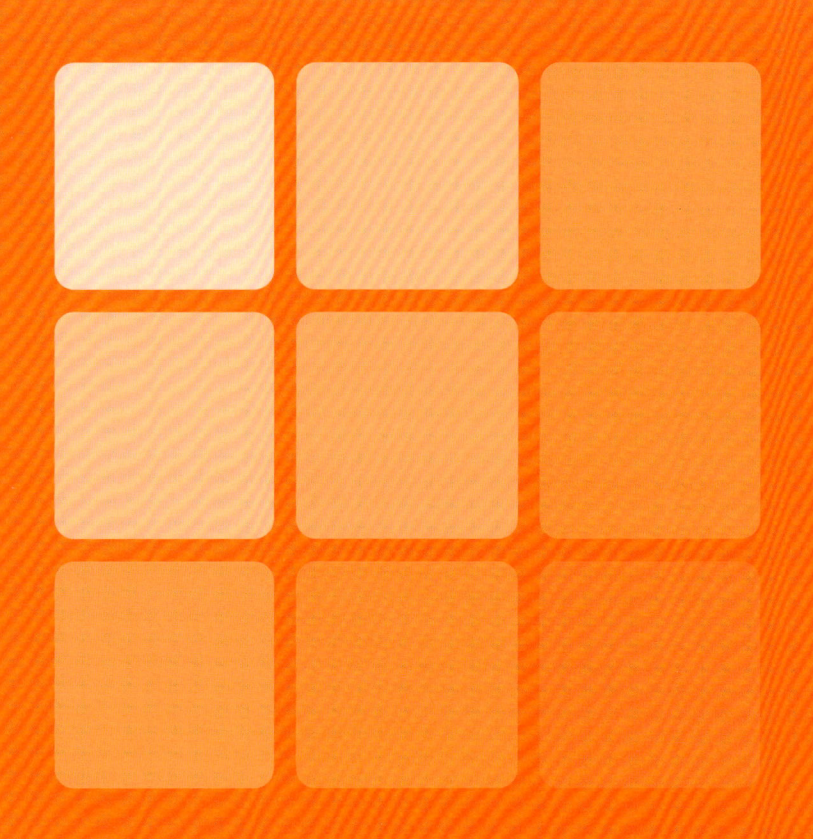

PART II 局所麻酔

§1 ● 基 礎
1-1. 局所麻酔の長所と短所 ……………………………… 118
1-2. 局所麻酔薬の分類 ……………………………………… 119
1-3. 麻酔法の種類 ……………………………………………… 121

§2 ● 実 践
2-1. 浸潤麻酔 …………………………………………………… 123
2-2. 伝達麻酔 …………………………………………………… 128
2-3. 局所麻酔の副作用 ……………………………………… 134

PART II 局所麻酔

§1.基礎

1 局所麻酔の長所と短所

力久直昭

> * 局所麻酔とは，末梢神経の痛覚伝導路を局所麻酔薬を用いて一時的に遮断し，無痛を得る麻酔法です．

局所麻酔は手術部位が限局し全身麻酔が不要のとき，手術中に患者さんを覚醒させておきたいとき，全身状態が悪く全身麻酔が危険なときが適応となります[1]．

脳に直接作用する全身麻酔と比べて，局所麻酔は表のような長所・短所をもちます[2]．

患者さんの身体的・精神的・経済的負担や医療行為の安全性・経済性をよく考えて，全身麻酔と局所麻酔を使い分けます．実際には患者さんの年齢や全身状態，患者さんが仕事を休めるか，病棟や手術室の空き状況，麻酔科医師が常勤しているか，などさまざまな条件を考えて麻酔方法が決められます．研修医は先輩医師の麻酔方法の選び方をよく学ぶべきです．

表　局所麻酔の長所・短所

長所	
手術中の意識を保つことができる	患者さん自身で気道を確保できるので，嘔吐・誤嚥の危険が少ない．手術中，患者さんは術者の指示に従うことができるので，機能再建に有利なことがある（例：ばね指・眼瞼下垂など）
麻酔後の回復がスムースである	全身麻酔後のような手厚い看護は不要である．外来手術に有利である

短所	
手術中の意識を保つことができる	手術中は患者さんの不安を招くような不用意な会話を避ける．医療スタッフに十分な配慮が求められる
麻酔効果が不安定	鎮痛薬や軽い全身麻酔の併用を必要とすることがある
開胸術など大きな手術には適さない	麻酔薬の極量を超える量を投与してはならない
中毒症状・ショック症状のリスクを伴う	局所麻酔を行う前に，蘇生器具と薬品を手元に必ず準備する
遷延性神経障害のリスクを伴う	針で神経を直接穿刺する，神経幹内に直接薬液を注入する，感染・血腫などから遷延性神経障害が発症することがある

> **memo** 局所麻酔で十分な無痛が得られない場合に，鎮静薬や鎮痛薬を静脈から追加投与することがあります．必要とする鎮静・鎮痛状態に至るまで薬剤を少しずつ分割静注することが大切です．強い痛みが残っているときに最初に鎮静薬を投与すると，患者が理性的でなくなり非協力的になることがあります[2]（p133「ポイント」参照）．

> **⚠ 注意** 局所麻酔の効果が不十分であれば，全身麻酔に切り替えることも必要となります

> **👉 ポイント** 局所麻酔の適応：手術部位が限局し全身麻酔が不要のとき，手術中に患者さんを覚醒させておきたいとき，全身状態が悪く全身麻酔が危険なとき

文献

1)「今日の治療薬　解説と便覧」（水島　裕／編），南江堂，2002
2)「図解局所麻酔法マニュアル」（D. Bruce Scott／著，吉矢生人，根岸孝明／監訳），南江堂，1990

PART II 局所麻酔　　§1.基礎

2 局所麻酔薬の分類

力久直昭

> * たくさんの局所麻酔薬がありますが，これらの局所麻酔薬は共通の分子構造（芳香環－中間鎖－アミノ基）を有し，共通の機序で麻酔作用を示します．

常用されている局所麻酔薬の種類と特徴を表に示します．

中間鎖がエステル結合しているかアミド結合しているかによって，局所麻酔薬の代謝経路が異なります．**副作用の面で性質が異なるので，エステル型とアミド型に分けられます**（図1）．局所麻酔薬に対する過敏症によるアナフィラキシーショックは局所麻酔薬の構造式と関係があり，アミド型ではきわめてまれですが，エステル型ではときにみられます．エステル型麻酔薬は血漿コリンエステラーゼによって分解されます．アミド型麻酔薬は肝臓で代謝されます．肝機能の低下している患者さんでは投与量に配慮が必要です（**p135「2. 局所麻酔薬に対する過敏症による合併症」参照**）．

局所麻酔薬は，神経細胞膜のNa^+チャネルと結合することでNa^+の細胞内流入（脱分極）を抑制し，神経伝導をブロックして麻酔作用を発現しています（図2）．局所麻酔薬の物理化学的な3つの特性（脂質への溶解度・タンパクへの結合能・酸解離定数pKa）が，それぞれの薬剤の作用強度・作用発現時間・作用持続時間・毒性（極量）を決めています．タンパク結合力の強いアミド型局所麻酔薬は，タンパク質であるNa^+チャネルと長く結合するので，作用持続時間が長くなります[1]．

2種類の局所麻酔を混ぜて作用発現時間・作用持続時間を修飾することが可能です．一般に作用時間は長いが発現の遅い局所麻酔薬と，作用時間は短いが発現の早いものを組み合わせて使用すると，作用発現が早く，作用時間が長くなります．しかし，局所麻酔薬の混ぜ方に標準となるような方法はなく，各医師が経験に基づいて行っています．

表　常用されている局所麻酔薬の特徴[1]

一般名	リドカイン塩酸塩	メピバカイン塩酸塩	ブピバカイン塩酸塩	プロカイン塩酸塩	ロピバカイン塩酸塩
商品名	キシロカイン®, リドカイン®	カルボカイン®	マーカイン®	ノボカイン®, オムニカイン®	アナペイン®
作用強度（相対力価）	1	1	8	0.5	8
作用発現時間	早い（2〜4分）	早い（2〜4分）	中間（5〜8分）	遅い（14〜18分）	中間（5〜8分）
作用持続時間	中等度（1〜1.5時間）	中等度（1.5〜3時間）	長い（3〜8時間）	短い（0.5〜1時間）	長い（3〜8時間）
成人極量（毒性）	200 mg	500 mg	2 mg/体重1 kg	1,000 mg	300 mg　マーカイン®に比べ毒性と運動神経遮断作用が弱い
型	アミド型	アミド型	アミド型	エステル型	アミド型

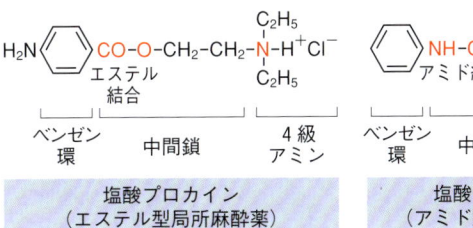

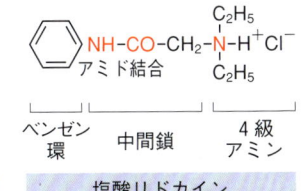

図1　エステル型局所麻酔薬とアミド型局所麻酔薬

エステル結合型局所麻酔薬：エステル結合は比較的不安定な結合で，血中の偽コリンエステラーゼにより加水分解される．プロカインは血漿中ですみやかに分解されるため比較的毒性が少ない．

アミド結合型局所麻酔薬：アミド結合が肝臓で代謝（脱アルキル化と水酸化）されて排泄される．血漿中では分解されない．その代謝は肝血流量に影響を受ける

図2 局所麻酔薬の作用機序

段階1）体内に注入された局所麻酔薬が解離する．局所麻酔薬⇔局所麻酔薬の陽イオン基＋塩素イオン．

段階2）局所麻酔薬の陽イオン基がさらに解離する．局所麻酔薬の陽イオン基⇔局所麻酔薬の塩基＋水素イオン．pKa（酸解離定数）＝log［局所麻酔薬の陽イオン基］／［局所麻酔薬の塩基］＋pH．炎症で組織のpHが酸性となると，神経細胞内に溶け込むことのできる局所麻酔薬の塩基の量が減るので，麻酔作用の発現が遅れる．

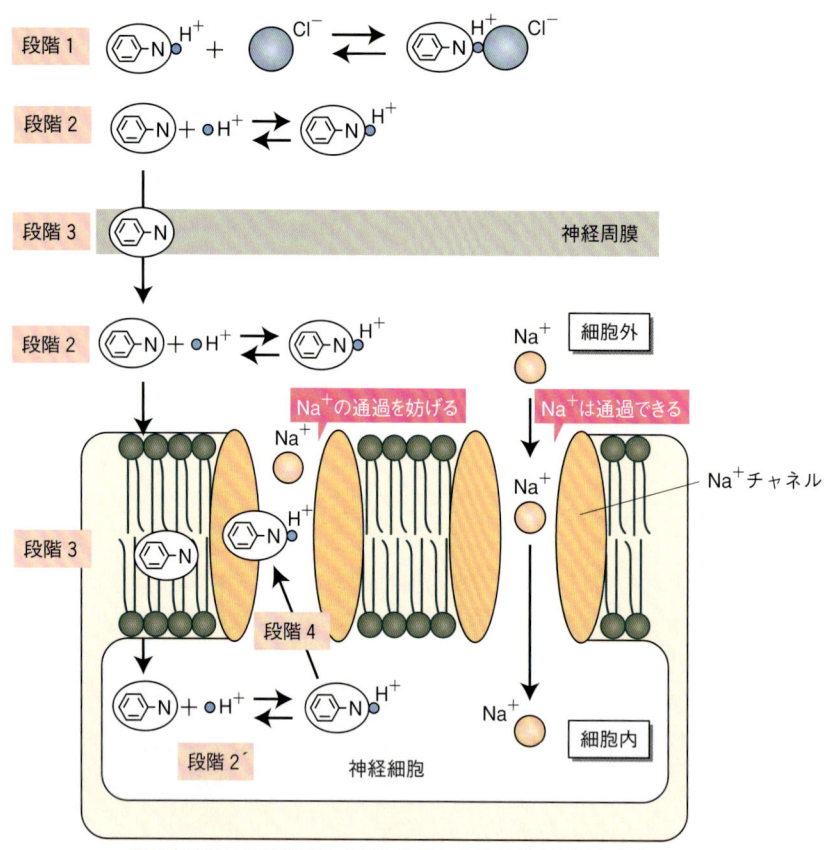

段階3）局所麻酔薬の塩基だけが神経周膜と神経細胞膜を通過することができる．局所麻酔薬の脂溶性が高いと細胞膜を通過しやすいため，作用発現時間が短く，作用持続時間が長い．細い神経の方が太い神経に比べて容易にブロックされる．

段階2′）細胞質内で局所麻酔薬の塩基が再び解離する．局所麻酔薬の塩基＋水素イオン⇔局所麻酔薬の陽イオン基．

段階4）局所麻酔薬の陽イオン基が神経細胞のNa⁺チャネルと結合し，Na⁺の細胞膜通過（脱分極）を妨げる．これにより神経刺激の伝導がブロックされ麻酔効果が発現する．強いタンパク結合能をもつ局所麻酔薬はNa⁺チャネル（タンパク質でできている）と強く結合する．その麻酔作用は強く，作用持続時間は長い

> **ポイント** 浸潤麻酔には，キシロカイン®やリドカイン®など，伝達麻酔にはカルボカイン®，マーカイン®，アナペイン®などがよく用いられます

文献

1）「図解局所麻酔法マニュアル」（D. Bruce Scott／著，吉矢生人，根岸孝明／監訳），南江堂，1990
2）「今日の治療薬　解説と便覧」（水島　裕／編），南江堂，2002

PART II 局所麻酔

§1.基礎

3 麻酔法の種類

力久直昭

* 局所麻酔は薬剤の作用部位や投与方法から，脊椎麻酔・硬膜外麻酔・伝達麻酔・経静脈局所麻酔・TLA麻酔（tumescent local anesthesia）・局所浸潤麻酔・表面麻酔・表面冷凍麻酔などに分類できます（表）．本項ではよく行われる表面麻酔・局所浸潤麻酔・伝達麻酔について説明します．

1 表面麻酔

　局所麻酔薬をゼリー・スプレーなどの方法で粘膜に作用させると，粘膜面の麻酔を得られます．角膜・鼻腔・尿道などで有効です．粘膜からの薬剤の吸収は遅く，使用した局所麻酔薬は涙やだ液などで粘膜面から物理的に除去されます．健常な皮膚にはリドカインテープ（ペンレス®）やEMLA®クリーム（保険適用外）などの麻酔薬を使用することもありますが，表皮内の神経終末のブロックによる麻酔効果を得るのに2〜12時間を要します．**皮膚全層の切開などには不向きで，皮膚穿刺・贅疣切除・レーザー照射の前処置として使われます**[1]．

> **memo** 角膜の麻酔にはベノキシール点眼液®0.4%などを1〜2滴点眼します．点眼直後に灼熱感を伴います．鼻腔には20万倍エピネフリン添加4%リドカインを浸したタンポンガーゼを鼻腔内に10分間詰める操作を2回くり返し麻酔します．1回目の麻酔で鼻粘膜の腫脹が軽減するので，2回目ではさらに奥の鼻粘膜の麻酔が可能となり，十分な無痛を得ることができます．尿道の麻酔にはリドカインゼリー（キシロカイン®ゼリー2%）などを用います．咽頭にはスプレー（キシロカイン®ポンプスプレー8%）やゼリーを用います．キシロカインなどのアミド型局所麻酔薬は，嚥下されても，腸管から吸収された後に初回の肝臓通過で代謝を受けるので比較的安全です[1]（図）．

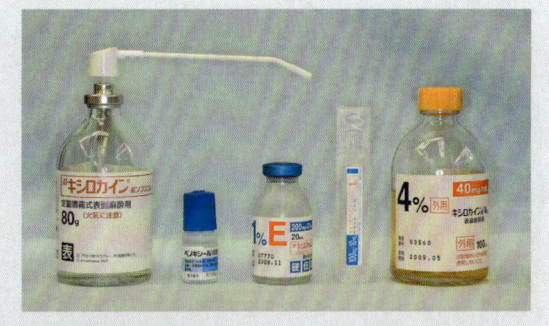

図　各種局所麻酔薬
左から，キシロカイン®ポンプスプレー8%，ベノキシール点眼液®0.4%，キシロカイン®注射液「1%」エピレナミン含有，キシロカイン®ポリアンプ1%，キシロカイン®液4%

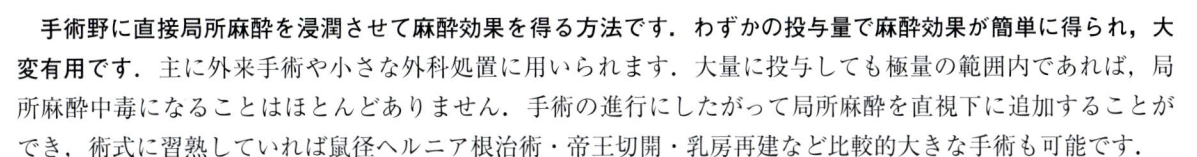

2 局所浸潤麻酔

　手術野に直接局所麻酔を浸潤させて麻酔効果を得る方法です．わずかの投与量で麻酔効果が簡単に得られ，大変有用です．主に外来手術や小さな外科処置に用いられます．大量に投与しても極量の範囲内であれば，局所麻酔中毒になることはほとんどありません．手術の進行にしたがって局所麻酔を直視下に追加することができ，術式に習熟していれば鼠径ヘルニア根治術・帝王切開・乳房再建など比較的大きな手術も可能です．

> **memo** 外来脂肪吸引手術や下肢静脈瘤のストリッピング手術では，TLA麻酔（tumescent local anesthesia）が有用です．0.1もしくは0.05%の低濃度リドカインを大量に皮下脂肪層に浸潤麻酔する方法です．"tumescent" は "膨張した" という意味の形容詞です．麻酔液の組成の1例として，10万倍エピネフリン添加1%リドカイン20 mL（通称：1%キシロカインE）＋8.4%メイロン®（炭酸水素ナトリウム）20 mL＋生理食塩水160 mLなどがあります．脂肪吸引手術時の極量は35 mg/kgであると報告されています．無痛を得るには十分な量を適切な範囲に注射することが必要です[2)3)]．

表　手術部位に基づいた麻酔方法の選択

麻酔部位		麻酔方法	麻酔薬投与方法	処置など
皮膚・粘膜	皮膚表面 角膜 鼻腔粘膜 口腔粘膜 尿道粘膜	表面麻酔 表面冷凍麻酔	テープ ゼリー クリーム スプレー	採血・静脈ルートの確保，レーザー照射など 内視鏡検査 カテーテル留置
	皮膚全層および一部筋層	全身麻酔 浸潤麻酔	注射など	2時間程度の手術時間で，筋層までの10×10 cm程度の広さの手術は浸潤麻酔の適応がある
	指・趾の皮膚	指趾ブロック	注射など	
皮膚・筋・骨・その他の臓器	頭頸部	全身麻酔	吸入，注射など	長時間手術，術中に大きな心的なストレス患者にかける手術や処置では全身麻酔がよい
	胸部・上腹部	全身麻酔	吸入，注射など	循環・呼吸管理が必要な手術は全身麻酔の適応．胸部自律神経のブロックや横隔膜の運動抑制は循環・呼吸に大きな影響を与えるので全身麻酔がよい
	上肢	全身麻酔 腕神経叢ブロックなど	吸入，注射など	頸部脊髄のブロックは危険 腕神経叢ブロック下のタニケット使用により創部からの出血をコントロールでき，手術が容易となる
	下腹部・下肢	全身麻酔 脊椎麻酔 硬膜外麻酔 TLA麻酔（tumescent local anesthesia）	吸入，注射など	腰部脊髄を適切にブロックすれば循環・呼吸への影響が少なく，十分な無痛を得ることができる．下肢ではタニケットの使用により創部からの出血をコントロールでき，手術が容易となる
指・趾の腱・骨		指趾ブロック	注射など	

術者や施設により対応は異なる．詳細は成書を参照いただきたい．

3　伝達麻酔

末梢神経のできる限り近くに局所麻酔薬を注入して，神経支配領域の麻酔を得る方法です．浸潤麻酔よりも広い範囲に麻酔作用を得られます．術野から離れた場所に局所麻酔薬を注入するので，浸潤麻酔時のような麻酔薬注入による術野の膨隆・変形を避けることもできます．**十分な麻酔効果を得るためには，解剖学的知識に基づいた刺入点の確定と適切な手技を必要とします．麻酔効果が不十分な場合に備えて，ほかの麻酔方法をあらかじめ準備しておくことも必要です**（**p133「ポイント」参照**）．

> ⚠ 注 意
> ①神経を針で直接刺してしまったり，神経幹に薬液を直接注入してしまうと，永久的な神経障害を残すことがあるのでこのような操作は避けなければなりません．針を押し進めたときや薬液を注入したときに電撃性の疼痛がみられた場合は，麻酔をその場で中止して，神経障害を最小限のものとします
> ②薬剤の作用部位や投与方法の違いにかかわらず，局所麻酔薬投与の前に静脈路を確保し合併症や副作用に備えておくことがとりわけ重要です

文　献

1）「図解局所麻酔法マニュアル」（D. Bruce Scott／著，吉矢生人，根岸孝明／監訳），南江堂，1990
2）広川雅之，他：局麻下ストリッピング手術―TLA法の実際と手術成績―，静脈学，13：357-362，2002
3）松本康久，他：エンドレーザー法を用いた新しい下肢静脈瘤手術―超音波ガイド下TLA麻酔の有用性―．手術，58：251-256，2004

PART II 局所麻酔　§2.実践

1　浸潤麻酔

力久直昭

> ＊術野に直接局所麻酔を浸潤させて麻酔効果を得る方法です．わずかの投与量で麻酔効果が簡単に得られ大変有用です．合併症（中毒と過敏症）の予防と対応方法を知っておくことが大切です．

1　適応

　浸潤麻酔の適応を決めるポイントは**手術時間・手術範囲（深さと広さ），それと"術中に患者さんの協力が得られるかどうか"**です．

　一般的に2時間程度の手術時間，筋層までの**10×10 cm程度の広さの手術が浸潤麻酔の適応**と考えられます．その理由として，局所麻酔薬の作用持続時間が1〜2時間程度のものが多いこと，また意識が清明なとき術中の体位制限は2時間程度が限界ということ，麻酔薬の投与量がその極量を超えてはならないこと，広範囲に麻酔効果を得るために何カ所も注射をしなければならないこと，などが挙げられます．低年齢患者や認知症患者ではごく簡単な処置（15分程度）に限られます．

2　注射の注意点

　局所麻酔を行うにあたり注意すべき項目は多くあります（表1）．

1）注射前の注意

　手術前の問診で，局所麻酔薬による何らかのトラブルの既往がないか十分確認します．局所麻酔の経験だけを尋ねるのではなく，そのとき麻酔はよく効いたか，採血で気分不良になったことはないか，食物アレルギー・薬物アレルギーなどないか，丁寧に問診を行い，患者さんのアレルギー歴，痛みに対する不安感などをあらかじめ把握しておきます．アレルギー素因のある患者さんでは点滴ルートを確保してから局所麻酔を行います．麻酔中は，血圧心電図モニター・パルスオキシメーターなどで循環・呼吸のモニタリングを行い，**必要時に下顎挙上・酸素投与・昇圧剤の投与を行えるよう，あらかじめ薬剤・器具・医師・看護師を配置しておくことが大切**です．

　一般外傷の救急処置の場合，所見をしっかりとってから麻酔を行わないと，**知覚神経の切断を見落とす場合がありますので注意が必要**です．指の切創では，必ず指先の感覚異常の有無を確認してから麻酔を行います．

表1　局所麻酔の注意点

注射前	・アレルギー歴を問診する．以前局所麻酔中に気分不良になったことはないか ・<u>点滴ルート</u>・蘇生道具・薬品が手元にあるか．必要な人数のスタッフがそろっているか 　　エアウエイ，マスク，酸素，アンビュー®，喉頭鏡，挿管チューブ，点滴ルート，ホリゾン®，エフェドリン®，ボスミン® ・呼吸器・循環器のモニタリングは可能か ・外傷の場合，知覚神経障害の見落としはないか ・注射する薬液は本当に局所麻酔薬か．注射部位は清潔か
注射中	・血管内に注入していないか ・強い痛みやしびれを訴えていないか ・投与量は極量を超えていないか
注射後	・針刺し事故の予防

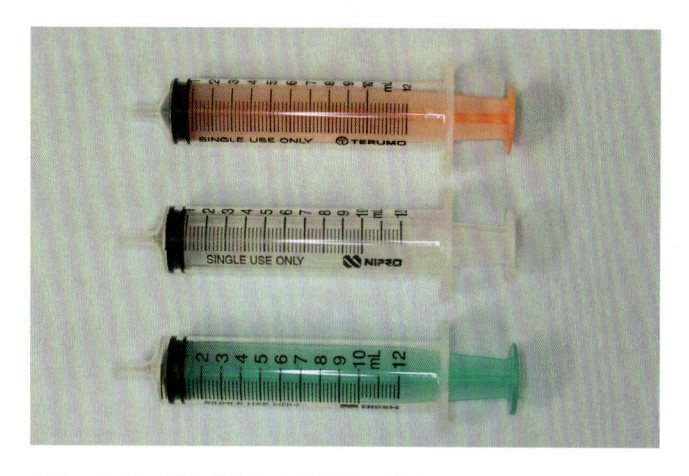

図1 シリンジの着色による誤用の防止
薬液ごとに着色されたシリンジを使い分けて，誤用を防止している施設もあります

小児など患者さんの協力を得にくい状況での救急処置では，注射の際に患者さんが手で払いのけたり暴れたりしないように，体幹や四肢をバスタオルで巻いて固定することと，術野の固定を必要とします．**保護者には別の部屋で待機していただき，必要な人数の医療スタッフを確保してしっかりと固定してから注射することが大切です．**

外科的処置を行うとき，処置台の上には消毒薬・生理食塩水・ヨード脱色剤（ハイポアルコール®）など**透明な液体が局所麻酔薬のほかに数種類あります．それぞれ何であるかよく確認してから処置をはじめます**（図1）．

注射の予定部位は前もって消毒しておきます．注射施行前後は針先の清潔を維持するように注意を払います．また，注入後は針刺し事故が起こらないように，決められた場所にシリンジごと破棄します．リキャップは努めて行わないようにします．

2）注射中の注意

血液中の局所麻酔薬濃度が高くなると，局所麻酔中毒症状が出現しますので，**直接血管内に局所麻酔薬が注入されないように注意します．皮下に針を押し進め，内套を引きシリンジに陰圧をかけ，血液の逆流がないことを確かめてから，麻酔薬を注入します．**

長時間の手術・広範囲の手術を浸潤麻酔で行う場合は，局所麻酔の投与量が極量を超えないよう注意します．①作用時間の長い局所麻酔薬を使用する，②軟部組織に麻酔薬が長時間とどまるようにエピネフリン（ボスミン®）を局所麻酔薬に混ぜる，③局所麻酔薬を2倍程度に生理食塩水で希釈し，広範囲に使用しても極量を超えないようにする，④一度にたくさんの局所麻酔薬を浸潤させず，時間をあけて追加する，⑤静脈麻酔や伝達麻酔を併用する，などの工夫を必要とします（表2）．

表2　局所麻酔薬が極量を超えないための工夫

①作用時間の長い局所麻酔薬を使用する（カルボカイン®，マーカイン®）
②軟部組織に麻酔薬が長時間とどまるようにエピネフリン（ボスミン®）を局所麻酔薬に混ぜる〔麻酔薬10 mLに1,000倍のエピネフリン液を約3滴（約0.1 mL）加え，10万倍のエピネフリン希釈液をつくることができる〕
③局所麻酔薬を2倍程度に生理食塩水で希釈し，広範囲に使用しても極量を超えないようにする
④一度にたくさんの局所麻酔薬を浸潤させず，時間をあけて追加する
⑤静脈麻酔や伝達麻酔を併用する

memo 小児の舌の外傷では，無麻酔でひと針だけ舌の唇側に糸をかけ，これを固定元として舌を引っ張り出して患部に局所麻酔を行います．眼瞼結膜の浸潤麻酔は，眼瞼を外反させて，27ゲージ針を眼瞼外側寄りから結膜内に刺入します（図2）．結膜内に透見される血管を避けるようにして針を内側に進めながら麻酔薬を浸潤させます．眉毛，瞼縁，鼻孔縁，赤唇縁などの縫合では，麻酔薬の注入部位だけが膨らみ，術後に縫合のずれが目立つことが懸念されるので，相対する創縁の両方に局所麻酔薬を均等に注入します．切断指の再接着術などでは，麻酔薬の浸潤によって患指の血行が障害されるため，浸潤麻酔は不適当です．

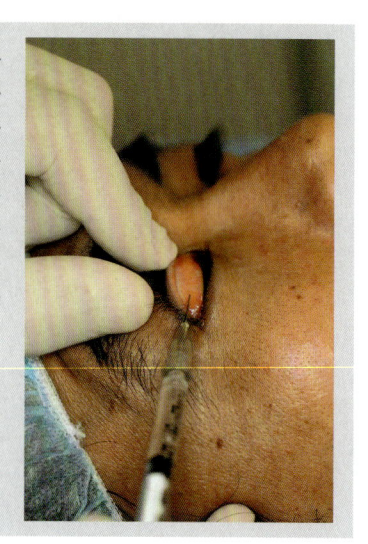

図2　眼瞼結膜の浸潤麻酔方法

3 痛みの少ない注射法

　局所麻酔を行うにあたり，痛みを軽減する工夫はたくさんあります（表3）．以下の手技をすべて行う必要はありません．しかし工夫を重ねて注射を施行すると「注射が全く痛くなかった．」と患者さんに感謝されることもあります．

表3　痛みを軽減する注射の工夫

① 少し痛むことを説明する
② 注射部位の前処置（皮膚をやや強くつまむ，軽くたたく，圧迫，氷冷など）
③ 局所麻酔薬を体温に温める
④ 局所麻酔薬のpHを調整する
⑤ 細い針を使う
⑥ 創がある場合は，汚染創でなければ創内から皮下に注射する
⑦ 炎症部位ではfield block法からはじめる
⑧ 消毒薬が乾いてから注射する
⑨ できるだけ針の刺入回数を少なくする
⑩ 術野の末梢神経中枢側から注射する
⑪ 皮下に注射する
⑫ ゆっくり注射する
⑬ 呼気に合わせて穿刺し，呼気に合わせてゆっくり局所麻酔薬を注入する
⑭ 麻酔の効果を説明する（痛覚だけが麻痺し，触覚は残ることを説明する）

1）少し痛むことを説明する

　恐怖心と緊張を和らげるために患者さんとよく話し，信頼関係をつくることが大切です．「麻酔はどのくらい痛いですか」とよく質問を受けますが，このときは前腕内側を2cmほどつまみ，強くつねりながら「だいたいこのくらい痛みます．少しだけ痛いでしょう」と説明しています．"針を刺されたときの痛み（未経験な痛み）は，つねられたときの痛み（卑近な痛み）とだいたい同じくらい"と理解されると不安は軽減するようです．患者さんが手術台に移ってから，局所麻酔をはじめるまで少し時間を要します．患者さんの気持ちが注射に集中しないように話しかけながら消毒など準備を手早く行います．

2）注射部位の前処置

　注射前に皮膚をやや強くつまむ，軽くたたく，強く数秒圧迫する，氷で冷やす，などの処置をすると針刺入の痛みが軽減します．脊髄の抑制性介在ニューロンを刺激すると，脊髄から脳へ伝わる痛み刺激のインパルスが減ると考えられています[1]．

3）局所麻酔薬を体温と同じくらいの温度にする

　麻酔薬を37℃前後に温めて使用すると痛みが軽減します．麻酔薬を吸ったシリンジを手で温めたりします[2]．

4）局所麻酔薬のpHを調整する

　麻酔薬に炭酸水素ナトリウム（メイロン®）を麻酔薬の10%ほど混ぜることもあります[3]．

5）細い針を使う

　皮膚表面の痛点（皮膚痛点の密度は130個/cm^2）を避けて針が刺入するよう配慮し，25・27・30ゲージ針を使います（図3）．

図3　各種注射針
左から30ゲージ針，27ゲージ針，25ゲージ針，カテラン針，18ゲージ針

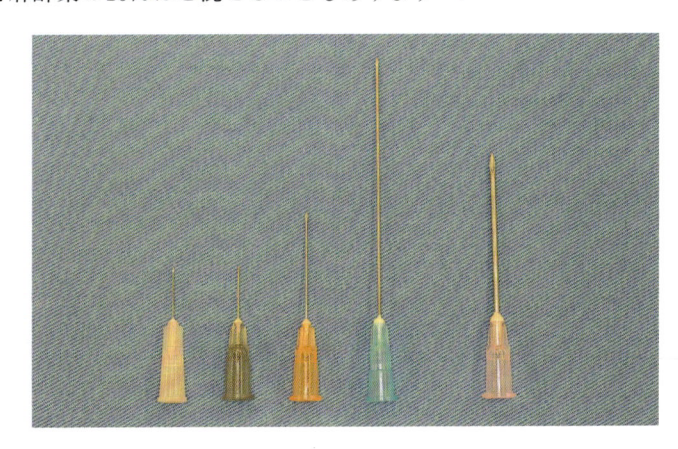

6) 創がある場合は，汚染創でなければ，皮膚からではなく創内から皮下に注射する

皮膚表面の痛点を避けて針を刺入します[1].

7) 炎症部位に局所麻酔を行うときは，患部を取り囲むように周囲から注射するfield block法からはじめる

麻酔薬を直接注入すると，炎症組織が押し広げられ一時的に痛みが増します．また，炎症部位の組織はpHが低いため，麻酔の作用発現は遅くなります[4].

8) 消毒薬が乾いてから注射する

刺入点から消毒薬が真皮内に入りこみ，しみるのを防ぎます[1].

9) できるだけ針の刺入回数を少なくする

針の根本で45度曲げて使用すると1カ所の刺入点から容易に放射状に広い範囲に注射できるので，刺入点を少なくすることができます（図4）．カテラン針を使うと，針の長さを利用して1カ所の刺入点から広い範囲に注射できます．

10) 術野の末梢神経中枢側から注射する

頬部であれば，下眼窩神経孔に近い部位から注射をはじめます．伝達麻酔の考え方です．

11) 皮下に注射する

真皮層に注射すると，密で硬い真皮組織が押し広げられて痛みます．ただし，皮下麻酔は効きにくいことがあるので，やや多めに注射し作用発現まで少し待ちます．

12) ゆっくり注射する

注入する麻酔薬で急激に組織を押し広げないよう配慮します．細い針を使ってゆっくり注射するときに，術者の指に大きな負荷がかかります．母指の付け根でシリンジを押すと十分に力がシリンジに伝わるので，余力をもってゆっくり注射できます（図4）．

13) 大きく深呼吸させて呼気に合わせて穿刺し，呼気に合わせてゆっくり局所麻酔薬を注入する

身体と気持ちの緊張をほぐし，"いきみ"させないようにします[1].

14) 麻酔の効果を説明する

麻酔が効いても触覚が残るため，"皮膚を触られたり，引っ張られたりすることがわかる"こと，"手術中に痛みを感じたら麻酔を追加すること"を説明しておきます．"麻酔が効いていないかもしれない"という患者さんの不安を取り除くことが大切です．

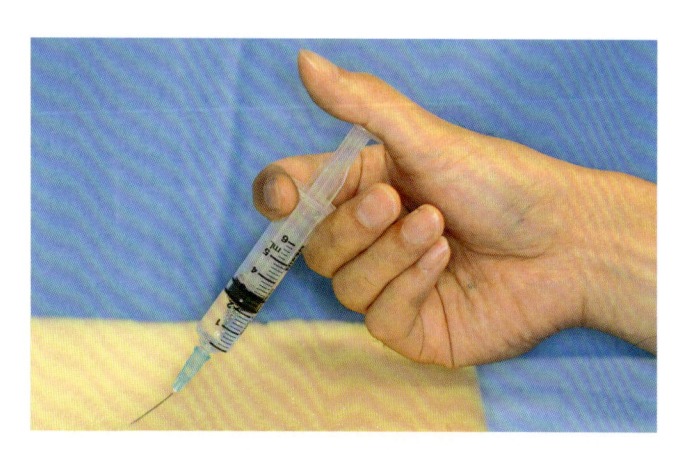

図4 刺入回数を少なくする工夫
針の根本で45度曲げて使用すると，1カ所の刺入点から広い範囲に注射できます．母指の付け根でシリンジを押すと，余力をもってゆっくり注射できます．細い針では強く曲げたり，硬い瘢痕組織に何度も刺したりすると針が折れることがあるので注意を要します

4　エピネフリンの適応

局所麻酔薬にエピネフリンを加えることがあります．エピネフリン加局所麻酔薬の効果と使用時の注意事項について説明します．

1) 効果

局所麻酔薬にエピネフリン（ボスミン®）を加えると，エピネフリンが投与部位の血管を収縮させるため，術野の出血を抑えることができます．また局所麻酔薬の血管内吸収が抑えられるため，麻酔薬の作用持続時間が長

くなります．さらに血中濃度の急激な上昇が抑えられるため，局所麻酔薬の極量を増やすことができます．リドカイン（キシロカイン®）では，極量は1.5倍となり500 mgまで投与可能となります．このエピネフリンの効果は，皮下に使用した場合に効果的です．

> **ポイント** 1～2％プロカイン®液10 mLに1,000倍のエピネフリン液を約3滴（約0.1 mL）加え，10万倍のエピネフリン希釈液として使用することができます[5]．キシロカイン®注射液「1％」エピレナミン含有（通称：1％キシロカインE）はエピネフリンがすでに添加されていて使いやすく，皮膚外科領域では汎用されています

2）注意

10万倍エピネフリン添加1％リドカインを口唇に注射すると，毛細血管が収縮し粘膜の赤みが薄くなるので，口唇の皮膚粘膜境界が判別しにくくなります（図5）．注射の前にあらかじめ赤唇の縁にマーク（tattooをしたり，メスでほんの少し傷をつけるなど）しておいて，縫合はマークを頼りに行い，術後赤唇縁に段差ができないようにすることが大切です．

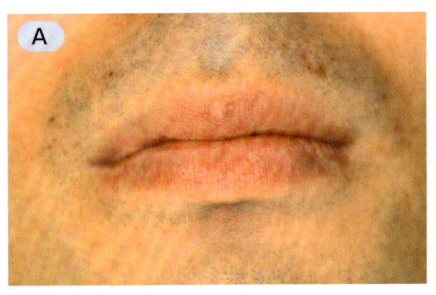

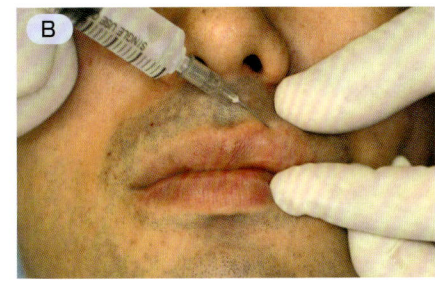

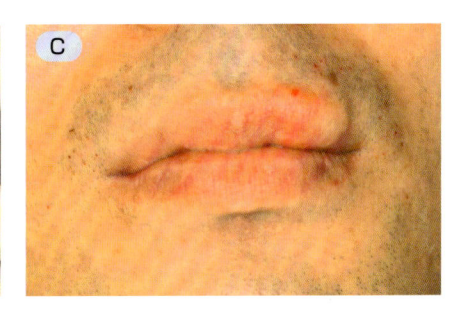

図5　10万倍エピネフリン添加1％リドカイン注射による口唇の変化
A）10万倍エピネフリン添加1％リドカイン注射前の口唇．B）10万倍エピネフリン添加1％リドカインを注射中．C）10万倍エピネフリン添加1％リドカインの注射後．左口角付近の上口唇粘膜の赤みが消失しています

3）禁忌

指趾，陰茎，鼻尖部，耳垂部などの組織の末端部は，終末動脈の血液循環障害が惹起され壊死を招くリスクがあるため，エピネフリン使用の禁忌部位です．しかし実際には指趾を除いたこれらの部位で，10万倍エピネフリン添加1％リドカインが日常的に使用されています．創縁からのoozing（血液の滲み出し）を防ぎ手術時間を短縮できるからです．麻酔後5分ほど経過すると，エピネフリン効果で皮膚が白くなります．この作用発現を待って手術をはじめます．

しかし，糖尿病，膠原病，そのほかの末梢循環不全のあるような患者さんでは，指趾，陰茎，鼻尖部，耳垂部などの禁忌部位への安易な使用は避けるべきでしょう．また，添付文書に"禁忌患者として高血圧，動脈硬化，心不全，甲状腺機能亢進症，糖尿病のある患者，血管攣縮の既往がある患者（これらの症状が悪化するおそれがある）"と記載があることは知っておくべきです．10万倍エピネフリン添加1％リドカインの局所麻酔後に一時的に心拍数が上がることが心電図モニターで観察されることがよくあります．

文献

1) 「カラー写真でよくわかる！注射・採血法」（繁田正毅／編），羊土社，2006
2) Alonso, P. E. et al. : Pain-temperature relation in the application of local anesthesia. Br. J. Plast. Surg., 46 : 76-78, 1993
3) Mckay, W. et al. : Sodium bicarbonate attenuates pain on skin infiltration with lidocaine, with or without epinephrine. Anesth. Analg., 66 : 572-574, 1987
4) 「図解局所麻酔法マニュアル」（D. Bruce Scott／著，吉矢生人，根岸孝明／監訳），南江堂，1990
5) 「形成外科手術書　改訂第4版」（鬼塚卓彌／著），南江堂，2007

PART II 局所麻酔

§2.実践

2 伝達麻酔

力久直昭

> * 末梢神経のできる限り近くに局所麻酔薬を注入して，神経支配領域の麻酔を得る方法です．針で直接神経を損傷したり，神経内に麻酔薬を注入することがあってはなりません．十分な麻酔効果を得るためには，解剖学的知識に基づいた刺入点の確定と適切な手技を必要とします．麻酔効果が不十分な場合に備えてほかの麻酔方法をあらかじめ準備しておくことも必要です．

1 伝達麻酔が有利な部位

　伝達麻酔の適応となる部位・手術はほぼ決まっています．医療（安全と経済）と患者さん（痛みと不安）の均衡をとり，どちらにも大きな負担をかけないように配慮し，伝達麻酔を選択します．

　下肢の広範囲手術では，麻酔効果が安定しているL2/3以下の腰部脊椎麻酔・腰部硬膜外麻酔が多く行われます．呼吸障害をきたしにくく，安全で手技も比較的容易なので多用されています．

　一方，上肢の手術では脊椎麻酔・硬膜外麻酔は単独で用いられません．上肢の支配神経は頸髄胸髄（C5〜T1）であり，脊髄のこの部分をブロックすると呼吸障害をきたすからです．術野の出血量を抑える止血帯（タニケットなど）を用いることの多い上肢の手術では，伝達麻酔（手指神経ブロック・腕神経叢ブロック）や経静脈局所麻酔が有用です．

　顔面では伝達麻酔だけで十分な無痛を得ることは難しいので，浸潤麻酔の補助として伝達麻酔を施行します．浸潤麻酔に先だち支配領域の伝達麻酔を行うと，浸潤麻酔時の痛みが軽減し，局所に投与する麻酔総量が少なくなります．

　また炎症の強い部分に浸潤麻酔を行うと，麻酔薬の注入時に一時的に強い痛みを生じますので，炎症部から離れた部位から伝達麻酔を行うと有利です．爪周囲炎・陥入爪の処置では手指神経ブロック・足趾の神経ブロックを行います（**p122 表**参照）．

2 麻酔の手技

● 顔面の麻酔

　顔面と頭部の前2/3の知覚は，三叉神経に支配されています（**図1**）．

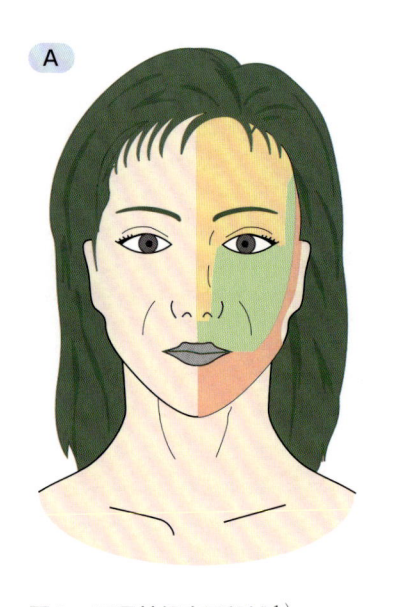

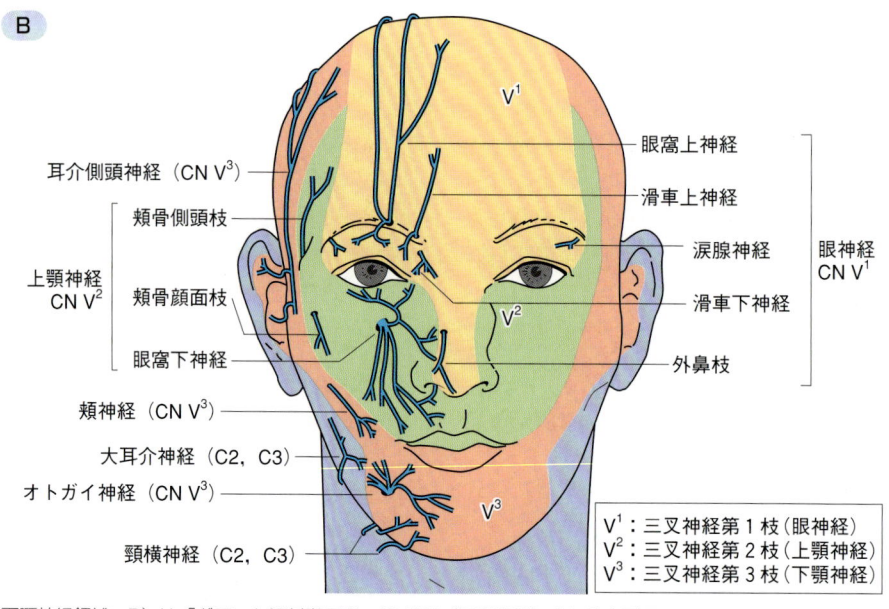

図1　三叉神経支配領域[1]
黄色：眼神経領域，緑色：上顎神経領域，赤色：下顎神経領域．B）は「グラント解剖学図譜　第4版」（医学書院）より改変引用

> **注意** 三叉神経ブロックを行ったときに神経付近の血管を損傷すると，顔面に皮下出血斑をつくってしまうことがあります．術後の顔面皮下出血斑は手術から回復するまでの期間を長くしてしまいますので，顔面のブロック注射後は針刺入部を3分間ほど強く圧迫し，皮下出血を予防します

1）眼神経領域（図1，黄色の範囲）

❶ 鼻毛様体神経ブロック（滑車下神経ブロック）

＜支配領域＞鼻の皮膚と粘膜，角膜，結膜．

＜手技＞針を眼窩の上内側部，眉毛と内側瞼裂の間でやや眉毛よりの点から，垂直後方へ刺入します．約1.5 cmの深さで眼窩の骨に当たります．もし，この深さで骨に当たらなければ，針を一度引き抜き，1.5 cmほどの深さで骨に当たるように針をより内側に向けます1）（図2）．

※鼻毛様体神経は4本にわかれ，そのうちの1本が滑車下神経となります

図2 鼻毛様体神経ブロック

❷ 滑車上神経ブロック

＜支配領域＞前頭部内側皮膚，鼻上部皮膚，上眼瞼，結膜．

＜手技＞針を眼窩の上内側部で刺入します．鼻根部のすぐ側方で前頭骨に当たるように上内側方に向けます[1]．

❸ 眼窩上神経ブロック（内側枝と外側枝に分かれる）

＜支配領域＞上眼瞼，結膜，頭皮．

＜手技＞眼窩上縁の中心に眼窩上孔を触知するので，これを触れながら眉毛直下で刺入し，上方に向けて眼窩上孔の近くまで針を進めます[1]（図3）．

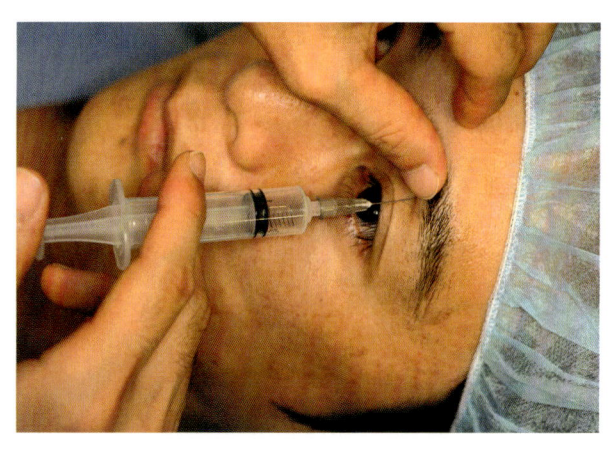

図3 眼窩上神経ブロック

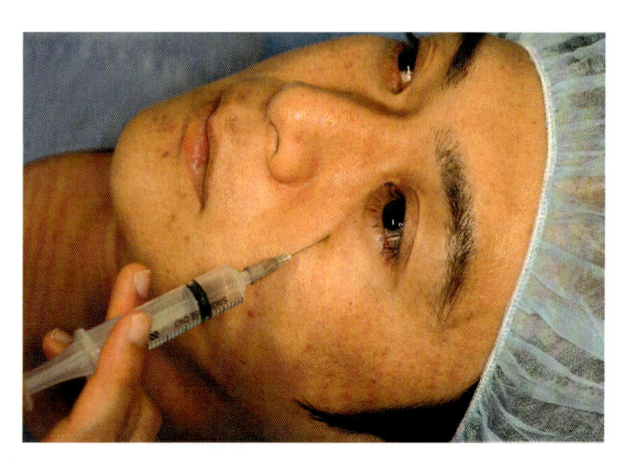

2）上顎神経領域（図1，緑の範囲）

❶ 眼窩下神経ブロック

＜支配領域＞鼻翼と下眼瞼の皮膚，頬部の皮膚と粘膜，上口唇の皮膚と粘膜．

＜手技＞眼窩下縁の中点より1 cm下方で眼窩下孔を触れます．針を上方に眼窩下孔に向かって刺入すると放散痛を得ます．放散痛が得られなくても，瞳孔を通る垂線と外眼角部を結ぶ線の交点を中心に直径1 cm円形に浸潤麻酔を行えば十分です．この麻酔により逆行性に切歯・犬歯・小臼歯とその周囲歯肉も麻酔されます[1,2]（図4）．

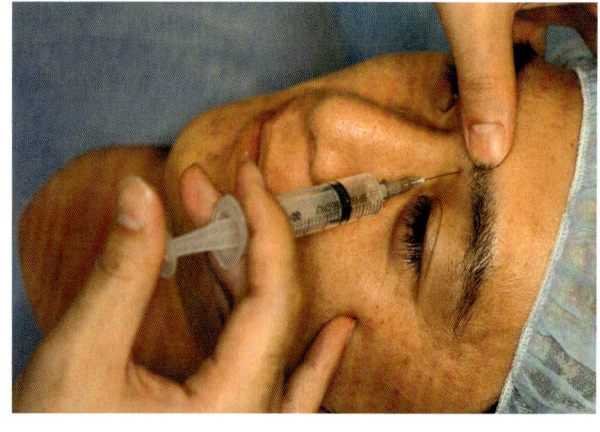

図4 眼窩下神経ブロック

3）下顎神経領域（図1，赤の範囲）
- ● オトガイ神経ブロック
  <支配領域>下口唇，下顎前方の皮膚（切歯・犬歯・小臼歯が逆行性に麻痺します）．
  <手技>オトガイ孔は第1小臼歯の後方で，歯肉縁の1 cm下に触れます．これを皮膚の上から触知し，上・内・後方に針を刺入し，オトガイ孔のところで下顎骨に当てます[1]（図5）．

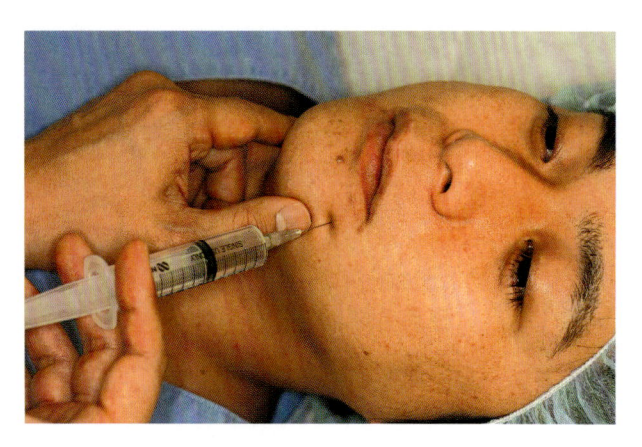

図5　オトガイ神経ブロック

指・趾の麻酔

手指・足趾の処置に有効で，広く行われています．

● 手指ブロック（背側指神経と掌側指神経のブロック），足趾の神経ブロック
<支配領域>指全体・趾全体．
<手技>指の根本で，基節骨の側面に沿うように針先をいったん掌側まで進め，針先を戻しながら局所麻酔を注入します．これによって指の半周に局所麻酔を浸潤できます．反対側に同じ操作をくり返し，指の根部で全周性に麻酔を浸潤させます（Oberst麻酔法）（図6）．

このほかに，指間のみずかき部よりも2 cm中枢側より刺入し，中手骨間のスペースに浸潤させる方法があります．この場合も隣の中手骨間にも浸潤させ，指全体の無痛を得ます．Oberst麻酔法に比べて循環不全による指の壊死のリスクが低く，麻酔薬注入時の疼痛が少ない利点があります（図7）．

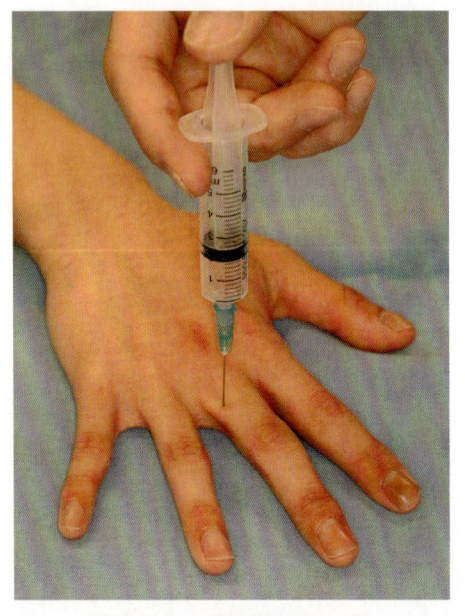

図6　背側指神経と掌側指神経のブロックその1
足趾の手技も同様です

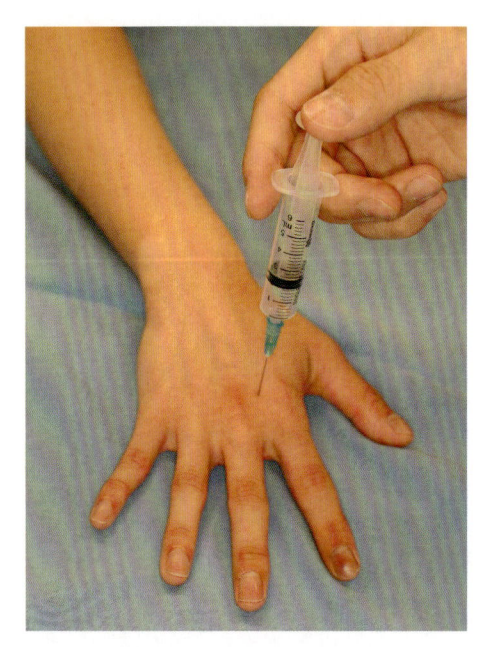

図7　背側指神経と掌側指神経のブロックその2
足趾の手技も同様です

腋窩部腕神経叢ブロック

肘よりも末梢の上肢に十分な無痛を得ることができます．気胸などの合併症が少なく最も実用頻度が高い方法です．そのほかの腕神経叢ブロックに斜角筋間腕神経叢ブロック，鎖骨上窩腕神経叢ブロックなどの方法があり，これらはより中枢側の腕神経叢をブロックするので肩や上腕の手術に有利です[1]．

1) 解剖（図8）

　腕神経叢と腋窩動脈を包む神経血管鞘の中に局所麻酔薬を浸潤させて，神経をブロックします．神経血管鞘は多層構造のきわめて薄い結合織で，局所麻酔薬をその内部に保持して神経ブロックの効果を延長しますが，**局所麻酔薬が神経血管鞘の外に注入された場合は神経叢への拡散を制限し十分な無痛を得られません．**神経血管鞘の内部の薄い隔壁の存在が報告されており，まだら状の麻酔の一因と考えられています[3]．

2) 適応・効果

　腕神経叢から出る正中神経，橈骨神経，尺骨神経，筋皮神経，腋窩神経の支配領域である前腕，手，指の手術に適応があります．肩部や上腕部の麻酔には向きません（図9，10）．

　針先が血管神経鞘の中にあれば，麻酔薬の注入により内圧が高くなり鈍痛が起こります．数分で交感神経がブロックされ前腕，手が温かくなり静脈が拡張します．5～10分で筋力が低下し，20～40分で麻酔効果が完全となります[1]．

3) 患者さんの体位

　ブロックする側の上肢の肩を外転し，手首が頭と同じ高さにくるように肘を直角に曲げます（図11）．

4) 刺入

　腋窩動脈を触知し，その真上から針を刺入します．筋皮神経は腋窩部の中枢側で血管神経鞘を離れ烏口腕筋の中を貫き外側前腕皮神経となり前腕外側部の皮膚に分布しています．

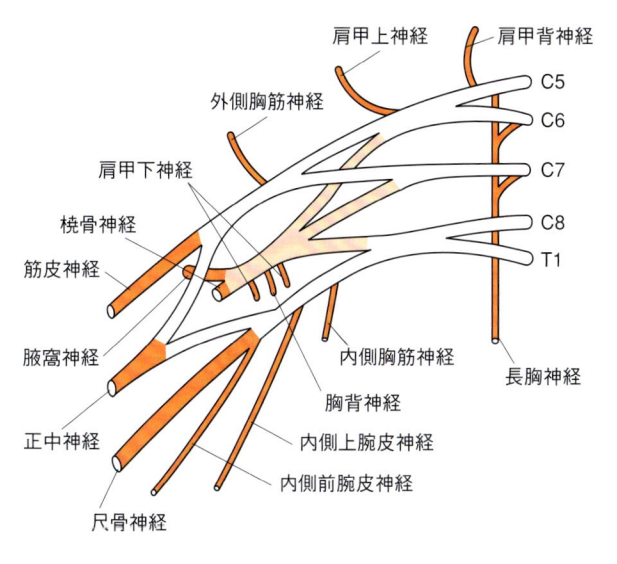

図8　腋窩動脈と正中神経，尺骨神経，橈骨神経の位置
腋窩動脈を触知しながら，上図をイメージして針を進め，神経ブロックを行います

図9　上肢皮神経（前面・後面）
二重支配領域や神経支配の変異も多数あるので，腕神経叢ブロックは十分効かせる必要があります

図10　腕神経叢
筋皮神経は腋窩部の中枢側で血管神経鞘を離れ烏口腕筋の中を貫き外側前腕皮神経となり前腕外側部の皮膚に分布しています．十分な前腕部の麻酔を得るために，なるべく中枢側までブロックすることが必要です

> **memo** 〈タニケットペイン〉
> タニケット（止血帯）を用いて上腕を圧迫し動脈血の流入を遮断すると，術野からの出血が少なくなり，手術操作が楽になります．タニケットによる痛みはタニケットペインといい，そのほとんどが筋肉の虚血が原因です．腕神経叢ブロックが十分効いていればあまり問題になりません．ただしタニケットで強く締められる上腕の内側部は肋間上腕神経と内側上腕神経の支配領域で，肋間上腕神経は腋窩部の腕神経叢を通過しておらず，内側上腕神経は腋窩部の中枢側で血管鞘から分岐しています．腋窩部の皮下に麻酔薬を浸潤させると上腕内側部の無痛を得ることができ，同部のタニケットペインを和らげることができます[1]．
>
> ・腋窩部腕神経叢ブロックが不十分な場合，肘部あるいはもっと末梢側で正中神経，橈骨神経，尺骨神経のそれぞれを追加でブロックすることができます．

十分な前腕部の麻酔を得るために，なるべく中枢側までブロックすることが必要です．針は大胸筋の外側縁付近の皮膚から刺入し，腋窩部の頂点方向に，ほぼ神経筋束と平行に針を進めます[1]（延長チューブをつけた針を用いることもあります）（図12）．

5）局所麻酔薬注入のタイミング[1] [3]
❶ 方法1：電撃法
目的とする神経支配領域に電撃感（電気が走るようなビリビリとした放散痛）を得られたときに注入します．この場合，正中・橈骨・尺骨神経のそれぞれの領域ごとに電撃感を得ることが必要です．神経血管鞘内

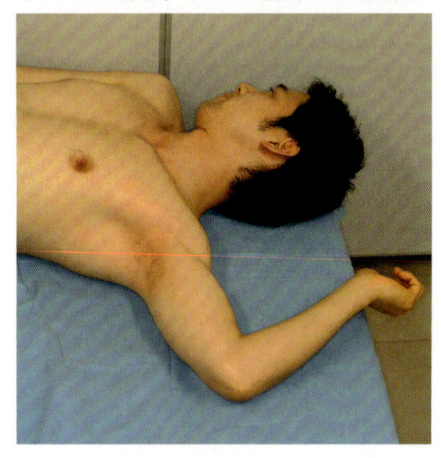

図11　腋窩部腕神経叢ブロック施行時の体位

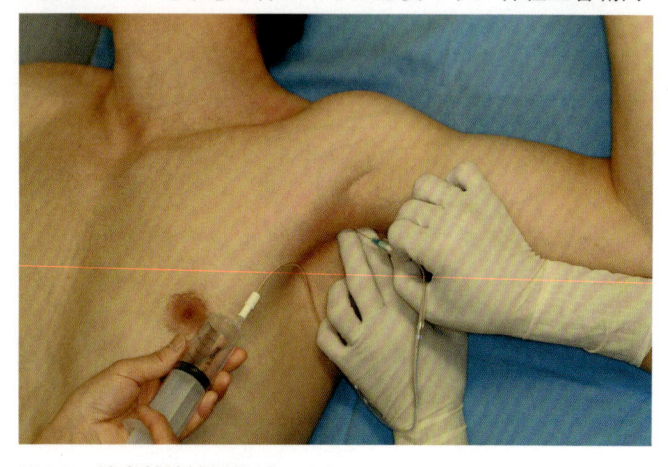

図12　腋窩部腕神経叢ブロック
術者は針先に伝わる感覚に集中し針を進め，助手に局所麻酔薬の注入を指示します

に針が存在するとき，針から手を離すと針が動脈の拍動に合わせて動きます．ここから針の方向を数ミリ単位で頭側・尾側に微調整し，針を進めて電撃感を得ます（図8参照）．

❷ 方法2：神経血管鞘内注入法
針先を神経血管鞘内に進め注入する方法です．電撃法のように神経を直接針で刺激することを回避するので，遷延性神経障害のリスクが低くなります．
①針を進め，神経血管鞘を貫く弾力を感じられたら局所麻酔薬を注入します．弾力を感じられるのは3割程度といいます．
②神経血管鞘内に針が存在するとき，針から手を離すと針が動脈の拍動に合わせて動くので，弾力を感じられなかったときはこのような針の動きを目安にして，局所麻酔薬を注入してもよいです（図8）．

❸ 方法3：神経刺激装置による方法
電気刺激によって誘発される手部の動きから針先の位置を確認して，局所麻酔薬を注入する方法です．橈骨神経・正中神経・尺骨神経の各神経を刺激したときの手部の動きを把握しておくことが必要です．

❹ 方法4：動脈貫通法
一般に動脈内穿刺した場合には針を抜き穿刺し直しますが，さらに針を進め，動脈を貫き動脈よりも深いところで血管神経鞘に入れる方法もあります．腋窩動脈の裏側を走行する橈骨神経のブロックにはこの動脈貫

通法が有効です．局所麻酔薬を血管内に注入しないよう注意を要しますが，深く刺入しすぎると針先は容易に血管神経鞘の外へ逸脱してしまいます．動脈後壁を貫き，血液の逆流がなくなる位置で局所麻酔薬を注入します．注入中も血液の逆流がないことを2～3回確認します（図8）．

6）局所麻酔薬注入時注意事項

血液の逆流がないことを確認してから，麻酔薬を0.5 mL注入します．このとき激しい痛みが出現すれば神経内注入になっているので，針を1～2 mm引き抜いて注入します．血管周囲鞘内に入っていれば，薬液の注入圧により鈍痛が起こります．局所麻酔薬が中枢側に拡がるように，かつ末梢側に拡がらないように，注入中から動脈を触知していた手で穿刺部より遠位部の動脈を強く圧迫します（図8）．

7）注入薬剤と投与量

0.25％マーカイン®（ブピバカイン）で20～30 mL（50～75 mg），0.75％アナペイン®（ロピバカイン）で20～40 mL（150～300 mg），そのほかの等力価の局所麻酔薬を30～40 mL用います．

> **⚠ 注意**　神経を針で直接刺してしまったり，神経幹に薬液を直接注入してしまうと永久的な神経障害を残すことがあるのでこのような操作は避けなければなりません．針を押し進めたときや薬液を注入したときに電撃性の非常に強い疼痛がみられた場合は麻酔をその場で中止して，神経障害を最小限のものとします

> **☞ ポイント**　静脈麻酔の併用：局所麻酔の効果が不十分なとき，静脈麻酔を併用することがあります．この場合，過量投与でなくても筋弛緩作用のため舌根沈下・一過性の呼吸停止などが高齢者や肥満者でしばしば合併します．麻酔中は，血圧心電図モニター・パルスオキシメーターなどで循環・呼吸のモニタリングを行い，必要時に下顎挙上・酸素投与・昇圧薬の投与を行えるよう，あらかじめ薬剤・器具・医師看護師を配置しておくことが大切です．表に示したような薬剤を使用します．

表　静脈麻酔薬

鎮静薬	投与方法・投与量	注意事項
ドルミカム®（10 mg/ 2 mL） （一般名：ミダゾラム）	0.05～0.10 mg/kgを静注 1 Aを10 mLに希釈し2～3 mLずつ静注します	筋弛緩作用が強く舌根沈下に注意します
セルシン® （10 mg/ 1 mL，5 mg/ 1 mL）， ホリゾン®（10 mg/ 1 mL） （一般名：ジアゼパム）	5～10 mgをゆっくり静注します （投与時に血管痛を伴います）	過量投与でなくても一過性の呼吸停止を起こすことがあります
1％デュプリバン® （一般名：プロポフォール）	0.03 mL/kg/時の速度で持続静注を開始し，適切な鎮静が得られるよう速度を調節します	呼吸停止，血圧の低下に注意します
鎮痛薬		
ペンタジン/ソセゴン® （15 mg/ 1 mL，30 mg/ 1 mL） （一般名：ペンタゾシン）	7.5 mg～15 mgを静注します	禁忌：頭部外傷，意識障害，気管支喘息，チアノーゼ

鎮静薬（ドルミカム®）と鎮痛薬（ソセゴン®）を混合（ドルミカム®1 A＋ソセゴン®1 A＋生理食塩水で10 mLに希釈[1]）して使うこともできます

文献

1）「図解局所麻酔法マニュアル」（D. Bruce Scott／著，吉矢生人，根岸孝明／監訳），南江堂，1990
2）「形成外科手術書　改訂第4版」（鬼塚卓彌／著），南江堂，2007
3）「麻酔科医に必要な局所解剖」（高崎眞弓／編），文光堂，2002

PART II 局所麻酔 §2.実践

3 局所麻酔の副作用

力久直昭

＊気分不快・血圧低下・呼吸困難の出現は最も注意を要する局所麻酔の副作用です．

気分不快・血圧低下・呼吸困難は，局所麻酔中毒やアナフィラキシーショックだけでなく，心因性反応・血管迷走神経反射などでも引き起こされます（表1）．副作用の原因を鑑別することは非常に困難なため，局所麻酔薬による何らかのトラブルの既往が確認された場合は局所麻酔を安易にするべきではありません．アレルギー素因のある患者さんでは，とりわけ静脈路を確保してから局所麻酔を行うことが重要です．

表1 局所麻酔の副作用

局所麻酔薬が直接原因となるもの	投与量依存性　：局所麻酔中毒
	投与量非依存性：アナフィラキシーショック
局所麻酔薬が直接の原因とならないもの	心因性反応，血管迷走神経反射

1 局所麻酔薬の血中濃度上昇による合併症

局所麻酔薬が血管内に大量に注入されたり，浸潤麻酔後に麻酔薬の血中濃度がある程度以上高くなった場合，急性局所麻酔薬中毒となります．

> **⚠注意** 局所麻酔薬を適切に使用すれば，まず中毒症状は出現しません．しかし極量をすみやかに1回で注射すれば，痙攣を伴う中毒症状が出現してもおかしくありません．血流が豊富な部位とそうでない部分とでは極量が異なってきます．経験豊かな医師は，添付文書で示された極量の2倍以上の局所麻酔薬を使用することがあります．<u>10万倍希釈のエピネフリン（ボスミン®）を局所麻酔薬に混ぜ局所の血管を収縮させたり</u>（p127「ポイント」参照），<u>局所麻酔薬を2倍程度に希釈して使用したり</u>，一度にたくさんの局所麻酔薬を浸潤させず，<u>時間をあけて追加する</u>などして，急激な血中濃度上昇を抑える工夫をして注射をしています

1）中毒症状（表2）

局所麻酔薬は，神経細胞膜のナトリウムチャネルをブロックします（p120参照）．神経のナトリウムチャネルと心筋のナトリウムチャネルは同様の構造をしているため，脳や心臓において局所麻酔中毒が起こります．脳は心臓よりも侵されやすい臓器です[1]．

表2 局所麻酔薬の中毒症状[2]

①中枢神経系症状	・大脳皮質の抑制系がブロックされ，興奮症状が現れる
初期	・多弁，興奮状態が出現，脈拍数・呼吸数の増加，血圧の上昇
	・口唇・舌のしびれ，頬部や四肢の筋，指尖などに細かい痙攣が出現
中期	・精神錯乱
	・さらに血中濃度が上昇すると，意識の消失や大きな痙攣，チアノーゼが出現
	・まだ血圧はほぼ正常
末期	・昏睡，循環虚脱および呼吸停止へと進行
②循環器症状	・血中濃度が高度に上昇した場合にはじめて，低血圧，徐脈，ときに心停止が出現する

2）中毒の予防および対策[2]

完全な予防法はありません．投与法や投与量，濃度に注意し，**初期症状を見逃さないようにします**．

＜注射前＞局所麻酔薬の極量を参考に，患者さんの状態によっては減量します．**血漿コリンエステラーゼ活性やタンパク結合に関係する肝硬変や低タンパク血症では，中毒反応を助長する可能性があります．多**

量の局所麻酔薬を使用するときは，時間をずらして分割投与する，できるだけ毒性の少ない局所麻酔薬を使用する，エピネフリンを添加して局所麻酔薬の吸収を抑え，血中濃度が上がりにくくする，などをします．ただし，エピネフリンが急激に吸収されると血圧上昇や頻脈などをきたすので，局所麻酔中毒と誤ることがあります．

＜注射中＞中毒の原因として最も多いのは，誤って血管内に注入されたときです．注入前に内套を引きシリンジに陰圧をかけ，**血液の逆流がないことを確かめてから注入します**．できるだけ患者さんに話しかけたり，顔や手足に痙攣がないかを観察したりして初期症状を見逃さないようにします．

＜手術中＞バイタルサインの観察を行います．局所浸潤麻酔であっても血圧，心電図，SpO_2を測定することが望ましいでしょう．酸素吸入や点滴が迅速に行えるようにしておき，救急薬品や人工呼吸器，麻酔器，気管挿管用器具一式を用意しておきます．

3）中毒の治療

すべて対症療法です．2大原則は，**酸素の投与と痙攣に対する投薬**です[1]．

① まず，酸素投与と同時に生理食塩水やリンゲル液などの等張性輸液製剤の点滴を開始します．呼吸抑制があれば，マスクとバッグにより人工呼吸を行います．

② 痙攣が15〜20秒以上続くときは，ジアゼパム（ホリゾン®）5〜10 mgまたはチオペンタール（ラボナール®100〜200 mgを静注します．急性中毒の初期症状が現れた場合，血圧を測定して，変化がないか上昇がある場合，その時点でジアゼパムかチオペンタールを少量静注して観察する場合もあります．

③ そのほか，低血圧や心筋抑制に対しては，点滴や昇圧薬エフェドリン（エフェドリン®40 mg/1 mL）の静注を行います．10 mLに希釈したエフェドリン®を1〜2 mLずつ静注し，血圧の上昇を確認します．心室細動には除細動，心停止にはエピネフリン（ボスミン®1 mg/1 mL）1 mgとアトロピン0.6 mgの静注または心腔内投与で対処します．

> **memo ＜妊婦，胎児，新生児への影響[3]＞**
> 妊娠時にはエステル型麻酔薬を分解する血漿コリンエステラーゼ活性が低下しています．しかし妊婦の代謝自身が亢進しているので，エステル型麻酔薬の分解能に特に問題はありません．アミド型麻酔薬はタンパク結合力が大きく，タンパクと結合することによって分子量が大きくなり，胎盤を通過しにくいため，胎児への移行は少なくなります．胎児の薬剤血中濃度は大体母体の80〜25％にとどまります．一方，胎児および新生児では，肝臓代謝能力が低いこと，α_1グロブリンの量が少ないため麻酔薬のタンパク結合量が少ないことから，アミド型麻酔薬の毒性が発現しやすいと考えられます．

2　局所麻酔薬に対する過敏症による合併症

アナフィラキシーショックは窒息と急性循環不全が同時に進行する特徴をもつショックで，病状の急激さから経験を積んだ医師でも対応が難しい合併症です．咽頭浮腫からの急性上気道閉塞が死因の第1位です[3]．古い資料に"アナフィラキシーの原因として報告されている注射薬のほぼ半数が麻酔薬によるもので，残りの3分の1は抗生物質"との記載があります．

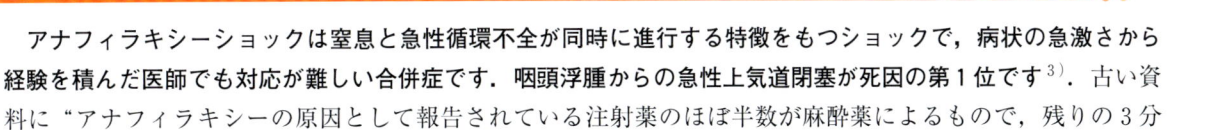

アナフィラキシーショックはアレルゲンのごく少量の投与（0.1 mL程度）でも起こり，麻酔薬だけではなく防腐剤などの麻酔薬添加物もアレルゲンとなりえます．皮内テストも意味がないわけではありませんが，危険を予見するものでもないとされています．

この過敏症は局所麻酔薬の構造式と関係があり，アミド型ではきわめてまれですが，エステル型ではときにみられます．プロカインに過敏症のみられる患者さんは，ほかのエステル型の麻酔薬にも反応が出るといわれています．この場合，アミド型を使用すると反応が出ないことが多いようです[1]．

1）前駆症状

口内違和感，しびれ感，尿意，便意，掻痒感，悪心・嘔吐，胸部違和感，視野異常，意識障害

2）主症状

以下の症状が急激に出現します．

呼吸器症状：口唇・舌の腫脹，鼻汁，くしゃみ，嗄声，喘鳴，喘息，気道粘膜浮腫による呼吸困難，気管支痙攣による喘息

皮膚症状：発赤，眼瞼結膜充血，掻痒感，冷汗

循環器症状：血圧低下など

3）予防

食物や薬物に対する過敏症の有無を問診します．

4）治療

迅速な対応が必要です．酸素吸入，点滴，気道の確保，人工呼吸，昇圧薬の投与などが必要となります．昇圧薬としては，エピネフリン，イソプロテレノールが有効です．H_1ブロッカー（ジフェンヒドラミン25～50 mg）とH_2ブロッカー（シメチジン300 mg）を併用します．副腎皮質ホルモンはショックの遷延・重症化防止に有効とされています．

❶ 呼吸管理

急速に進行する気道粘膜浮腫による呼吸困難に対処しなければなりません．先に挙げた呼吸器症状を確認したら，必ず気道を確保します（表3）．

表3　気道の確保方法

ステップ1	頭部後屈・下顎挙上・エアウェイ挿入・マスクで酸素投与（10 L/分）	自発呼吸不十分・嗄声・舌浮腫・咽頭浮腫を認めれば，ステップ2へ
ステップ2	気管挿管・人工呼吸 声門浮腫が予想されるので通常より細いチューブを選択する 輪状甲状間膜切開（図）や経皮的気管切開を行うこともある	気道狭窄が進行し挿管できなければ，迅速にステップ3へ
ステップ3	16G以上の太い静脈留置針を数本，輪状甲状軟骨間（図）に穿刺する．うち1本から酸素を肺へ送る	肺へ酸素を送り時間を稼ぎステップ2へ

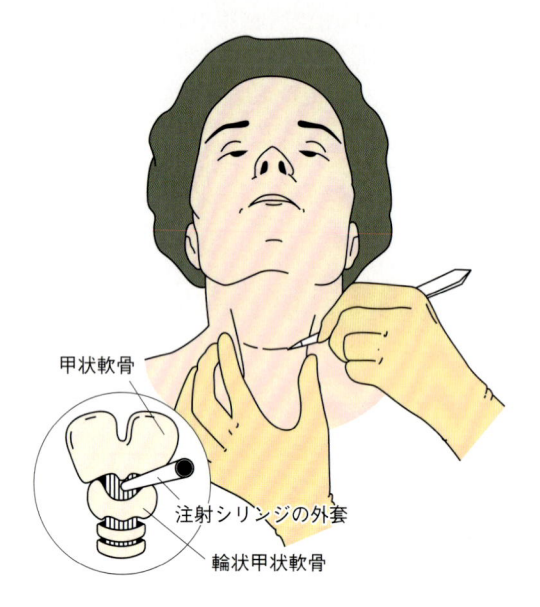

図　緊急輪状甲状軟骨間膜穿刺法・切開法

http://merckmanual.banyu.co.jp/06/f065_01.html より引用
頭部を後屈し頸を伸展させて，軟骨を触知して処置を行います．甲状軟骨・輪状軟骨を触知し，中央部のやや柔らかく，やや陥凹した靱帯部を触知します．12～14 G血管留置針付き10 mLシリンジを輪状甲状靱帯部に穿刺し，陰圧をかけながら45°尾側方向へ刺入します．抵抗がなくなり，空気が吸引できたところが気管内です．留置針の外套には直接アンビュー®バックはつながりません．注射シリンジの外套をつけ，これに気管内チューブのコネクターを取り付けます[5]

❷ 循環管理

血圧低下に対してエピネフリン（ボスミン®，ノルアドレナリン®）の投与が第1選択です．さらに毛細血管拡張と毛細血管の透過性亢進に対応するために，等張性輸液製剤を大量投与します[4]．

ボスミン®1アンプル（1 mg）は生理食塩水10 mLに溶かし，1～2 mLずつ心電図をモニタリングしながら静脈投与します．無効ならば1～2分ごとにくり返します．静脈ルートが確保されていないときは，0.3～0.5 mgを筋注します．すでにシリンジに入ったエピネフリン注射液キット（エピクイック®1 mg/mL）も商品化されています．エピネフリンはα・β作用を併せもち，強力な気管支拡張作用・昇圧作用・強心作用をもつため，アナフィラキシーショックに有効です．

文献

1)「図解局所麻酔法マニュアル」（D. Bruce Scott／著，吉矢生人，根岸孝明／監訳），南江堂，1990
2)「NEW 麻酔科学改訂第3版」（劔物　修，花岡一雄／編），南江堂，2006
3)「臨床麻酔学書　上巻」（山村秀夫／編），金原出版，1982
4)「実践救急医療」日本医師会雑誌　第135巻特別号（跡見　裕／監），日本医師会，2006
5)「形成外科手術書　改訂第4版」（鬼塚卓彌／著），南江堂，2007

index 索引

和文索引

あ〜お

足	89
圧挫法	96
アナフィラキシーショック	134, 135, 136
アミド型	135
アミド型麻酔薬	135
アレルギー歴	123
安息香チンキ（ベンゾインチンキ）	60, 61
閾値細菌数	73
痛みを軽減する工夫	125
犬咬傷	85
異物	74
異物除去	76
陰部	88
うっ血	102
永久的な神経障害	122
腋窩動脈	131
腋窩部腕神経叢ブロック	130
壊死	88
壊死組織	74
エステル型	135
エステル型とアミド型	119
エステル型麻酔薬	135
エスマルヒ	94
エピクイック® 1 mg/mL	136
エピネフリン	86, 124, 127, 136
エピネフリン使用の禁忌部位	127
エピネフリンの適応	126
炎症期	14
汚染創	73, 111
オトガイ神経ブロック	130
男結び	35
女結び	35

か

ガーゼ交換（包帯交換）	101
外傷性刺青	76
外反	82
顔	79
下顎神経領域	128, 130
角層	11
角針	27
下肢	128
荷重部	89
下腿	88
滑車上神経ブロック	129
カテラン針	126
痂皮下治癒	115
仮留め	64
仮縫合	51
顆粒層	11
鉗子	30
感染	73
感染創	73
乾燥ドレッシング法	100
肝臓代謝能力	135
貫通創	86
眼窩隔膜	82
眼窩下神経ブロック	129
眼窩脂肪	82
眼窩上神経ブロック	129
眼球陥凹	82
眼瞼	82
眼瞼挙筋	83
眼神経領域	128, 129
顔面	128
顔面神経	79
顔面の麻酔	128

き

既往	123, 134
器械結び	36
希釈	124
キシロカイン®ポンプスプレー8%	121
基底層	10
気分不快	134
気分不良	123
吸収糸	24
強弯針	27
局所浸潤麻酔	121
局所麻酔中毒	134
局所麻酔中毒症状	124
局所麻酔の注意点	123
局所麻酔の長所・短所	118
局所麻酔の副作用	134
局所麻酔薬の種類と特徴	119
極量	123, 124, 127
虚血	102
切り糸	24
緊急輪状甲状軟骨間膜穿刺法・切開法	136
筋, 筋膜の縫合	109
筋線維芽細胞	14
筋膜	12

く〜こ

駆血	94
駆血帯	94
グレイライン	82
鶏眼	67, 90
血圧低下	134
血管クリップ	97
血管神経鞘	132
結紮（糸結び）	35
血腫	73, 76

137

血腫形成	66
結節	69
結節縫合法	52, 96
ケロイド	15
外科結紮	36
外科テープ	60
抗凝固薬	98
口腔	87
膠原（コラーゲン）形成期	14
口唇	85
合成吸収糸	66, 87
後葉	82, 83
呼吸管理	136
呼吸困難	134
コッヘル鉗子	30
骨蝋	97

さ・し

サージカルテープ	100
再生	13
擦過傷	114
作用強度（相対力価）	119
作用持続時間	119
作用発現時間	119
酸解離定数pKa	119
三叉神経	128
三叉神経支配領域	128
シーネ固定	104
死腔	11, 20, 66, 71
止血	19, 96
止血帯（ターニケット）	94
脂質への溶解度	119
持針器	29
湿潤ドレッシング法	100
尺骨神経	131
自由縁	79, 84
修復	13
出血・凝固期	14
耳下腺管	79, 87

弱弯針	27
受動免疫	78
循環管理	136
循環不全	101
漿液腫	76
上顎神経領域	128, 129
上肢	128
小児	124
上皮化	15
ショック症状	118
シルバーサルファダイアジンクリーム	77
神経血管鞘	131
神経血管鞘内注入法	132
神経刺激装置による方法	132
伸縮絆創膏	98
浸潤麻酔の適応	123
新生児	135
真皮	10, 11
真皮縫合	20, 50, 59, 67
静脈麻酔の併用	133
静脈麻酔薬	133
褥創	105

す・せ・そ

垂直マットレス縫合	20, 53, 71
水平マットレス縫合	22, 53
水疱	62
ステイプラー	50, 56
成熟瘢痕	14, 15
成人極量（毒性）	119
正中神経	131
赤唇	85
赤唇縁	86
接着剤	50
ゼラチン製剤	97
セルシン®	133
セルロース製剤	97
線維芽細胞	14

遷延性神経障害	118, 132
洗浄	18, 73, 76
全身麻酔	118
剪刀	31
全抜糸	103
前葉	82, 83
創郭清	91
双極（バイポーラ）型電気メス	98
創収縮	15
創傷治癒過程	13
創傷治癒現象	13
創傷治癒の遷延	15
足趾の神経ブロック	130
組織反応	51

た〜と

ターニケットペイン	94
第1期癒合	13
第2期癒合	13
対極板	99
胎児	135
胎児期の創傷治癒	13
多発外傷	50
単一結節縫合法	52, 56
弾機（乳）針	28
単極（モノポーラ）型電気メス	98
炭酸水素ナトリウム	125
タンパク結合	134
タンパク結合力	135
タンパクへの結合能	119
弾力包帯	98
中間鎖	119
中毒症状	118, 134
中毒の治療	135
中毒の予防および対策	134
痛点	126
低年齢患者	123
テーピング	104
テープ	49, 50

デッドスペース	20	
デブリードマン	11, 18, 74, 76, 91, 92	
手指ブロック	130	
電気メス	32, 33	
電撃法	132	
テンション	23	
伝達麻酔	128	
伝達麻酔	122	
伝達麻酔の適応	128	
橈骨神経	131	
動脈貫通法	132	
兎眼	82	
毒性	135	
ドッグイヤ（dog ear）	62	
トリミング	80, 82	
ドルミカム®	133	
ドレーン	93	
ドレッシング	100	
トロンビン®	97	

な〜の

内眼角靱帯	83
ナトリウムチャネル	134
斜めの創	62
ナミ穴針	28
軟骨膜炎	85
肉芽組織	15
乳頭下層	11
乳頭層	11
認知症患者	123
妊婦	135
粘膜	121
能動免疫	78

は

白唇	85
剥脱創	88
はさみ	31
破傷風	77
破傷風トキソイド	78
破傷風ヒト免疫グロブリン	78
抜鉤	57
抜糸	49, 103
バネ穴針	28
針刺し事故	124
針付き糸	24
半結紮	35
瘢痕成熟期	14
半抜糸	103
バイポーラー	19, 34

ひ

皮下血腫	96
皮下組織	11
皮下トンネル	104
皮下，皮膚の縫合	109
皮下縫合	50, 59, 66
非吸収糸	24
非吸収性合成糸	67
肥厚性瘢痕	15
腓骨神経	95
膝	87
ピッグイヤ（pig ear）	64
皮膚割線	12
皮膚鉤（スキンフック）	31
皮膚接着剤	59
皮膚表面の痛点	125
皮膚縫合	50
皮弁の縫合法	62
鼻毛様体神経ブロック	129
表皮	10
表皮・肉芽形成期	14
表面麻酔	121
鼻翼	84
平型針	28
びらん	62

ふ・へ・ほ

フィブリノゲン製剤	97
フィルム材	88, 100
フィンガーグリップ	33
腹膜の縫合	106
普通乳針	28
ブラッシング	76
ブレード	24
ペアン鉗子	30
閉鎖吸引ドレーン	76
閉腹	106
ヘガール型持針器	20, 29
ベノキシール点眼液®0.4%	121
ペンシルグリップ	33
ペンタジン/ソセゴン®	133
胼胝	67, 90
縫合糸痕	52, 72
縫合糸膿瘍	67
放散痛	132
ホリゾン®	133
ボスミン®	124, 127, 136

ま〜も

マーキング	51, 82
マチュー型持針器	20, 29
マットレス縫合	20
マットレス縫合法	52, 56
丸針	27
未熟瘢痕	15
耳	84
無鉤鑷子	29
無傷針	28
メイロン®	125
メス	32
網状層	11
モノフィラメント	24
モノポーラー	19, 33

ゆ

有棘層	10
有鉤鑷子	29
遊離ヘモグロビン	73
指・趾の麻酔	130

り・る・れ

リドカインゼリー（キシロカイン®ゼリー2％）	121
リドカインテープ（ペンレス®）	121
涙小管	79, 83
涙小管断裂	83
連続縫合法	54, 56

欧文索引

biofilm	73
blanket法	54
EMLARクリーム	121
field block法	125, 126
golden hour	76, 79
Na^+チャネル	119
TLA麻酔	121
ver and over法	54

数字索引

0.25％マーカイン®（ブピバカイン）	133
0.75％アナペイン®（ロピバカイン）	133
1％デュプリバン®	133
1次縫合	76
2次縫合	77
3点縫合	62
10万倍エピネフリン添加1％リドカイン	127
10万倍希釈のエピネフリン（ボスミン®）	134

監修者プロフィール

落合武徳（OCHIAI Takenori）
● 千葉大学名誉教授，三愛記念そが病院消化器病センター長

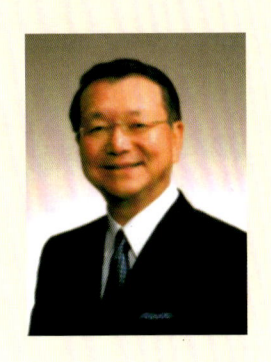

昭和41年千葉大学医学部卒業．1年間のインターンの後，昭和42年千葉大学第2外科大学院に入学，消化器外科と臓器移植外科を専攻．臓器移植における拒絶反応抑制法の研究で学位を取得．昭和48年米国海軍病院とニューヨーク州立大学ダウンステートメディカルセンターに留学し，臓器移植の研究・臨床に従事．昭和50年帰国．昭和55年に英国ケンブリッジ大学に留学し肝臓移植を勉強．平成10年千葉大学第2外科教授．主な業績は，BCG－CWSを用いた癌免疫療法の開発，拒絶反応抑制剤タクロリムスの開発研究，世界初の食道癌における遺伝子治療実施，食道癌の低侵襲化手術．学生の外科教育で豚を用いて手術手技を経験させ，平成18年度千葉大学ベストティーチャー賞を受賞．日本外科学会名誉会員，日本移植学会名誉会員．

ビジュアル基本手技 9

確実に身につく！ 縫合・局所麻酔
創に応じた適切な縫合法の選択と手技のコツ

2009年4月10日 第1刷発行	監 修	落合武徳（おちあいたけのり）
2018年5月30日 第6刷発行	編 集	清水孝徳（しみずたかのり）
		吉本信也（よしもとしんや）
	発行人	一戸裕子
	発行所	株式会社 羊 土 社
		〒101-0052
		東京都千代田区神田小川町2-5-1
		TEL：03（5282）1211
		FAX：03（5282）1212
		E-mail：eigyo@yodosha.co.jp
		URL：www.yodosha.co.jp/
Printed in Japan	印刷所	株式会社 平河工業社
ISBN978-4-89706-338-6		

本書の複写にかかる複製，上映，譲渡，公衆送信（送信可能化を含む）の各権利は（株）羊土社が管理の委託を受けています．
本書を無断で複製する行為（コピー，スキャン，デジタルデータ化など）は，著作権法上での限られた例外（「私的使用のための複製」など）を除き禁じられています．研究活動，診療を含み業務上使用する目的で上記の行為を行うことは大学，病院，企業などにおける内部的な利用であっても，私的使用には該当せず，違法です．また私的使用のためであっても，代行業者等の第三者に依頼して上記の行為を行うことは違法となります．

JCOPY ＜（社）出版者著作権管理機構 委託出版物＞
本書の無断複写は著作権法上での例外を除き禁じられています．複写される場合は，そのつど事前に，（社）出版者著作権管理機構（TEL 03-3513-6969，FAX 03-3513-6979，e-mail：info@jcopy.or.jp）の許諾を得てください．

memo

羊土社のオススメ書籍

研修チェックノートシリーズ
麻酔科研修チェックノート 改訂第6版
書き込み式で研修到達目標が確実に身につく！

讃岐美智義／著

「麻酔科研修に必須！」と支持され続ける超ロングセラーの改訂第6版．研修医に必須の知識と手技・コツを簡潔に整理し，図表も豊富．しかも，持ち歩きできるポケットサイズ！重要点を確認できるチェックシート付．

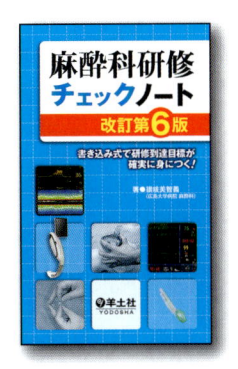

- 定価（本体3,400円＋税）　■ B6変型判
- 455頁　ISBN 978-4-7581-0575-0

100倍楽しくなる 麻酔科研修30日ドリル

青山和義，讃岐美智義／著

研修の重要ポイントがスッキリ整理できる30日完成の書き込み式ワークブック．1日少しの時間で，薬剤の計算，手技の手順，解剖など，現場ですぐに対応が必要になる必須事項がチェックできる．指導用にも最適！

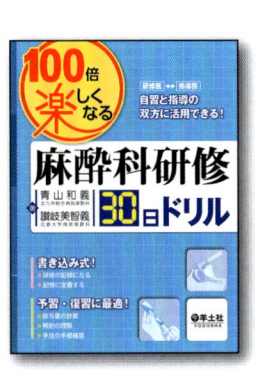

- 定価（本体2,900円＋税）　■ B5変型判
- 219頁　ISBN 978-4-7581-1112-6

研修医に絶対必要な 器具・器械がわかる本。
使い方と使い分けマスターガイド

野村　悠，田中　拓，箕輪良行／編

同じような器具だけど，どう違う？どう使う？日常診療，救急，手術の現場でよく使う器具の特徴や，意外と知らない同じ用途の器具同士の違いと使い分けがよくわかる！研修医の手技上達の近道となる1冊！

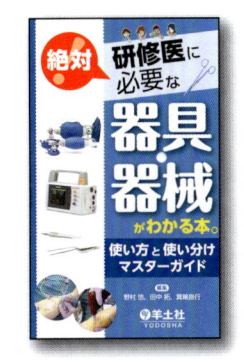

- 定価（本体2,900円＋税）　■ B6変型判
- 237頁　ISBN 978-4-7581-1775-3

研修医のための 見える・わかる外科手術

「どんな手術？　何をするの？」基本と手順がイラスト300点でイメージできる

畑　啓昭／編

研修で出会いうる50の外科手術について，初期研修医向けに解説した1冊！所要時間・出血量などの基本情報や手術の手順を，イラストを用いて噛みくだいて解説．これを読めば，手術がイメージできるようになる！

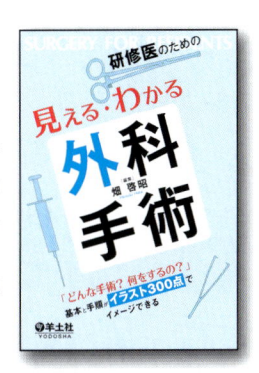

- 定価（本体4,200円＋税）　■ A5判
- 367頁　ISBN 978-4-7581-1780-7

発行　羊土社 YODOSHA

〒101-0052　東京都千代田区神田小川町2-5-1　TEL 03(5282)1211　FAX 03(5282)1212
E-mail：eigyo@yodosha.co.jp
URL：www.yodosha.co.jp/

ご注文は最寄りの書店，または小社営業部まで

プライマリケアと救急を中心とした総合誌

レジデントノート

□ 年間定期購読料（国内送料サービス）
- 通常号（月刊） ：定価（本体24,000円＋税）
- 通常号（月刊）
  ＋WEB版（月刊） ：定価（本体27,600円＋税）
- 通常号（月刊）＋増刊 ：定価（本体52,200円＋税）
- 通常号（月刊）
  ＋WEB版（月刊）＋増刊：定価（本体55,800円＋税）

医療現場での実践に役立つ研修医のための必読誌！

レジデントノート は，研修医・指導医にもっとも読まれている研修医のための雑誌です

月刊　毎月1日発行　B5判　定価（本体2,000円＋税）

研修医指導にもご活用ください

特徴

① 医師となって最初に必要となる"基本"や"困ること"をとりあげ，ていねいに解説！

② 画像診断，手技，薬の使い方など，すぐに使える内容！日常の疑問を解決できます

③ 先輩の経験や進路選択に役立つ情報も読める！

増刊 レジデントノート

増刊　年6冊発行　B5判

月刊レジデントノートのわかりやすさで，1つのテーマをより広く，より深く解説！

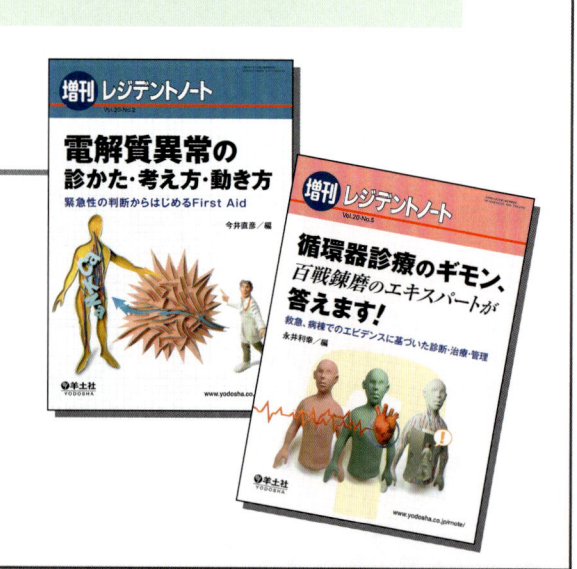

発行　羊土社　YODOSHA
〒101-0052　東京都千代田区神田小川町2-5-1　TEL 03(5282)1211　FAX 03(5282)1212
E-mail：eigyo@yodosha.co.jp
URL：www.yodosha.co.jp/

ご注文は最寄りの書店，または小社営業部まで